JIANKANG ZHAOHU JICHU ZHISHI

健康照护
基础知识

王 颖◎主 编

郑州大学出版社

图书在版编目(CIP)数据

健康照护基础知识 / 王颖主编 . -- 郑州 : 郑州大学出版社, 2024.8
ISBN 978-7-5773-0216-4

Ⅰ. ①健… Ⅱ. ①王… Ⅲ. ①护理学 - 高等职业教育 - 教材 Ⅳ. ①R47

中国国家版本馆 CIP 数据核字(2024)第 046754 号

健康照护基础知识
JIANKANG ZHAOHU JICHU ZHISHI

策划编辑	薛 晗	封面设计	王 微
责任编辑	薛 晗	版式设计	王 微
责任校对	张彦勤	责任监制	李瑞卿

出版发行	郑州大学出版社	地 址	郑州市大学路 40 号(450052)
出 版 人	卢纪富	网 址	http://www.zzup.cn
经 销	全国新华书店	发行电话	0371-66966070
印 刷	广东虎彩云印刷有限公司		
开 本	787 mm×1 092 mm 1 / 16		
印 张	14	字 数	300 千字
版 次	2024 年 8 月第 1 版	印 次	2024 年 8 月第 1 次印刷

书 号	ISBN 978-7-5773-0216-4	定 价	49.00 元

本书如有印装质量问题,请与本社联系调换。

作者名单

主　编　王　颖

副主编　李玉洁

编　者　（按姓氏笔画排序）

王　颖　邢炎琨　李玉洁

李孟芳　杨若瑶　张玉洁

陈星月

前 言

《“健康中国 2030”规划纲要》指出,“共建共享、全民健康”是建设健康中国的战略主题,培养高质量的健康服务行业技能型人才是促进人全面发展的必然要求。市场上现有的健康照护类教材都是以健康照护师培训教材和高等教育系列教材为主,这些教材均是以传统的学科理论体系进行编写,缺少应用案例,而近几年国内外健康照护行业发展迅速,不断涌现出新技术、新设备,原有的教材内容已不能满足现行专业教学的要求。在如今大健康时代,随着社会发展及人口结构、生活水平和疾病图谱的变化,人们的健康意识不断增强,不仅关注疾病的治疗,还更加关注健康照护。因此,我们编写了本版《健康照护基础知识》。

本教材紧扣《“健康中国 2030”规划纲要》和健康照护行业未来发展趋势,根据健康照护专业人才培养目标,充分考虑我国健康照护行业的发展状况和人才需求特点,以《健康照护师国家职业技能标准》为依据,结合了一体化教学情况和高级工阶段学生特点等实际情况进行编写,主要介绍了职业道德,人体结构知识,生理卫生知识,常见药物服用知识,血液、尿液、粪便常规检验知识,中医基础知识,基础照护知识,相关法律、法规知识等内容,能够为学生将来从事健康照护相关工作打下坚实的专业基础。

本书可供全国高等职业院校健康与社会照护、健康服务与管理等专业学生,以及健康照护师、健康管理师岗位员工学习和参考。本书编写分工是:王颖编写第一章、第八章;邢炎琨编写第二章;陈星月编写第三章;杨若瑶编写第四章;李孟芳编写第五章;李玉洁编写第六章;张玉洁编写第七章。尽管编者尽了最大努力,但鉴于编者水平有限和时间仓促,本书欠妥之处在所难免,敬请广大师生提出宝贵意见,以便再版时臻于完善。在此对河南医药健康技师学院及各主编、参编专家给予的大力支持表示感谢,也对编写时参考的有关书籍和文献著作者表示深深的谢意。

编者

2024 年 3 月

目录

第一章 职业素养

第一节 职业概况

一、健康照护师职业概述

健康照护师是运用基本医学护理知识与技能，在家庭、医院、社区及长期护理服务机构等场所对照护对象提供健康照护及生活照料服务的人员，是直接服务于人体身心健康的新兴职业。要求从业人员身体健康，心智健全，具有一定的观察、学习、理解、判断和计算能力，具有语言表达能力、沟通能力和社会适应能力，色觉、听觉正常，四肢灵活、动作协调。具有初中或相当文化程度，即可经职业培训考核，受聘于康养机构、家庭、医院、社区、月子中心、临终关怀机构及各大保健服务公司等场所从事照护工作。

目前，健康照护师的工作岗位有家庭及服务机构健康照护师、健康照护师培训教师、社区预防保健查体服务师、健康照护服务管理人员、健康照护技术指导人员、康养机构运营管理者等。

二、健康照护师工作职责

(1)观察发现照护对象的常见健康问题及疾病(危机)症状，提出相应预防、康复及照护措施，或者提出送医建议。

(2)观察发现照护对象的常见心理问题，提供简单心理疏导及支持性照护措施。

(3)照护老年人生活起居、清洁卫生、睡眠、日常活动，提供合理饮食及适宜活动，提供预防意外伤害安全照护，为临终老年人提供安宁疗护措施。

(4)照护孕产妇生活起居，根据个体身心特点，提供合理营养、适当运动的健康生活照护，帮助母乳喂养及促进产后康复。

(5)照护婴幼儿生活起居与活动，提供喂养、排泄、洗浴、抚触、睡眠、生长发育促进及心理健康照护措施。

三、健康照护师职业规划

(一)健康照护师职业规划概述

1. 概念　健康照护师职业规划是个人根据自己在健康照护师职业生涯中的发展和自身需求,获取相关的知识与技能,确定职业生涯发展目标,设计达到目标的活动,以及通过自身努力最终实现职业生涯目标的过程。

2. 意义

(1)树立目标,明确方向:职业规划有利于健康照护师确定自身的职业发展方向及目标,通过职业规划的设计与实施,确定个人发展路径。

(2)认识自我,挖掘潜力:职业规划有利于健康照护师评估个人目标与现实的差距,挖掘自身资源,扬长避短,不断提升职业素养。

(3)提升能力,促进发展:职业规划有利于健康照护师将自身规划付诸行动,通过学习与实践不断提升职业能力,促进职业发展。

(二)健康照护师职业规划路径

健康照护师应依据个人确定的职业发展目标,不断提升自身能力,逐步向更高的职业阶梯迈进(表 1-1)。

1. 职业晋升分级　我国健康照护师职业分为 5 个等级。①五级/初级工,培训不少于 470 标准学时。②四级/中级工,培训不少于 170 标准学时。③三级/高级工,培训不少于 120 标准学时。④二级/技师,培训不少于 100 标准学时。⑤一级/高级技师,培训不少于 100 标准学时。

2. 职业晋升认定方式　分为理论知识考试、技能考核及综合评审。

(1)理论知识考试:以机考等方式为主,主要考核从业人员从事本职业应该掌握的基本要求和相关知识要求。

(2)技能考核:主要采用现场操作、模拟操作和现场口述等方式进行,主要考核从业人员从事本职业应具备的技能水平。

(3)综合评审:主要针对技师和高级技师,采用情景模拟、案例分析、答辩等方式进行评议和审查。

理论知识考试、技能考核、综合评审均实行百分制,成绩皆达 60 分(含)以上者为合格。

表 1-1 技能水平晋升路径

岗位等级及申报条件		考核范围	考核内容	考核权重		培训学时
				理论知识	技能要求	
五级/初级工	(1)累计从事本职业或相关职业工作1年(含)以上; (2)经本职业或相关职业五级/初级工培训达规定标准学时,并取得结业证书	职业道德	职业道德	5%	-	470学时
		基础知识	基础知识	40%	-	
		生活照护	清洁照护	20%	40%	
			饮食照护			
			排泄照护			
			睡眠照护			
		基础照护	基本技术应用	10%	25%	
			感染防护			
			安全防护			
		健康问题照护	常见症状照护	10%	15%	
			急症处置			
		活动与康复	辅助活动	10%	15%	
			功能锻炼			
		心理照护	沟通交流	5%	5%	
			心理支持			
四级/中级工	(1)累计从事本职业或相关职业工作3年(含)以上,经本职业四级/中级工培训达规定标准学时,并取得结业证书; (2)累计从事本职业或相关职业工作4年(含)以上; (3)取得技工学校本专业或相关专业毕业证书(含尚未取得毕业证书的在校应届毕业生);或取得经评估论证、以中级技能为培养目标的中等及以上职业学校本专业或相关专业毕业证书(含尚未取得毕业证书的在校应届毕业生)	职业道德	职业道德	5%	-	170学时
		基础知识	基础知识	15%	-	
		生活照护	清洁照护	25%	25%	
			饮食照护			
			排泄照护			
			睡眠照护			
		基础照护	基本技术应用	20%	25%	
			感染防护			
			安全防护			
		健康问题照护	常见症状照护	15%	20%	
			急症处置			
		活动与康复	辅助活动	15%	20%	
			功能锻炼			
		心理照护	沟通交流	5%	10%	
			心理支持			

续表 1–1

<table>
<tr><th colspan="2" rowspan="2">岗位等级及申报条件</th><th rowspan="2">考核范围</th><th rowspan="2">考核内容</th><th colspan="2">考核权重</th><th rowspan="2">培训学时</th></tr>
<tr><th>理论知识</th><th>技能要求</th></tr>
<tr><td rowspan="13">三级/高级工</td><td rowspan="13">(1)取得本职业或相关职业四级中级工职业资格证书(技能等级证书)后,累计从事本职业或相关职业工作4年(含)以上,经本职业三级/高级工培训达规定标准学时,并取得结业证书;
(2)取得本职业或相关职业四级中级工职业资格证书(技能等级证书)后,累计从事本职业或相关职业工作5年(含)以上;
(3)取得本职业或相关职业四级中级工职业资格证书(技能等级证书),并具有高级技工学校、技师学院毕业证书(含尚未取得毕业证书的在校应届毕业生);或取得本职业或相关职业四级/中级工职业资格证书(技能等级证书),并具有经评估论证、以高级技能为培养目标的高级职业学校本专业或相关专业毕业证书(含尚未取得毕业证书的在校应届毕业生);
(4)具有大专及以上本专业或相关专业毕业证书,并取得本职业或相关职业四级/中级工职业资格证书(技能等级证书)后,累计从事本职业或相关职业工作2年(含)以上</td><td>职业道德</td><td>职业道德</td><td>5%</td><td>–</td><td rowspan="13">120学时</td></tr>
<tr><td>基础知识</td><td>基础知识</td><td>10%</td><td>–</td></tr>
<tr><td rowspan="3">基础照护</td><td>基本技术应用</td><td rowspan="3">20%</td><td rowspan="3">25%</td></tr>
<tr><td>临终照护</td></tr>
<tr><td>安全照护</td></tr>
<tr><td rowspan="2">健康问题照护</td><td>生活方式评估</td><td rowspan="2">30%</td><td rowspan="2">25%</td></tr>
<tr><td>生活方式指导</td></tr>
<tr><td rowspan="3">活动与康复</td><td>辅助活动</td><td rowspan="3">20%</td><td rowspan="3">30%</td></tr>
<tr><td>功能锻炼</td></tr>
<tr><td>失智老年人照护</td></tr>
<tr><td rowspan="2">心理照护</td><td>心理观察</td><td rowspan="2">15%</td><td rowspan="2">20%</td></tr>
<tr><td>心理支持</td></tr>
</table>

续表 1-1

<table>
<tr><th colspan="2" rowspan="2">岗位等级及申报条件</th><th rowspan="2">考核范围</th><th rowspan="2">考核内容</th><th colspan="2">考核权重</th><th rowspan="2">培训学时</th></tr>
<tr><th>理论知识</th><th>技能要求</th></tr>
<tr><td rowspan="12">二级/技师</td><td rowspan="12">(1)取得本职业或相关职业三级/高级工职业资格证书(技能等级证书)后,累计从事本职业或相关职业工作 3 年(含)以上,经本职业二级/技师培训达规定标准学时,并取得结业证书;
(2)取得本职业或相关职业三级/高级工职业资格证书(技能等级证书)后,累计从事本职业或相关职业工作 4 年(含)以上;
(3)取得本职业或相关职业三级/高级工职业资格证书(技能等级证书)的高级技工学校、技师学院毕业生,累计从事本职业或相关职业工作 3 年(含)以上;或取得本职业或相关职业预备技师证书的技师学院毕业生,累计从事本职业或相关职业工作 2 年(含)以上</td><td>职业道德</td><td>职业道德</td><td>5%</td><td>-</td><td rowspan="12">100 学时</td></tr>
<tr><td>基础知识</td><td>基础知识</td><td>5%</td><td>-</td></tr>
<tr><td rowspan="3">健康问题照护</td><td>慢性伤口护理协助</td><td rowspan="3">30%</td><td rowspan="3">30%</td></tr>
<tr><td>造口护理协助</td></tr>
<tr><td>糖尿病足护理协助</td></tr>
<tr><td rowspan="2">健康教育</td><td>评估</td><td rowspan="2">30%</td><td rowspan="2">30%</td></tr>
<tr><td>实施</td></tr>
<tr><td rowspan="2">照护管理</td><td>照护质量管理</td><td rowspan="2">15%</td><td rowspan="2">20%</td></tr>
<tr><td>照护人员管理</td></tr>
<tr><td rowspan="3">培训指导</td><td>理论培训指导</td><td rowspan="3">15%</td><td rowspan="3">20%</td></tr>
<tr><td>技能培训指导</td></tr>
<tr><td>技能培训指导</td></tr>
<tr><td rowspan="11">一级/高级技师</td><td rowspan="11">(1)取得本职业或相关职业二级/技师职业资格证书(技能等级证书)后,累计从事本职业或相关职业工作 3 年(含)以上,经本职业一级/高级技师培训达规定标准学时,并取得结业证书;
(2)取得本职业或相关职业二级技师职业资格证书(技能等级证书)后,累计从事本职业或相关职业工作 4 年(含)以上</td><td>职业道德</td><td>职业道德</td><td>5%</td><td>-</td><td rowspan="11">100 学时</td></tr>
<tr><td>基础知识</td><td>基础知识</td><td>5%</td><td>-</td></tr>
<tr><td rowspan="3">健康问题照护</td><td>疑难问题评估</td><td rowspan="3">35%</td><td rowspan="3">35%</td></tr>
<tr><td>照护计划实施</td></tr>
<tr><td>效果评价</td></tr>
<tr><td rowspan="2">照护管理</td><td>照护质量管理</td><td rowspan="2">20%</td><td rowspan="2">25%</td></tr>
<tr><td>照护人员管理</td></tr>
<tr><td rowspan="2">培训指导</td><td>理论培训指导</td><td rowspan="2">20%</td><td rowspan="2">25%</td></tr>
<tr><td>技能培训指导</td></tr>
<tr><td rowspan="2">技术改进</td><td>照护方法改进</td><td rowspan="2">15%</td><td rowspan="2">15%</td></tr>
<tr><td>照护用具改进</td></tr>
</table>

第二节 职业道德基本知识

道德是一种由人们在实际生活中根据需求,逐步形成的一种具有普遍约束力的行为规范。在社会集体生活中，人们为了维护共同的利益，不仅要根据这些规范来评论一个人的行为，而且也要根据这些规范来支配自己的行动。

职业道德是道德体系中的一个重要组成部分，加强职业道德建设，有利于促进良好的社会风气，增强人们的社会公德意识。

一、健康照护师职业道德规范内容

健康照护师职业道德规范是健康照护师在职业活动中应遵循的行为规范，是对社会所负有的责任和义务。其规范内容如下。

1. 热爱本职工作　认真履行健康照护师的岗位职责，工作认真负责、严谨慎独，热忱为照护对象服务，珍惜工作岗位。

2. 维护健康权益　践行社会主义人道主义精神，时刻为照护对象着想，实现帮助照护对象促进健康、预防疾病、恢复健康和减轻病痛的照护目的，维护照护对象的健康权益。

3. 树立人文理念　遵守“照护对象利益至上”的原则。尊重照护对象的人格与权利，不论其职位高低、年龄大小、病情轻重、容貌美丑、关系亲疏、经济贫富等，都应一视同仁、平等相待。

4. 讲究文明礼貌　举止端庄，语言文明，遵纪守法，态度和蔼。不因个人心情不快而迁怒他人，善于控制自己的情绪，既不忧形于色，也不欣喜无度。

5. 尊重他人隐私　同情、关心、爱护照护对象，尊重照护对象隐私，不泄露照护对象的隐私与秘密。

6. 服务安全有效　为照护对象提供安全、有效的照护服务，保护照护对象的生命安全和健康权利。

7. 提高职业水平　严谨求实，加强学习，不断更新知识与技能，提高照护水平，适应健康照护师职业发展的需要。

8. 端正工作作风　不接受照护对象馈赠，不弄虚作假。对于工作中出现的失误或差错，不隐瞒、不推卸责任，做到如实报告、及时纠正，勇于从失误中总结经验教训，树立科学的工作态度和审慎的工作作风。

二、健康照护师职业礼仪规范

（一）仪容礼仪

仪容即人的容貌，是个人仪表的重要组成部分，它不但可以体现一个人的审美品位，还可以反映一个人的文化内涵和气质。良好的仪容会给人一种职业安全感和美感。在照护工作中，健康照护师须对个人的仪容进行修饰与维护，具体要求如下。

1. 精神饱满　在居家照护过程中要注意个人的精神状态，以饱满的精神和良好的情绪面对照护对象。主动关心询问照护对象的生活及健康问题，主动询问家庭成员的需求。对工作要认真负责，并保证质量。

2. 整洁卫生

(1)面部卫生：工作时可化淡妆，既要给人以清新、自然的感觉，又不显得脂粉气十足。化妆要符合身份和年龄状况，不化浓妆。

(2)头发卫生：养成定期清洗头发的习惯，通常每周清洗 1～2 次，油性头发宜 2～3 d 洗一次，保持头发无异味。女士不留披肩发，长发要盘起，以便开展工作；男士不留长发、不蓄胡须，每月修剪一次头发，做到前不覆额、侧不掩耳、后不及衣领。

(3)眼睛、耳、鼻卫生：及时清除眼部分泌物，保持耳、鼻部清洁，防止异物堵塞鼻孔，鼻毛不外露，不随处擦鼻涕、挖鼻孔、掏耳朵。

(4)口腔卫生：注意口腔清洁，每天早晚刷牙；不吸烟、不喝浓茶，以防牙齿变黄；不当众剔牙；上岗前忌吃葱、蒜、韭菜之类刺激性气味较大的食物，保持口腔清洁无异味。

(5)手部卫生：注意手部卫生，防止皮肤皲裂；勤修剪指甲，保持指甲短而洁净，不涂色彩艳丽的指甲油。照顾照护对象就餐前，处理完呕吐物、排泄物等均要洗手，防止疾病经手传播，引起交叉感染。

(6)身体卫生：勤洗澡，勤换衣，保持身体清洁无异味。

(二)仪表礼仪

仪表泛指人的外表，包括人的容貌、姿态、风度等。仪表是一个人文化修养、精神面貌的外在表现，也是获得他人良好第一印象的“秘密武器”，是赢得与他人继续交往的基础。良好的仪表形象能增强人的自信心。仪表美的基本要求如下。

1. 着装规范　注意着装整洁、简单大方、朴素得体、方便操作。工作时穿软底鞋，穿统一的工作装或家居服装，照护婴幼儿时穿棉质家居服。着装注意四忌：忌露、忌透、忌紧、忌小。

2. 装饰适度　为了方便工作，装饰要与工作需求相适应，不戴耳环、手镯、手链及戒指等饰品，不涂色彩艳丽的指甲油，不喷香水。

(三)举止礼仪

举止端庄会给人留下良好的印象，直接或间接影响着照护对象的感受。训练有素的举止、优美的姿态，既能体现出健康照护师的良好素质，又能增加照护对象对健康照护师的信任感，同时也能展示健康照护师职业的特点，增强健康照护师工作的自信心，优化其端庄、优美、友善、仁爱的职业形象。

1. 站姿　站姿是优美体态的基础，优美的站姿能显示出个人的自信，并给人留下美好的印象。正确站姿的具体要求如下。

（1）头要正，肩要平，胸要挺，腹要收，腰要直，臀要提，指并拢，手下垂或两手相搭于小腹前，双腿并拢，脚跟相靠，脚尖略分开呈“V”字形或“丁”字形站立，双目平视，嘴唇微闭，面带笑容。

（2）站立时切忌全身不端正、不挺拔、东倒西歪、仰头缩颈、耸肩驼背、含胸凸腹、两腿交叉或分开过大，双手插于兜内或交叉抱于胸前，手脚随意乱动。

（3）在工作期间，不能懒散地倚靠在门框、床头柜、墙壁等支撑物上，否则会给照护对象留下懒惰、懈怠、傲慢、敷衍、不认真的印象。

2. 坐姿　古人说“坐如钟”，是指人坐定后从正面或侧面看，姿势都是端庄、挺直、稳重的。正确坐姿的具体要求如下。

（1）落座时注意整理衣服的下摆并将其捋平后轻轻坐下，坐在椅面的前 2/3 ~ 3/4 处，头部端正、目光平视、下颌微收、颈直展肩、上身挺直、双膝并拢，两脚并拢呈前后错位或双脚朝一侧斜放，双手掌心向下。

（2）女士双手相交，叠放于大腿中段。男士双脚可平行分开，略窄于肩宽，将两手自然地搭在大腿上或座椅两侧的扶手上。

（3）坐下后切忌身体左右晃动，忌两手抱膝盖、双手夹在双腿之间或双手交叉抱于胸前等动作，忌跷二郎腿、双腿不停抖动或把腿架在座椅上。

（4）久坐时不宜单腿或双腿盘坐在座位上。

3. 走姿　走姿应以规范的站姿为基础，遵循轻、直、稳、匀的原则，匀速、协调、平稳地向前行走。

（1）轻：轻是指行走时抬脚和落脚动作要轻盈，抬脚的高度要适宜，尽量做到无声，但也不要蹑手蹑脚。

（2）直：行走时双脚交替行进在同一方向上，两脚的内缘尽量沿着一条直线。

（3）稳：行走过程中，身体的各部位应保持协调、平稳，避免左右摇晃。

（4）匀：行走时步幅要适中，两脚之间相距一脚远，有节奏、匀速地前进。工作时，步幅不宜过大，但频率应稍快，特别是照护对象有紧急情况时，可加快频率，既体现出速度快，又让人感到忙而不乱。切忌行走过程中左右摇晃呈内外八字步，脚步声过大。行走时，两臂应自然前后摆动，摆幅不超过 30°，避免横向摆动，切忌低头、颈部前伸、歪头斜肩、夹臂耸肩、含胸挺腹、扭腰摆臀。

4. 蹲姿　捡物时常用蹲姿，采用蹲姿时既要体现美观、优雅、舒缓，又要省力，给人以稳重、大方、有教养之感。工作中常采用的是高低式蹲姿，即双膝一高一低，具体要求如下。

（1）下蹲时，一脚在前，另一脚在后，后膝内侧紧靠前小腿内侧蹲下，前脚全脚掌着地，小腿基本垂直于地面，后脚前脚掌着地，脚跟抬起，重心向后，臀部向下。

（2）女士蹲下时双腿须并拢，男士蹲下时双腿可略微分开。

（3）下蹲时不宜低头、弓背或翘臀。

5. 待客　接待客人时，如果是坐姿要立即改为站姿，起身相迎，面带微笑、点头示意，并用手势示意客人“请进”“请坐”，切忌迎面不语、置之不理或视而不见。

6. 持物　端碗或端盘时，用双手四指托住碗或盘的底部，大拇指在碗或盘的侧边，手指不要接触到碗或盘的内面。端盘时上臂紧贴躯干，肘关节呈 90°，盘里侧边缘距离身体 5 ~ 10 cm。

7. 推治疗车　推车时上身挺直，略前倾，目视前方，双手扶车缘两侧，重心前移集中于前臂，身体距车缘 5 ~ 10 cm，轻轻向前推，动作轻柔，避免发出噪声。

8. 持病历夹　持病历夹时，取站立或行走姿态，左手握病历夹边缘中部使其前沿略上翘，置于前臂内侧，靠紧腰部，右手自然下垂，行走时自然摆动；翻看病历时，左手托持，右手拇指与示指从缺口处滑到边沿，向上轻轻翻动，身体挺直。

9. 持水银血压计　需要为照护对象测量血压时，右手持血压计，左手持听诊器。测量后血压计要向右倾斜 45°，使水银全部回流到水银槽中。

三、健康照护师居家礼仪规范

健康照护师在居家照护过程中，既要体现出自己的内在气质修养，也要表现出职业道德情操。要经常面带微笑，言行得体，让人感觉和蔼可亲。

（一）用餐礼仪

1. 用餐前

（1）帮助照护对象准备用餐桌椅，协助照护对象准备进餐，将照护对象安顿好后自己方可入座就餐。

（2）入座要听从照护对象家人的安排，如同桌进餐，通常应坐在照护对象的左侧，以便协助照护对象进餐，或在单独区域进餐。

（3）进餐要端碗或盘时，手要固定于碗或盘的边缘或托住底部，手指不要触及饭菜。

2. 用餐时

（1）使用公筷夹菜，一次性不要夹得太多，尽量吃干净个人盘内的食物，如果不够吃，可吃完了再取，如照护对象或其家人给健康照护师夹菜，要表示感谢。

（2）用餐时不评价饭菜的好坏，不吐痰，不擦鼻涕，不面对饭菜咳嗽或打喷嚏，不发出大的咀嚼声，工作期间不饮酒。

（3）用餐时要注意照护对象的进餐情况，协助夹菜、端汤，协助其安全进食，如需要喂食，要轻声交流，小心喂食。

3. 用餐后

（1）协助照护对象离开餐桌，在确保照护对象安全的情况下，及时将用过的餐具收进厨房。

(2)将餐桌收拾干净,主动帮助照护对象家人收拾整理厨房卫生。

(二)手持或递接物品时的礼仪

1. 递接特殊物品

(1)手持或递接特殊物品时,如尖锐的刀、剪等,注意防止刀、剪的尖端划伤对方,尖端须对着自己,安全的一端对着对方。

(2)传递光滑的玻璃杯、碗等物品时,须防止因手湿滑脱。

2. 注意物品安全

(1)如果递接的物品是食品,则一定要注意卫生,忌直接用手拿。

(2)给照护对象递送物品时,须用双手将物品递到对方手中,或者放在照护对象方便拿取的地方,防止照护对象因够不着而出现跌倒或摔碎物品的情况。

(三)介绍礼仪

在社会交往中,介绍的方式有多种,常见的有自我介绍和被别人介绍。无论哪种方式,都要注意表情温和亲切,注意力集中,姿态端庄大方,手势自然得体。

1. 自我介绍时　可先主动打招呼,再做自我介绍。介绍的内容包括自己的姓名、职业等,如:“您好!我是 xx,我是做 xx 工作的”。

2. 被人介绍时　当别人介绍自己时,要面向对方,面带微笑,等介绍完毕后要主动问候“您好”以示友好。当对方伸出手示意握手时,再伸出右手与其握手。

(四)电话礼仪

1. 听到电话铃响

(1)尽快接听,但也不要铃声刚响起就立即接听,以免显得过于着急。

(2)遵循“铃响不过三声”的原则,即接听电话时,以铃响 3 次左右接通电话最为合适。如果确实没能马上接听,拿起听筒后应先说表达歉意,如“抱歉让您久等了”。

2. 接电话时

(1)接到电话,应先问好再自报家门。如“您好,我是某某,请问您是?”

(2)如果对方要找的人在,应请对方稍等,然后再找人来接听电话。

(3)如果对方要找的人不在,可以留言,要准确记录并复述一遍,请对方核准确认信息。

(4)电话接听结束时要说“好的,再见”。

3. 接听电话结束后,将记录的信息保存好并及时转交给照护对象或其家属。

4. 打电话时

(1)应先问好,再自报家门。如先说“您好,我是某某”,再询问要找的人是否在。

(2)通话时要注意控制好时间,在电话礼仪中,有一条“三分钟原则”,即在打电话时发话人应有意识地将通话时长限定在 3 min 内,尽量不要超过这一限定时间。若通话时间较长，应先征求对方意见，并在结束时略表歉意。

(3)工作时间不能打电话聊天，更不能打私人电话。

(4)打电话时要注意避开早上 7 点以前、晚上 10 点以后和用餐时间，以免影响他人休息或进餐。

(5)如确有急事要在上述时间打电话，一定要在电话接通后向听电话的人道歉：“对不起，请原谅，打扰您休息了……”通话时间越短越好，挂电话时，动作要轻。通常由先打电话的一方挂断。

(五)待客礼仪

1. 待客前准备

(1)整理布置环境，准备待客用物，如茶水、咖啡或饮料等。

(2)注意自己的服饰和仪表的准备。

2. 接待客人时　当客人光临时，首先要主动热情地与客人打招呼，确定客人身份后将客人热情迎进门，用手势引导客人到相应的地方就座，将准备好的茶水或水果放在客人最易拿取的地方。例如，给客人上茶时，应在未正式交谈前。正确的步骤如下。

(1)双手端茶奉上。

(2)将茶盘放在靠近客人的茶几上，然后右手拿着茶杯的中部，左手托着杯底，杯耳应朝向客人，手指切勿触碰杯口，双手将茶递给客人的同时要说“您请用茶”。

(3)上茶讲究先后顺序，一般为先客后主、先长后幼、先女后男。

(4)为客人上茶时，注意茶水浓度适中不宜斟得过满，以杯深的 2/3 处为宜。

(5)把握好续水的时机，以不妨碍宾客交谈为佳，不能等到茶叶见底后再续水。

3. 送客人时　协助照护对象做好送客工作，按照护对象的要求将客人送到适当的地方。在送别时不与客人进行过多的交谈，不喧宾夺主。礼貌告别，如说“您慢走”“注意安全”“再见”等。

第三节　职业守则

1. 遵纪守法，诚实守信　健康照护师须具有职业责任心，遵守职业道德；做事认真负责、诚实守信、一丝不苟，不无故违约。了解与自己所从事工作密切相关的法律、法规及工作规章制度。

2. 规范操作，文明慎独　为照护对象提供技术娴熟的服务，严格按照照护操作规程及质量标准开展工作。认真履行岗位职责，做到慎独，不推托、不偷懒，工作积极主动。工作中做到“五勤”照护，即脑勤、眼勤、口勤、手勤、腿勤，为照护对象提供安全优质的照护服务。

3. 尊老爱幼，身心照护　对照护对象一视同仁，尊老爱幼，及时了解照护对象的健康状况、心理感受及需求，提供高质量的身心照护。照护中注意换位思考，做到“五心”照护，即热心、真心、尽心、精心和诚心，促进照护对象的身心健康。

4. 保护隐私，理解尊重　尊重照护对象的人格、权利、尊严、信仰及隐私。做到不打听、不外传、不评价照护对象及其家庭成员的隐私，与照护对象及其家庭成员建立相互信任的合作关系，维护照护对象的利益。

5. 和谐相处，热情服务　树立以照护对象为中心的服务理念，坚持照护对象满意的服务宗旨。以真诚、热情、友善的态度为照护对象服务、建立相互信任、相互交流、相互理解、互相尊重的合作关系，从而促进雇佣关系的良性发展。

第二章　人体结构知识

第一节　人体基本结构

一、人体的组成与系统的划分

人体结构和功能的基本单位是细胞。许多形态相似、功能相近的细胞借细胞间质结合在一起构成组织。人体组织有四大类，即上皮组织、结缔组织、肌组织和神经组织。几种不同的组织结合在一起，构成具有一定形态和功能的结构称器官，如肝、肾、心、肺、胃等。由若干个功能相关的器官组合起来，完成某一方面的生理功能，构成人体的系统。人体系统包括运动系统、消化系统、呼吸系统、泌尿系统、生殖系统、内分泌系统、循环系统和神经系统 8 个系统，各系统在神经、体液的调节下，彼此联系，相互协调，共同构成一个完整的有机体，进行正常的功能活动。

按照人体的部位，可分为头、颈、躯干和四肢 4 部分。头的前部称面部，后部称颅部；颈的前部称颈部，后部称项部；躯干又可分为胸、腹、盆、会阴和背，背的下部称腰；四肢分上肢和下肢，上肢分为肩、上臂、前臂和手 4 部分，下肢又分为臀、大腿、小腿和足 4 部分。

二、常用方位术语

人体的构造十分复杂，为了准确描述人体各部结构的位置及其相互关系，必须采用国际通用的统一标准和描述用的术语，以便统一，避免混淆与误解。

1. 解剖学姿势　身体直立，两眼平视正前方，上肢自然下垂于躯干两侧，手掌向前，下肢并拢，足尖向前，这样的姿势称解剖学姿势。

2. 方位　依据解剖学姿势，描述人体各部结构的位置关系，常用的表示方位的术语如下。

(1) 上和下：靠近头者为上，靠近足者为下。

(2) 前和后：靠近腹者为前，靠近背者为后。

(3) 内侧和外侧：以身体正中面为准，离正中面近者为内侧，离正中面远者为外侧。在四肢，前臂的内侧又称尺侧，外侧又称桡侧；小腿的内侧又称胫侧，外侧又称腓侧。

(4)内和外:凡有空腔的器官,在腔内或离腔较近的为内,远腔者为外。

(5)浅和深:以体表为准,离体表近者为浅,离体表远者为深。

(6)近侧和远侧:多用于四肢,距离肢体根部较近者称近侧,反之为远侧。

3. 轴　为了分析关节的运动,在解剖学姿势条件下,设置人体3种互相垂直的轴。

(1)矢状轴:为前后方向的水平轴。

(2)冠状轴:又称额状轴,为左右方向的水平轴,与人体的矢状轴互相垂直。

(3)垂直轴:上下方向,与人体的长轴平行且与上述两轴互相垂直。

4. 面　参照上述3种轴的方位,可将身体或任何一局部切成相互垂直的3种断面。在描述器官的切面时,沿其长轴所做的切面称纵切面,与长轴垂直的切面称横切面。

(1)矢状面:在前后方向上,将人体纵切为左、右两部的切面称矢状面。通过人体正中的矢状面称正中矢状面,将人体分为左、右相等的两部分。

(2)冠状面:又称额状面,在左、右方向上,将人体纵切为前、后两部的切面称冠状面。

(3)水平面:又称横断面,与地面平行,将人体分为上、下两部的切面称水平面。

第二节　运动系统

运动系统由骨、骨连结和骨骼肌3部分构成,约占人体体重的60%。全身各骨借骨连结相连构成人体支架称骨骼,骨骼肌附着于骨,构成人体基本形态。运动系统对人体具有支持、保护和运动等功能。在运动过程中,骨骼肌在神经系统的支配下收缩,牵拉骨骼产生运动,骨骼肌是运动的动力,骨是运动的杠杆,骨连结是运动的枢纽。

人体某些部位的骨或骨骼肌,常在体表形成比较明显的隆起或凹陷,称体表标志。这些标志在临床医护工作中具有十分重要的意义。

一、骨和骨连结

(一)骨

每块骨均是一个器官,都具有一定的形态和结构,坚硬而有弹性,含有丰富的血管和神经。它不但能生长发育,而且具有改建、修复和再生能力。

1. 骨的形态和分类　成人共有206块骨,按部位分为颅骨、躯干骨和四肢骨3部分,按形态可分为长骨、短骨、扁骨和不规则骨4类。

(1)长骨:呈长管状,分一体两端。体称骨干,其内部空腔称骨髓腔,容纳骨髓;两端膨大称骺,具有光滑的关节面。长骨主要分布于四肢,如肱骨、指骨等。

(2)短骨:一般呈立方形,多成群连结在一起,如腕骨和跗骨。

(3)扁骨:呈板状,主要构成颅腔、胸腔和盆腔的壁,起保护作用,如顶骨、胸骨和肋骨等。

(4)不规则骨:形状不规则,主要分布于躯干、颅底和面部,如椎骨、额骨等。有些不规则骨内有含气的腔,称含气骨,如上颌骨等。

此外,存在于经常与骨面发生摩擦的某些肌腱内的扁圆形小骨,称籽骨,如髌骨等。

2. 骨的构造　骨由骨质、骨髓和骨膜构成。

(1)骨质:由骨组织构成,分为骨密质和骨松质。骨密质分布于骨的表层,致密坚硬,抗压性强;骨松质分布于骨密质的深层,结构疏松,由骨小梁交织排列而成。

(2)骨髓:填充于骨髓腔和骨松质间隙内,分为红骨髓和黄骨髓。红骨髓呈红色,主要由网状组织和大量的血细胞构成,具有造血功能。人类约 5 岁以后,长骨骨髓腔内的红骨髓逐渐被脂肪组织代替,称黄骨髓,失去造血功能。当大量失血或重度贫血时,黄骨髓可转化为红骨髓,恢复造血功能。一般在长骨两端、扁骨和不规则骨的骨松质内的骨髓,终生保留造血功能。

(3)骨膜:除关节面以外,骨的内、外表面覆盖有结缔组织膜,分别称骨内膜和骨外膜。骨膜内含有血管和神经,贴近骨表面的骨膜内含有骨原细胞,它能增殖分化为骨细胞,具有造骨功能,骨膜对骨的生长、骨折修复有重要的作用。临床上处理骨折时,应尽可能保留骨膜,以利于骨的修复。

3. 骨的化学成分和物理特性　骨主要由有机质和无机质组成。有机质主要成分为骨胶原纤维和黏多糖蛋白,使骨具有韧性和弹性;无机质主要成分为磷酸钙和碳酸钙,使骨具有坚硬性。有机质与无机质的比例随年龄不同而发生变化。青少年的骨,有机质约占 1/3,无机质约占 2/3,此比例使骨既具有较大的硬度,又具有一定弹性和韧性;幼儿的骨,有机质较多,无机质较少,外伤时,骨柔韧易变形,不易发生完全性骨折;老年人的骨,有机质较少,无机质较多,骨的脆性增大,易发生骨折。

(二)骨连结

骨与骨之间的连结装置称骨连结。根据连结形式的不同,骨连结分为直接连结和间接连结两种。

1. 直接连结　骨与骨之间借致密结缔组织、软骨或骨直接相连,包括纤维连结(如颅顶骨之间的缝等)、软骨连结(如椎间盘等)和骨性结合(如 5 块骶椎融合成骶骨等)。直接连结紧密而牢固,无腔隙,不能活动或少量活动。

2. 间接连结　间接连结又称关节,骨与骨之间借膜性的结缔组织囊相连,相对的骨面之间有腔隙,具有较大的活动性。关节是人体骨连结的主要形式。

(1)关节的基本结构:包括关节面、关节囊和关节腔。①关节面:构成关节各骨的邻接面,多为一凸一凹,分别称关节头和关节窝。关节面覆盖有薄层透明软骨,称关节软骨,其表面光滑,可减少运动时的摩擦和缓冲外力的冲击。②关节囊:结缔组织构成的膜性囊,附着于关节面周缘及其附近的骨面上,将构成关节的各骨彼此相连。关节囊分内、外两层。外层为纤维层,由致密结缔组织构成,厚而坚韧,含丰富的血管和神经;内层为滑膜层,由疏松结缔组织构成,紧贴纤维层内表面,薄而柔软,能分泌滑液,滑液有润滑关节面和营养关节软骨等作用。③关节腔:关节面与关节囊滑膜层围成的密闭腔隙。腔内呈负压,含有少量滑液,对维持关节的稳固性具有一定作用。

(2)关节的辅助结构:关节除具备基本结构外,某些关节还具有韧带、关节盘和关节唇等辅助结构。①韧带:连于相邻两骨之间的致密结缔组织束,位于关节囊内或囊外,分别称囊内韧带或囊外韧带。韧带有加强关节稳固性或限制关节过度运动的作用。②关节盘:位于两关节面之间的纤维软骨板,周缘附于关节囊内面,将关节腔分为两部分。关节盘可使关节面相互适应,以增加关节的稳固性和灵活性。③关节唇:附着于关节窝周缘的纤维软骨环,可加深关节窝,增大关节面,以增加关节的稳固性。

(3)关节的运动:关节都是围绕运动轴进行运动,包括4种方向相反的运动形式。①屈和伸:关节围绕冠状轴进行的运动。使两骨之间的夹角变小为屈,反之为伸。②内收和外展:关节围绕矢状轴进行的运动。骨向正中矢状面靠拢为内收,反之为外展。③旋内和旋外:关节围绕垂直轴进行的运动。骨的前面转向内侧为旋内,反之为旋外。在前臂,将手背转向前方为旋前,反之为旋后。④环转:骨的近侧端关节头在原位转动,骨的远侧段做圆周运动,实际上是屈、展、伸、收的连续运动。

二、颅骨及其连结

颅由23块颅骨组成(中耳的3对听小骨未计在内)。颅的后上部诸骨围成颅腔,容纳脑,故称脑颅;前下部诸骨构成面部支架,故称面颅。

(一)颅

1. 脑颅　脑颅由8块颅骨构成,包括不成对的额骨、筛骨、蝶骨、枕骨,成对的顶骨和颞骨,它们共同围成颅腔。颅腔的顶称颅盖,由前方的额骨、后方的枕骨和两者之间的顶骨构成;颅腔的底称颅底,由位于颅底中央的蝶骨、前方的额骨和筛骨、后方的枕骨以及两侧的颞骨构成。

2. 面颅　由15块颅骨构成,包括不成对的下颌骨、犁骨和舌骨,成对的鼻骨、泪骨、颧骨、上颌骨、腭骨和下鼻甲,它们构成颜面的骨性基础,共同围成眶、骨性鼻腔和骨性口腔。上颌骨位于口腔上方、鼻腔两侧,在它的内上方邻接两骨,内侧是鼻骨,后方是泪骨;上颌骨外上方是颧骨,后内方接腭骨;鼻腔外侧壁下部有下鼻甲,鼻腔正中有犁骨;上颌骨的下方是下颌骨;下颌骨的后下方是舌骨。

(二)颅骨的连结

颅骨的连结大多为缝和软骨连结。随年龄的增长,有些缝和软骨连结可转化为骨性结合。只有下颌骨与颞骨之间构成颞下颌关节。

颞下颌关节，简称下颌关节，由下颌骨的下颌头与颞骨的下颌窝和关节结节共同构成。关节松弛，外有韧带加强；内有关节盘，将关节腔分为上、下两部分。

下颌关节属于联合关节，两侧联合运动，可使下颌骨做上提、下降、前移、后退及侧方运动。由于关节囊松弛，当张口过大时，下颌头可滑向关节结节前方，造成下颌关节脱位。

三、躯干骨及其连结

成人躯干骨共 51 块，包括椎骨（26 块）、胸骨（1 块）和肋（12 对）。躯干骨借骨连结构成脊柱和胸廓。

（一）脊柱

脊柱由 26 块椎骨借椎骨间连结而成。

1. 椎骨　成人椎骨包括颈椎 7 块、胸椎 12 块、腰椎 5 块、骶骨 1 块和尾骨 1 块。

（1）椎骨的一般形态：椎骨由前方的椎体和后方的椎弓构成。椎体呈短圆柱状，椎弓呈半环形，椎体和椎弓共同围成椎孔，全部椎孔连成椎管，椎管内容纳脊髓等。椎弓与椎体连结处缩窄的部分称椎弓根，其上、下缘各有一切迹，分别称椎上切迹和椎下切迹，相邻椎骨的椎上、下切迹围成椎间孔，内有脊神经和血管通过。两侧椎弓根向后内延续并愈合成宽阔的椎弓板，由椎弓板发出 7 个突起：向两侧发出的一对称横突，向上、下各发出的一对分别称上关节突和下关节突，向后正中发出的一个突起称棘突。

（2）各部椎骨的主要形态特征：各部椎骨包括颈椎、胸椎、腰椎、骶骨和尾骨。

1）颈椎：椎体较小，椎孔相对较大，呈三角形；横突上有横突孔，其内有椎动脉和椎静脉通过；第 3 ~ 7 颈椎体上面的两侧缘向上微突，称椎体钩，常与上位颈椎相应处形成钩椎关节。若椎体钩过度增生，可使椎间孔狭窄，压迫脊神经。

第 1 颈椎又称寰椎。其特点是无椎体和棘突，由前弓、后弓和两个侧块构成；前弓后面正中与枢椎的齿突构成关节；侧块上面各有一椭圆形的上关节凹，与枕骨的枕髁构成关节。

第 2 颈椎又称枢椎。其特点是椎体向上伸出一指状突起，称齿突，与寰椎的齿突凹构成关节。

第 7 颈椎又称隆椎。其特点是棘突特别长，末端无分叉，体表易触摸，常作为计数椎骨序数的标志。

2）胸椎：椎体较大，椎孔呈心形；椎体两侧面上、下缘分别有上、下肋凹，横突末端的前面有横突肋凹；棘突较长，伸向后下方。

3）腰椎：椎体粗大，椎孔大且近似三角形；棘突宽而短，呈板状，水平伸向后方。相邻棘突之间的间隙较宽，临床上常于此处进行腰椎穿刺术。

4）骶骨：由 5 块骶椎融合而成，呈倒三角形，底向上、尖向下。上缘中份向前隆凸，称岬，前面光滑，可见 4 对骶前孔；后面粗糙，正中线上有棘突融合的骶正中嵴，嵴两侧有与骶前孔相通的 4 对骶后孔，两侧部的上份有耳状面，骶骨内有骶管，向上通椎管，向下开口于骶管裂孔，裂孔两侧各有一向下的突起，称骶角，可在体表触及，是骶管麻醉时确定进针部位的标志。

5）尾骨：由 4 块退化的尾椎融合而成，上接骶骨，下端游离，称尾骨尖。

2. 椎骨间的连结　椎骨之间借椎间盘、韧带和关节相连。

（1）椎间盘：位于相邻两个椎体之间。椎间盘周围部称纤维环，由多层同心圆排列的纤维软骨板构成；中央偏后为胶状物质，称髓核，柔软而富有弹性。椎间盘既坚韧又富有弹性，使相邻椎体牢固连结，可承受压力，具有“弹性垫”缓冲震荡的作用。纤维环后部薄弱，且后外侧缺乏韧带保护，故在脊柱外伤或劳损时易引起纤维环破裂，髓核脱出，可产生压迫脊髓或脊神经根的症状，多见于腰部，其次为颈部。

（2）韧带：包括 3 条长韧带和 3 条短韧带。①前纵韧带：位于椎体和椎间盘的前面，有限制脊柱过度后伸和防止椎间盘向前脱出的作用。②后纵韧带：位于椎体和椎间盘的后面，参与构成椎管前壁，有限制脊柱过度前屈和防止椎间盘向后脱出的作用。③棘上韧带：连于各棘突末端，起到限制脊柱过度前屈的作用。④黄韧带：连于相邻椎骨板之间，参与构成椎管后壁，有限制脊柱过度前屈的作用。⑤棘间韧带：连于相邻棘突之间。⑥横突间韧带：连于相邻横突之间。

（3）关节：包括寰枕关节、寰枢关节和关节突关节。寰枕关节由枕骨和寰椎构成，可负头做前俯、后仰和侧屈运动。寰枢关节由寰椎和枢椎构成，可使寰椎连同头部做旋转运动（摇头动作）。关节突关节由相邻椎骨的上、下关节突构成，属于微动关节，活动幅度很小。

3. 脊柱的整体观

（1）前面观：椎体自上而下逐渐增大，自骶骨耳状面以下迅速变小，这与承受和传递重力有关。

（2）后面观：棘突连贯形成纵嵴。颈椎棘突短，但第 7 颈椎棘突长而突出；胸椎棘突斜向后下，排列呈叠瓦状；腰椎棘突宽短呈板状水平后伸。

（3）侧面观：可见脊柱有 4 个生理性弯曲，即颈曲、胸曲、腰曲、骶曲，其中胸曲和骶曲凸向后，颈曲和腰曲凸向前。脊柱的这些弯曲增大了脊柱的弹性，运动时可减缓震荡，对脑和胸、腹腔脏器有保护作用。

4. 脊柱的功能　脊柱是人体的中轴，上承托颅，下连结下肢骨，具有支持和传递重力的作用；脊柱参与胸腔、腹腔和盆腔的构成，具有支持和保护腔内器官的作用；脊柱有椎管，可容纳和保护脊髓和脊神经根；脊柱具有运动功能，可做前屈、后伸、侧屈、旋转和环转等运动。

(二)胸廓

胸廓由12块胸椎、12对肋和1块胸骨连结而成。

1. 肋　肋由肋骨和肋软骨组成,共12对。肋骨属于扁骨,分体和前、后两端。后端膨大称肋头,其外侧较细称肋颈,颈、体交界处外侧的隆起称肋结节。肋体内面近下缘处有肋沟,有肋间神经和血管走行。

第1~7对肋的前端借肋软骨与胸骨相连结,称真肋;第8~10对肋不直接与胸骨相连,称假肋;第11~12对肋的前端游离,称浮肋。

2. 胸骨　胸骨位于胸前壁正中,为长形扁骨,自上而下分为胸骨柄、胸骨体和剑突3部分。胸骨柄上缘中份凹陷称颈静脉切迹,胸骨柄和胸骨体连结处向前突,称胸骨角,可在体表触及,其两侧连结第2肋软骨,是计数肋的重要标志。剑突扁而薄,下端游离。

3. 胸廓的连结　胸廓的连结主要有肋椎关节和胸肋关节。

(1)肋椎关节:包括由肋头与上、下肋凹构成的肋头关节和由肋结节与横突肋凹构成的肋横突关节。两者为联合关节,使肋的前部做上升或下降运动。

(2)胸肋关节:由第2~7对肋软骨分别与相应的胸骨体构成,属于微关节第1对肋软骨与胸骨柄连结成软骨结合,第8~10对肋软骨前端依次与上位肋软骨下缘相连,形成一条连续的软骨缘称肋弓。

4. 胸廓的形态　胸廓近似前后略扁的圆锥形。胸廓有上、下两口:上口小,向前下倾斜,由第1胸椎、第1对肋及胸骨柄上缘围成;下口较大,由第12胸椎、第12对肋、第11对肋前端、肋弓和剑突围成。两侧肋弓之间的夹角称胸骨下角。相邻两肋之间的间隙称肋间隙。胸廓的内腔称胸腔。

5. 胸廓的功能　胸廓主要参与呼吸运动。在呼吸肌作用下,吸气时,肋前端上提,胸廓的横径和前后径扩大,使胸腔容积增大;呼气时,胸廓做相反的运动,使胸腔容积减小。胸腔容纳气管、肺、食管、心及出入心的大血管等,具有支持和保护胸腔脏器、腹腔脏器的功能。

四、四肢骨及其连结

四肢骨包括上肢骨64块,下肢骨62块。骨连结以关节为主。由于人类直立行走,上肢成为劳动器官,因而上肢骨相对较小,关节灵活,适合于完成各种精细动作;下肢骨主要起着支撑体重和行走的作用,因而下肢骨粗壮,其关节稳固,以利于支持躯体。

(一)上肢骨及其连结

1. 上肢骨　上肢骨每侧有32块,包括锁骨、肩胛骨、肱骨、尺骨、桡骨和手骨。

(1)锁骨:横架于胸廓前上方,略呈“~”形弯曲,全长均可在体表触及。锁骨内侧端粗大称胸骨端,外侧端扁平称肩峰端,内侧2/3凸向前,外侧1/3凸向后。锁骨的内侧

2/3 与外侧 1/3 交界处较细,易发生骨折。

(2)肩胛骨:位于胸廓后面的外上方,平对第 2 ~7 肋之间,为三角形扁骨,有 3 个角、3 个缘和 2 个面。上角约平对第 2 肋,下角约平对第 7 肋,为计数肋的重要标志,外侧角肥厚,有凹向外的梨形浅窝称关节盂,其上、下方各有一小隆起分别称盂上结节和盂下结节。外侧缘肥厚,内侧缘较薄,上缘外侧份有一突向前的指状突起称喙突。前面为一大的浅窝称肩胛下窝,后面有一斜向外上的骨嵴称肩胛冈,肩胛冈的外侧端突起称肩峰,是肩部的最高点。

(3)肱骨:位于臂部,为典型的长骨,可分为一体两端。上端有半球形的肱骨头,肱骨头的外侧和前方各有一个隆起,分别称大结节和小结节,上端与体交界处稍细称外科颈,此处易发生骨折。肱骨体中部外侧面有粗糙的三角肌粗隆,后面有从内上斜向外下的浅沟称桡神经沟,有桡神经通过,肱骨中段骨折易损伤此神经。下端内、外侧各有一突起,分别称内上髁和外上髁,在体表均可触及;在下端的远侧面,外侧有半球形的肱骨小头,内侧有形如滑车的肱骨滑车,内上髁的后方有一浅沟称尺神经沟,有尺神经通过,肱骨内上髁骨折易损伤尺神经。肱骨滑车后面上方的深窝称鹰嘴窝。

(4)尺骨:位于前臂内侧部,分为一体两端。上端粗大,前面有半月形的关节面称滑车切迹,与肱骨滑车相关节,在切迹的上、下方各有一突起分别称鹰嘴和冠突,冠突外侧有一凹面称桡切迹。下端称尺骨头,其内侧向下的突起称尺骨茎突。鹰嘴、尺骨茎突在体表均可触及。

(5)桡骨:位于前臂外侧部,分为一体两端。上端呈短圆柱状,称桡骨头,头上面有关节凹,与肱骨小头相关节,头周围有环状关节面,与尺骨桡切迹相关节。桡骨头下方缩细称桡骨颈,其内下方的突起称桡骨粗隆。下端粗大,其内面有一凹面称尺切迹,与尺骨头相关节。桡骨下面有腕关节面与腕骨相关节,下端外侧向下的突起称桡骨茎突,在体表可触及。在桡骨茎突的内侧可触及桡动脉搏动。

(6)手骨:包括腕骨、掌骨和指骨。①腕骨:共 8 块,属于短骨,排成近、远侧两列。近侧列由桡侧向尺侧依次为手舟骨、月骨、三角骨和豌豆骨,远侧列则为大多角骨、小多角骨、头状骨和钩骨。②掌骨:共 5 块,属于长骨,由桡侧向尺侧依次为第 1 ~5 掌骨。其近端为底,与腕骨相接;远端为头,与指骨相接;中间部为体。③指骨:共 14 块,属于长骨。除拇指为 2 块外,其余 4 指均为 3 块,由近侧向远侧分别称近节指骨、中节指骨和远节指骨。

2. 上肢骨的连结

(1)胸锁关节:由锁骨的内侧端与胸骨柄的锁切迹构成,是上肢骨与躯干骨之间的唯一关节,可使锁骨外侧端做向前、向后、向上、向下及旋转等运动,但运动幅度小。

(2)肩锁关节:由锁骨的外侧端与肩胛骨的肩峰构成,属于微动关节。

(3)肩关节:由肱骨头和肩胛骨的关节盂构成。肱骨头大,关节盂浅而小,周围有盂唇;关节囊薄而松弛,囊内有肱二头肌长头腱通过;关节囊的前、后和上部有肌和肌腱加强,下方薄弱,故肩关节易向下方脱位。

肩关节为全身运动最灵活、运动幅度最大的关节,可做前屈、后伸、内收、外展、旋内、旋外及环转运动。

(4)肘关节:由肱骨下端和尺骨、桡骨上端构成。包括:①肱桡关节,由肱骨小头与桡骨头关节凹构成。②肱尺关节,由肱骨滑车与尺骨的滑车切迹构成。③桡尺近侧关节,由桡骨环状关节面与尺骨桡切迹构成。

肘关节是由 3 个关节包在一个关节囊内而形成的复合关节。关节囊的前、后壁薄而松弛;内、外侧壁厚而紧张,有韧带加强;桡骨环状关节面的周围有桡骨环状韧带,包绕桡骨头,可防止桡骨头脱出。儿童桡骨头发育不全,易发生桡骨头半脱位。

肘关节可做前屈、后伸运动。肘关节伸直时,肱骨内、外上髁和尺骨鹰嘴三者在一条直线上;屈至 90°时,三者连成一等腰三角形。肘关节脱位时,三者关系发生改变。

(5)前臂骨:包括桡尺近侧关节、桡尺远侧关节和前臂骨间膜。桡尺远侧关节由桡骨的尺切迹和尺骨头构成;前臂骨间膜为坚韧的结缔组织膜,连于桡骨与尺骨之间。桡尺近侧关节和桡尺远侧关节联合运动时,可使前臂做旋前和旋后运动。

(6)手关节:包括桡腕关节、腕骨间关节、腕掌关节、掌指关节和指骨间关节。①桡腕关节:又称腕关节,由桡骨的腕关节面和尺骨头下方的关节盘与手舟骨、月骨和三角骨的近侧关节面共同组成,可做屈、伸、内收、外展和环转运动。②腕骨间关节:为腕骨之间的连结,只能做微小的运动。③腕掌关节:由远侧列的腕骨和 5 块掌骨底构成。其中拇指腕掌关节运动灵活,可做屈、伸、收、展、环转和对掌运动。对掌运动是拇指与其他各指掌侧面的相对运动。④掌指关节:由掌骨头与近节指骨底构成,可做屈、伸、收、展和环转运动。指的收和展是以中指为准,靠近中指的运动为收,远离中指的运动为展。⑤指骨间关节:由各指相邻两节指骨构成,可做屈、伸运动。

(二)下肢骨及其连结

1. 下肢骨　下肢骨每侧有 31 块,包括髋骨、股骨、髌骨、胫骨、腓骨和足骨。

(1)髋骨:位于盆部,由髂骨、坐骨和耻骨组成,16 岁左右上述 3 块骨完全融合。髋骨外侧面有一深窝称髋臼,髋臼前下部有一卵圆形的大孔称闭孔。髂骨构成髋骨的上部,分为肥厚的髂骨体和扁阔的髂骨翼。髂骨翼上缘称髂嵴,两侧髂嵴最高点的连线,平对第 4 腰椎棘突,是行腰椎穿刺时确定穿刺部位的标志。髂嵴前、后端的突起分别称髂前上棘和髂后上棘。髂骨翼内面的浅窝称髂窝,髂窝下界有斜行的圆钝骨嵴称弓状线。髂窝后方有耳状面,与骶骨的耳状面相关节。

坐骨构成髋骨的后下部,分体和支两部分。坐骨体下部有粗糙的隆起称坐骨结节。坐骨体后上方的三角形突起称坐骨棘,其上、下方各有一切迹分别称坐骨大切迹和坐骨小切迹。坐骨结节向前上延伸为坐骨支,与耻骨下支相接,参与构成闭孔。

耻骨构成髋骨的前下部,分体和上、下支3部分。从耻骨体向前内伸出耻骨上支,其末端急转向下形成耻骨下支,二者移行处的内侧面称耻骨联合面。耻骨上支的上缘薄而且锐利称耻骨梳,后端与弓状线相连,向前终于圆形的突起,称耻骨结节。耻骨结节至耻骨联合面上缘之间的骨嵴称耻骨嵴。

髂嵴、髂前上棘、髂后上棘、髂结节、坐骨结节和耻骨结节在体表均可触及,是重要的骨性标志。

(2)股骨:位于股部,是人体最粗大的长骨,分为一体两端。上端有朝向内上方的球状膨大称股骨头,与髋臼相关节。股骨头中央稍下方有一小凹称股骨头凹,有股骨头韧带附着。股骨头外下缩细部称股骨颈。颈与体交界处上外方的隆起称大转子,后下方的隆起称小转子。大转子在体表可触及,是判断股骨颈骨折或髋关节脱位的重要标志。股骨体略弓向前,后面有纵形的骨嵴称粗线,粗线上端的外侧部粗糙称臀肌粗隆。下端有两个凸向后的膨大,分别称内侧髁和外侧髁。两髁之间的深窝称髁间窝,两髁前面的关节面称髌面,与髌骨相关节。两髁侧面最突起处分别为内上髁和外上髁,是重要的体表标志。

(3)髌骨:为人体最大的籽骨,位于膝关节前方的股四头肌腱内。

(4)胫骨:位于小腿内侧,属于长骨,分为一体两端。上端膨大,突向两侧,形成内侧髁和外侧髁;两髁的上面各有关节面,两个关节面之间的隆起称髁间隆起;上端前面的隆起称胫骨粗隆。下端的内侧有向下的突起称内踝;下端的外侧有腓切迹,与腓骨相接;下端的下面为凹陷的下关节面。

(5)腓骨:位于小腿外侧,属于长骨,分为一体两端。上端稍膨大称腓骨头。腓骨头下方缩细称腓骨颈。下端膨大称外踝。

(6)足骨:包括跗骨、跖骨和趾骨。①跗骨:共7块,属于短骨,排成前、中、后3列。后列上方为距骨,下方为跟骨;中列为距骨前方的足舟骨;前列自内侧向外侧依次是内侧楔骨、中间楔骨、外侧楔骨和骰骨。②跖骨:共5块,属于长骨,自内侧向外侧依次是第1~5跖骨。③趾骨:共14块,属于长骨。命名与指骨相同。

2. 下肢骨的连结

(1)髋骨:两侧髋骨借骶髂关节、韧带和耻骨联合相互连结,它们与骶骨和尾骨共同构成骨盆。①骶髂关节:由骶骨耳状面与髂骨耳状面构成。关节面结合紧密,关节囊厚而坚韧,周围有韧带加强,活动甚微。②韧带连结:包括骶结节韧带和骶棘韧带。骶结节韧带由骶、尾骨侧缘连至坐骨结节;骶棘韧带由骶、尾骨侧缘连至坐骨棘。两条韧带与坐骨大、小切迹分别围成坐骨大孔和坐骨小孔,孔内均有血管和神经通过。③耻骨联合:由两侧耻骨联合面借耻骨间盘连结而成。耻骨间盘由纤维软骨构成。女性在分娩时,耻骨联合稍有活动。④骨盆:由骶骨、尾骨和左、右髋骨连结而成。骨盆以界线为界分为大骨盆和小骨盆。界线自后向前依次由骶骨岬、弓状线、耻骨梳、耻骨结节和耻骨联合上缘围成。界线以上为大骨盆，以下为小骨盆。小骨盆上口为界线，下口由尾骨尖、骶结节韧带、坐骨结节、坐骨支、耻骨下支和耻骨联合下缘围成。两侧坐骨支和耻骨下支连成耻骨弓，两弓之间的夹角称耻骨下角。小骨盆的内腔称骨盆腔。

骨盆具有传递重力、支持和保护盆腔器官的作用。对于女性，骨盆还是胎儿娩出的产道，故成年女性骨盆与男性骨盆有明显的差别。

(2)髋关节：由髋臼和股骨头构成。髋臼周缘附有髋臼唇，增加髋臼的深度，以加强关节的稳固性；关节囊厚而坚韧，股骨颈前面全部包在囊内，后面外侧 1/3 无关节囊包绕，故股骨颈骨折有囊内和囊外之分；关节囊内有连于股骨头凹与髋臼间的股骨头韧带，内含有营养股骨头的血管；关节囊外有韧带加强，其中前方有髂股韧带加强，可限制髋关节过度后伸，关节囊后下部相对薄弱，故髋关节脱位易从后下方脱出。

髋关节可做前屈、后伸、内收、外展、旋转和环转运动。髋关节的运动幅度较肩关节小，但稳固性较肩关节大，以适应下肢负重、行走的需要。

(3)膝关节：由股骨下端、胫骨上端和髌骨构成。关节囊薄而松弛，周围有韧带加强，前方为股四头肌腱延续而成的髌韧带，向下止于胫骨粗隆，内、外侧分别有胫侧副韧带和腓侧副韧带加强；关节囊内有连于股骨和胫骨之间的前交叉韧带和后交叉韧带，前交叉韧带可限制胫骨向前移位，后交叉韧带可限制胫骨向后移位；关节囊内有位于股骨和胫骨关节面之间的两块纤维软骨板，分别称内侧半月板和外侧半月板，内侧半月板呈“C”形，外侧半月板呈“O”形，半月板上面微凹，下面平坦，可使两骨的关节面更加适应，从而增加了关节的灵活性和稳固性。

膝关节可做屈、伸运动，在半屈位时，还可做轻度的旋内、旋外运动。

(4)小腿骨：胫、腓骨上端之间构成胫腓关节，两骨体之间借小腿骨间膜相连，下端借韧带相连。胫骨和腓骨间运动甚小。

(5)足关节：包括踝关节、跗骨间关节、跗跖关节、跖趾关节和趾骨间关节。①踝关节：由胫骨、腓骨下端的关节面和距骨滑车(关节头)构成。关节囊前、后壁薄而松弛；两侧有韧带加强，其中内侧韧带强大，外侧韧带较薄弱，故足过度内翻时，易引起外侧韧带撕裂。踝关节可做背屈(伸)和跖屈(屈)运动。跖屈时还可做轻度的侧方运动。②跗骨间关节：为各跗骨之间的关节。跗骨间关节联合运动可使足内翻或外翻。足底朝向内侧称足内翻，足底朝向外侧称足外翻。③跗跖关节：由 3 块楔骨及骰骨与 5 块跖骨底构成，属于微动关节。④跖趾关节：由跖骨头与近节趾骨底构成，可做轻微的屈、伸、收和展运动。⑤趾骨间关节：同指骨间关节，能做屈、伸运动。

足弓是指跗骨和跖骨借关节和韧带连结形成凸向上方的弓，可分为前后方向的内、外侧纵弓和左右方向的横弓。足弓增加了足的弹性，有利于行走和跳跃，并有缓冲振荡和保护足底血管、神经的作用。如果维持足弓的结构发育不良或损伤，均可导致足弓塌陷，形成扁平足。

五、骨骼肌

人体全身共有600余块骨骼肌，约占体重的40%。每块骨骼肌都有一定的形态和结构，分别执行一定的功能，都含有丰富的血管，受神经支配，每块完整的骨骼肌都是一个器官。全身骨骼肌按部位分为头颈肌、躯干肌、四肢肌。

(一)骨骼肌的分类与配布

1. 骨骼肌形态和构造　骨骼肌按形态一般可分为长肌、短肌、扁肌和轮匝肌4种。①长肌呈长梭形或带状，多分布于四肢；②短肌较短小，多分布于躯干深层；③扁肌呈薄片状，多分布于胸腹壁，除有运动功能外，还有保护腔内器官的作用；④轮匝肌呈环形，多位于孔裂周围，收缩时可关闭孔裂。

骨骼肌一般由肌腹和肌腱构成。肌腹位于中间，主要由肌纤维构成，色红而柔软，具有收缩和舒张功能；肌腱位于肌的两端，由致密结缔组织构成，呈银白色，坚韧而无收缩功能。肌借肌腱附着于骨上。长肌的肌腱多呈梭形扁带状；扁肌的肌腱宽阔呈膜状，又称腱膜。

2. 肌的起止点、作用和配布　肌通常以两端附着于两块或两块以上的骨上，跨过一个或多个关节。肌收缩时，肌在相对固定骨上的附着点称起点或定点，在移动骨上的附着点称止点或动点。全身肌的起、止点有一定的规律。通常起点靠近身体正中面或四肢近侧端，止点则在另一端。起点和止点是相对的，在一定条件下可以互换。

肌大多配布在关节的周围，每个关节至少配布有两组运动方向相反的肌，在运动轴的两侧相互对抗的肌，称拮抗肌；在运动轴同一侧作用相同的肌，称协同肌。它们既相互拮抗又相互依存，在神经系统支配下，彼此协调，使动作准确有序。

3. 肌的辅助装置　肌的辅助装置主要有筋膜、滑膜囊、腱鞘等，它们具有保护肌和辅助肌运动的作用。

(1)筋膜：筋膜遍布全身，可分为浅筋膜和深筋膜。

1)浅筋膜：位于皮下，亦称皮下筋膜，由疏松结缔组织构成，内含脂肪组织、浅动脉、皮下静脉、皮神经及浅表淋巴结和淋巴管等。脂肪的多少因人而异，并与性别、部位、营养状况等因素有关。

2)深筋膜：位于浅筋膜深面，亦称固有筋膜，由致密结缔组织构成。深筋膜包被肌或肌群形成筋膜鞘，在四肢深入肌群间的深筋膜附着于骨面形成肌间隔，包被血管、神经等形成血管神经鞘。

(2)滑膜囊：滑膜囊为封闭的结缔组织小囊，壁薄，内含滑液，多位于肌腱与骨面相接触的部位，起减少摩擦的作用。滑膜囊炎可致局部疼痛和功能障碍。

(3)腱鞘：腱鞘为套于某些长肌腱外面的结缔组织鞘管，多见于活动性较大的腕、踝、手指、足趾等处。腱鞘分外层的纤维层和内层的滑膜层。滑膜层又分为脏层和壁层,包在肌腱表面的部分为脏层,紧贴于纤维层的内面部分为壁层,脏、壁两层相互移行,形成滑膜腔,腔内含有少量滑液,起润滑作用,以减少长肌腱在腱鞘内滑动时的摩擦。腱鞘炎时,由于腱鞘损伤,可导致疼痛和影响肌腱的滑动,严重时局部呈结节性肿胀。

(二)头颈肌

头颈肌分为头肌和颈肌。

1. 头肌　头肌可分为面肌和咀嚼肌两部分。

(1)面肌:面肌为扁薄的皮肌,大多起自颅骨,止于面部皮肤。面肌大多分布于睑裂、口裂和鼻孔周围,肌纤维呈环形或辐射状排列。面肌收缩时开大或闭合孔裂,并牵动面部皮肤产生各种表情,故又称表情肌。面肌主要有眼轮匝肌、口轮匝肌、枕额肌和颊肌等。

(2)咀嚼肌:咀嚼肌配布于颞下颌关节周围,参与咀嚼运动,主要有咬肌和颞肌等。

1)咬肌:位于下颌支外面,起自颧弓,止于下颌角外侧面。作用是上提下颌骨。

2)颞肌:位于颞窝内,起自颞窝,肌束呈扇形,经颧弓深面止于下颌骨冠突。作用是上提下颌骨。

2. 颈肌　颈肌依其所在位置分为浅、深两群肌。

(1)浅群肌:浅群肌包括颈阔肌、胸锁乳突肌和舌骨上、下肌群。

1)颈阔肌:位于颈部浅筋膜中,为扁阔的皮肌,收缩时下拉口角,并使颈部皮肤出现皱褶。

2)胸锁乳突肌:位于颈部两侧,以两个头分别起自胸骨柄前面和锁骨的内侧端,斜向后上方,止于颞骨乳突。单侧收缩使头向同侧倾斜,颜面转向对侧;两侧同时收缩可使头后仰。

3)舌骨上肌群:位于舌骨和下颌骨之间,参与构成口腔的底。主要作用是上提舌骨,协助吞咽;当舌骨固定时,可下降下颌骨,协助张口。

4)舌骨下肌群:位于颈前正中线两侧,居喉、气管和甲状腺的前方。作用是下降舌骨和使喉上、下移动,参与吞咽运动。

(2)深群肌:深群肌主要有前斜角肌、中斜角肌和后斜角肌。

上述3块斜角肌均起自颈椎横突,其中前、中斜角肌止于第1肋,后斜角肌止于第2肋。前、中斜角肌与第1肋围成的三角形肌间隙称斜角肌间隙,内有锁骨下动脉和臂丛通过。两侧斜角肌同时收缩,可上提第1、2肋,协助吸气;一侧斜角肌收缩,使颈侧屈。

(三)躯干肌

躯干肌可分为背肌、胸肌、膈、腹肌和会阴肌。

1. 背肌　背肌位于躯干后面,分浅、深两群肌。

(1)浅群肌:浅群肌主要有斜方肌和背阔肌。

1)斜方肌:位于项部和背上部的浅层,一侧呈三角形,两侧合起来呈斜方形。斜方肌起自上项线、枕外隆凸、项韧带、第7颈椎及全部胸椎棘突,纤维分上、中、下三部分,上部肌束斜向外下方,中部肌束平行向外,下部肌束斜向外上方,分别止于锁骨外侧1/3、肩峰和肩胛冈。其主要作用是使肩胛骨向脊柱靠拢;上部肌束上提肩胛骨,下部肌束使肩胛骨下降;当肩胛骨固定时,双侧斜方肌收缩可使头后仰。

2)背阔肌:位于背下部及胸的后外侧,为全身最大的扁肌。起自下6个胸椎及全部腰椎的棘突、骶正中嵴和髂嵴后部,肌束向外上方集中,止于肱骨小结节嵴。其作用是使肩关节内收、后伸和旋内;当上肢上举于固定位时,可上提躯干。

(2)深群肌:深群肌主要有竖脊肌,又称骶棘肌,纵列于棘突两侧的沟内。起自骶骨背面和髂嵴后部,向上沿途止于各椎骨、肋骨和枕骨。其作用是使脊柱后伸和仰头,是维持人体直立姿势的重要肌。此肌的扭伤或劳损,即所谓的腰肌劳损,是腰痛的常见原因之一。

2. 胸肌　胸肌可分为胸上肢肌和胸固有肌。

(1)胸上肢肌:胸上肢肌均起自胸廓外面,止于上肢骨,包括胸大肌、胸小肌和前锯肌。

1)胸大肌:位于胸廓前壁浅层,呈扇形,起自锁骨内侧半、胸骨和第1～6肋软骨等处,向外以扁腱止于肱骨大结节嵴。其作用是使肩关节内收、旋内和前屈;当上肢固定时,可上提躯干,还可提肋助吸气。

2)胸小肌:位于胸大肌深面,其主要作用是拉肩胛骨向前下方。

3)前锯肌:位于胸廓侧壁,其主要作用是拉肩胛骨向前紧贴胸廓。

(2)胸固有肌:胸固有肌起、止均在胸廓,参与构成胸壁,包括肋间外肌、肋间内肌等。

1)肋间外肌:位于肋间隙的浅层,起自上位肋的下缘,肌束斜向前下,止于下位肋的上缘。其作用是提肋助吸气。

2)肋间内肌:位于肋间外肌的深层,起自下位肋的上缘,肌束斜向内上,止于上位肋的下缘。其作用是降肋助呼气。

3. 膈　膈位于胸腔和腹腔之间,封闭胸廓下口。膈为一层向上呈双膨隆的宽阔扁肌。其周围为肌部,起自胸廓下口的周缘和第2～3腰椎体前面,肌束向中央集中移行为中心腱。

膈上有3个裂孔:①主动脉裂孔,位于第12胸椎前方,有主动脉和胸导管通过;②食管裂孔,位于主动脉裂孔的左前上方,约平于第10胸椎,有食管和迷走神经通过;③腔静脉孔,位于主动脉裂孔的右前上方,约与第8胸椎齐平,有下腔静脉通过。

膈为主要的呼吸肌。收缩时,膈顶下降,胸腔容积扩大,引起吸气;舒张时,膈顶上升恢复原位,胸腔容积缩小,引起呼气。膈与腹肌联合收缩,可增加腹内压,协助排便、分娩等活动。双侧膈肌麻痹可出现呼吸困难。

4. 腹肌　腹肌位于胸廓下部与骨盆之间，参与构成腹腔的前外侧壁和后壁，分为前外侧群和后群。

（1）前外侧群：前外侧群主要有腹直肌、腹外斜肌、腹内斜肌和腹横肌。

1）腹直肌：位于腹前壁正中线两侧的腹直肌鞘内，上宽下窄，起自耻骨嵴，向上止于胸骨剑突及第5～7肋软骨前面。肌的全长被3～4条横行的肌腱划分成多个肌腹。

2）腹外斜肌、腹内斜肌和腹横肌：在腹前外侧壁腹直肌两侧是3层宽阔的扁肌，由浅到深依次为腹外斜肌、腹内斜肌和腹横肌。3层扁肌至腹直肌外侧缘移行为腱膜包裹腹直肌，形成腹直肌鞘，并止于白线。腹外斜肌腱膜的下缘卷曲增厚连于髂前上棘与耻骨结节之间，称为腹股沟韧带。腹内斜肌下部肌束呈弓形，跨过男性的精索或女性的子宫圆韧带，与腹横肌腱膜结合止于耻骨梳。此部纤维为腹股沟镰，亦称联合腱。

腹前外侧群肌具有保护腹腔脏器的作用；腹肌收缩时，可增加腹内压，协助排便、分娩、呕吐和咳嗽等功能；可使脊柱前屈、侧屈和旋转；还可降肋助呼气。

（2）后群：后群有腰大肌和腰方肌。

腰方肌位于腹后壁腰椎两侧，起自髂嵴，止于第12肋。收缩时牵拉第12肋，单侧收缩使脊柱侧屈。

（3）腹肌形成的结构

1）腹直肌鞘：是由3层扁肌的腱膜包裹腹直肌形成的，分为前、后两层。前层由腹外斜肌腱膜和腹内斜肌腱膜的前层愈合而成，后层由腹内斜肌腱膜的后层和腹横肌腱膜愈合而成。在脐下4～5 cm处，缺少鞘的后层，其下缘形成一凸向上的弧形界线，称弓状线。弓状线以下，腹直肌后面直接与腹横筋膜相贴。

2）白线：位于腹前壁正中线上，两侧腹直肌鞘之间，由3层扁肌的腱膜交织而成。上端附于剑突，下端附于耻骨联合。白线坚韧而缺少血管，常作为腹部手术入路的切口。白线中部有脐环，是腹壁薄弱点之一，若腹腔内容物由此膨出，则形成脐疝。

3）腹股沟管：位于腹股沟韧带内侧半的上方，为腹前壁3块扁肌之间的一条斜形肌间裂隙，长4～5 cm，男性的精索或女性的子宫圆韧带由此通过。

腹股沟管有2个口和4个壁。内口称腹股沟管深环（腹环），位于腹股沟韧带中点上方约一横指处，为腹横筋膜向外突出而成；外口称腹股沟管浅环（皮下环），位于耻骨结节的外上方，由腹外斜肌腱膜形成一近似三角形的裂孔。前壁为腹外斜肌腱膜和腹内斜肌，后壁为腹横筋膜和腹股沟镰，上壁为腹内斜肌和腹横肌的弓状下缘，下壁为腹股沟韧带。

5. 会阴肌　会阴肌又称盆底肌，主要有肛提肌、会阴浅横肌和会阴深横肌等。肛提肌上、下面分别被覆盆膈上、下筋膜，三者共同构成盆膈，有肛门通过。会阴深横肌等肌的上、下面分别被覆尿生殖膈上、下筋膜，三者共同构成尿生殖膈，在男性有尿道通过，女性则有尿道和阴道通过。

（四）四肢肌

1. 上肢肌　上肢肌按部位可分为肩肌、臂肌、前臂肌和手肌。

（1）肩肌：肩肌配布于肩关节周围。肩肌主要有三角肌，此外还有冈上肌、冈下肌、小圆肌、大圆肌及肩胛下肌。

1）三角肌位于肩部，呈三角形。起自锁骨外侧1/3、肩峰和肩胛冈，肌束逐渐向外下方集中，止于肱骨三角肌粗隆。由于三角肌覆盖肱骨上端，肩关节呈圆隆状。如肩关节向下脱位或三角肌瘫痪萎缩，则可形成“方形肩”。作用：主要是使肩关节外展。前部肌束可使肩关节前屈并略旋内，后部肌束可使肩关节后伸并略旋外。

2）冈上肌位于斜方肌的深面。起自冈上窝，肌束向外，经肩峰下面，跨过肩关节上方，止于肱骨大结节上部。作用：使肩关节外展。

3）冈下肌位于冈下窝，大部分被斜方肌与三角肌遮盖。起自冈下窝，肌束向外跨过肩关节后方，止于肱骨大结节中部。作用：使肩关节旋外。

4）小圆肌位于冈下肌的下方。起自肩胛骨外侧缘的后面，肌束向外上，跨过肩关节后方，止于肱骨大结节下部。作用：使肩关节旋外。

5）大圆肌位于小圆肌的下方。起自肩胛骨下角的后面，肌束向上外，经肱三头肌长头前面，止于肱骨小结节嵴。作用：使肩关节后伸、内收和旋内。

6）肩胛下肌位于肩胛骨前面。起自肩胛下窝，肌束向上外，经肩关节前方，止于肱骨小结节。作用：使肩关节内收和旋内。

肩胛下肌、冈上肌、冈下肌和小圆肌的肌腱连成腱板，围绕肩关节囊的上方、后方和前方，并与肩关节囊融合形成肌腱袖（肩袖），对肩关节的稳定起重要作用。肩关节脱位或扭伤时，常导致肌腱袖破裂。

（2）臂肌：位于肱骨周围，可分为前群和后群。前群为屈肌，后群为伸肌。

1）前群：位于肱骨前方，有浅层的肱二头肌、上方深层的喙肱肌和下方深层的肱肌。①肱二头肌：位于臂前面的浅层。起端有长、短两头，长头以长腱起自肩胛骨关节盂的上方，穿经肩关节囊，沿结节间沟下降；短头在内侧，起自肩胛骨喙突；两头在臂中部合成一肌腹，向下延续为肌腱，经肘关节前方，止于桡骨粗隆。在肱二头肌肌腹的内、外侧各有一沟，分别称为肱二头肌内侧沟和肱二头肌外侧沟，内侧沟内有重要的血管和神经通过。作用：主要为屈肘关节。长头协助屈肩关节，并使已旋前的前臂做旋后运动。②喙肱肌：位于肱二头肌短头内后侧。起自肩胛骨喙突，止于肱骨中部的内侧。作用：使肩关节前屈和内收。③肱肌：位于肱二头肌下半部的深面。起自肱骨体下半部的前面，止于尺骨粗隆。作用：屈肘关节。

2）后群：位于肱骨后方，为肱三头肌。肱三头肌位于臂的后面。起端有3个头，长头起自肩胛骨关节盂的下方，外侧头起自肱骨后面桡神经沟的外上方，内侧头起自桡神经沟的内下方，三头合为一个肌腹，以扁腱止于尺骨鹰嘴。作用：主要是伸肘关节。长头还可使肩关节后伸。

(3)前臂肌:位于尺、桡骨周围,分为前、后两群,每群又分为浅、深两层,共20块肌。各层肌的肌腹大部分在前臂的上半部,向下形成细长的肌腱,主要运动肘关节、腕关节和手关节。

1)前群:位于前臂前面,共9块。主要为屈腕、屈指和使前臂旋前的肌,分浅、深两层。

浅层:有6块肌,自桡侧向尺侧依次为肱桡肌、旋前圆肌、桡侧腕屈肌、掌长肌、指浅屈肌和尺侧腕屈肌。①肱桡肌起自肱骨外上髁上方,止于桡骨茎突。作用:屈肘关节。②旋前圆肌起自肱骨内上髁和尺骨冠突,止于桡骨体中部外侧面。作用:使前臂旋前并屈肘。③桡侧腕屈肌起自肱骨内上髁,止于第2掌骨底前面。作用:屈及外展腕关节。④掌长肌起自肱骨内上髁,肌腹细小,向下以长腱止于掌腱膜。作用:屈腕关节,紧张掌腱膜。⑤尺侧腕屈肌起自肱骨内上髁,止于豌豆骨。作用:屈和内收腕关节。⑥指浅屈肌的上部位于上述肌的深面。该肌起自肱骨内上髁和桡、尺骨上半前面,肌纤维向下移行为4条肌腱,经腕管入手掌,在近节指骨中部分为两脚,分别止于第2~5指中节指骨体两侧。作用:屈第2~5指近侧指骨间关节和掌指关节,屈肘关节和腕关节。

深层:有3块肌,桡侧有拇长屈肌,尺侧有指深屈肌,桡、尺骨下端的前面有旋前方肌。①拇长屈肌起自桡骨上端前面,以长腱经腕管止于拇指远节指骨底前面。作用:屈拇指指骨间关节和掌指关节。②指深屈肌:起自尺骨上端前面和附近的骨间膜,肌腹向下移行为4条肌腱,经腕管入手掌,各腱穿经指浅屈肌腱两脚之间,止于第2~5指远节指骨底前面。作用:屈第2~5指指骨间关节和掌指关节,屈腕关节。③旋前方肌起自尺骨下端前面,止于桡骨下端前面。作用:使前臂旋前。

2)后群:位于前臂后面,共11块肌。主要为伸腕、伸指和使前臂旋后的肌,可分浅、深两层。

浅层:有6块肌,由桡侧向尺侧依次为桡侧腕长伸肌、桡侧腕短伸肌、指伸肌、小指伸肌、尺侧腕伸肌及在肘后部的肘肌。①桡侧腕长伸肌起自肱骨外上髁,止于第2掌骨底后面。作用:伸和外展腕关节。②桡侧腕短伸肌起自肱骨外上髁,止于第3掌骨底后面。作用:伸和外展腕关节。③指伸肌起自肱骨外上髁,肌纤维向下分为4条肌腱,经伸肌支持带深面,分别止于第2~5指中节和远节指骨底后面。作用:伸第2~5指和腕关节。④小指伸肌起自肱骨外上髁,止于小指中节和远节指骨底。作用:伸小指。⑤尺侧腕伸肌起自肱骨外上髁,止于第5掌骨底后面。作用:伸和内收腕关节。⑥肘肌呈三角形,起自肱骨外上髁,止于尺骨上1/3。作用:伸肘关节。

深层:有5块肌,由近侧向远侧依次为旋后肌、拇长展肌、拇短伸肌、拇长伸肌和示指伸肌。①旋后肌起自肱骨外上髁和尺骨上端,止于桡骨上端前面。作用:使前臂旋后。②拇长展肌起自桡骨和尺骨后面的上部,止于第1掌骨底。作用:外展拇指。③拇短伸肌起自桡骨后面，止于拇指近节指骨底。作用：伸拇指。④拇长伸肌起自尺骨后面，止于拇指远节指骨底。作用：伸拇指。⑤示指伸肌起自尺骨后面，止于示指指背腱膜。作用：伸示指。

（4）手肌：手指活动有许多肌参与，除从前臂来的长腱外，还有许多短小的手肌，这些肌都在手掌面，可分为外侧群、中间群和内侧群。

1）外侧群：在拇指侧构成一隆起，称为鱼际（大鱼际），有4块肌，分浅、深两层。浅层为外侧的拇短展肌和内侧的拇短屈肌，深层为外侧的拇对掌肌和内侧的拇收肌，其作用分别为使拇指外展、前屈、对掌和内收。拇指功能十分重要，尤其是拇对掌肌，是人类所独有的一块进化肌。

2）内侧群：在小指侧构成较小的隆起，称为小鱼际，有3块肌，分浅、深两层。浅层为内侧的小指展肌和外侧的小指短屈肌，深层为小指对掌肌，其作用分别为使小指外展、前屈和对掌。

3）中间群：位于大、小鱼际之间，共11块，分浅、深两层。浅层有4块蚓状肌；深层位于掌骨之间，包括3块骨间掌侧肌和4块骨间背侧肌。蚓状肌可屈第2～5掌指关节和伸其指骨间关节。骨间掌侧肌可使第2、第4、第5指内收（向中指靠拢），骨间背侧肌可使第2、第4指外展（离开中指），第3指左右倾斜。如果骨间掌侧肌群瘫痪，则手指夹纸无力。

2. 下肢肌　下肢肌分为髋肌、大腿肌、小腿肌和足肌。下肢肌比上肢肌粗壮强大，这与维持人体直立姿势、支持体重和行走有关。

（1）髋肌：主要起自骨盆的内面或外面，跨过髋关节，止于股骨。按其所在部位和作用，分为前、后两群。

1）前群：有髂腰肌和阔筋膜张肌。①髂腰肌由腰大肌和髂肌组成。腰大肌起自腰椎体侧面和横突，髂肌起自髂窝，两肌向下互相融合，经腹股沟韧带深面和髋关节的前内侧，止于股骨小转子。作用：使髋关节前屈和旋外；下肢固定时，可使躯干和骨盆前屈（如仰卧起坐）。②阔筋膜张肌位于大腿的前外侧。该肌起自髂前上棘，肌腹被阔筋膜（大腿深筋膜）包裹，向下移行为髂胫束，止于胫骨外侧髁。作用：可屈髋关节并紧张阔筋膜。

2）后群：又称臀肌，包括臀大肌、臀中肌、臀小肌和梨状肌等。①臀大肌位于臀部浅层，人类由于直立姿势的影响，故大而肥厚，形成特有的臀部膨隆。该肌起自髂骨翼外面和骶骨后面，肌束斜向下外，止于股骨臀肌粗隆和髂胫束。臀大肌肌束肥厚，其外上1/4深面无较大的血管和神经，故为肌内注射的常用部位。作用：伸髋关节，还可使髋关节外旋；下肢固定时，能伸直躯干，防止躯干前倾，是维持人体直立的重要肌肉。②臀中肌和臀小肌均起自髂骨翼外面，臀中肌掩盖臀小肌，两肌向下止于股骨大转子。作用：两肌均可使髋关节外展。③梨状肌位于臀中肌的下方，起自骶骨前面，向外经坐骨大孔，止于股骨大转子。梨状肌与坐骨大孔上、下缘之间各形成一间隙，分别称为梨状肌上孔和梨状肌下孔,均有血管和神经通过。作用:使髋关节外展和外旋。

(2)大腿肌:位于股骨周围,可分为前群、后群和内侧群。

1)前群:位于大腿前面,有缝匠肌和股四头肌。①缝匠肌是全身最长的肌,呈扁带状。起自髂前上棘,经大腿前面转向内下侧,止于胫骨上端内侧面。作用:屈髋关节和膝关节,并使已屈的膝关节旋内。②股四头肌是全身体积最大的肌。起始端有4个头,即股直肌、股内侧肌、股外侧肌和股中间肌。其中股直肌位于大腿前面,起自髂前下棘;股内、外侧肌分别位于股直肌的内、外侧,起自股骨粗线的内、外侧唇;股中间肌位于股直肌的深面,在股内、外侧肌之间,起自股骨体前面。4个头向下形成一个肌腱,包绕髌骨的前面和两侧缘,并向下延续为髌韧带,止于胫骨粗隆。作用:伸膝关节,其中股直肌还可屈髋关节。当屈膝关节时,叩击髌韧带可引起膝跳反射(伸小腿动作)。

2)内侧群:位于大腿内侧,有5块肌肉,其主要作用为内收髋关节,故又称内收肌群。在浅层,自外侧向内侧依次为耻骨肌、长收肌和股薄肌;中层有位于长收肌深面的短收肌;深层有大收肌。上述各肌均起自耻骨支、坐骨支和坐骨结节的前面,除股薄肌止于胫骨上端的内侧面外,其他各肌都止于股骨粗线。

3)后群:位于大腿后面,有股二头肌、半腱肌和半膜肌。①股二头肌位于大腿后面的外侧。有长、短两头,长头起自坐骨结节,短头起自股骨粗线,两头合并,止于腓骨头。②半腱肌位于股二头肌的内侧。其下部肌腱圆细而长,几乎占肌的一半,故名。起自坐骨结节,止于胫骨上端的内侧面。③半膜肌位于半腱肌的深面。其上部是扁薄的腱膜,几乎占肌的一半,故名。起自坐骨结节,止于胫骨内侧髁的后面。

大腿后群肌的作用:均可屈膝关节和伸髋关节。当屈膝关节时,股二头肌还可使膝关节旋外,半腱肌和半膜肌还可使膝关节旋内。

(3)小腿肌:位于胫、腓骨周围,分为前群、外侧群和后群。

1)前群:位于小腿前面,自胫侧向腓侧依次为胫骨前肌、长伸肌和趾长伸肌等。①胫骨前肌起自胫骨上端外侧面,止于内侧楔骨和第1跖骨底。作用:伸踝关节(足背屈)和使足内翻。②长伸肌位于胫骨前肌与趾长伸肌之间,起自胫、腓骨上端和小腿骨间膜前面,止于趾远节趾骨底背面。作用:伸趾和伸踝关节。③趾长伸肌和小腿骨间膜前面,向下分为4条肌腱,分别止于第2~5趾的中节、远节趾骨底背面。作用:伸第2~5趾和伸踝关节。

2)外侧群:有腓骨长肌和腓骨短肌,均位于腓骨外侧。①腓骨长肌起自腓骨外侧面,肌腱经外踝后方斜向前内,越过足底,止于内侧楔骨和第1跖骨底。②腓骨短肌位于腓骨长肌的深面,起自腓骨外侧面,肌腱经外踝后方,止于第5跖骨粗隆。

小腿外侧群肌的作用:屈踝关节(足跖屈)和使足外翻。

3)后群:位于小腿后面,可分为浅、深两层。①浅层:为小腿三头肌该肌强大,由腓肠肌和比目鱼肌组成。腓肠肌位于小腿后面的浅层,有内、外侧两个头,分别起自股骨内外上髁的后面；比目鱼肌位于腓肠肌的深面，起自胫、腓骨上端的后面。3 个头会合组成小腿三头肌，向下移行为一个粗大的跟腱，止于跟骨结节。作用：屈膝关节和屈踝关节；在站立时，能固定膝关节和踝关节，防止身体向前倾斜，故对维持人体直立姿势有重要作用。②深层：位于小腿三头肌的深面，主要有 3 块肌。自胫侧向腓侧依次为趾长屈肌、胫骨后肌和 长屈肌。趾长屈肌位于胫侧。起自胫骨后面，肌腱经内踝后方至足底，在足底分为 4 条肌腱，止于第 2 ~5 趾远节趾骨底。作用：屈第 2 ~5 趾和屈踝关节。长屈肌位于腓侧。起自腓骨和小腿骨间膜的后面，肌腱经内踝后方至足底，与趾长屈肌腱交叉后，止于趾远节趾骨底。作用：屈趾和屈踝关节。胫骨后肌位于趾长屈肌和长屈肌之间。起自胫、腓骨和小腿骨间膜后面，肌腱经内踝后方至足底内侧，止于足舟骨及内侧、中间和外侧楔骨。作用：屈踝关节和使足内翻。

（4）足肌可分足背肌和足底肌。

1）足背肌：位于足背，较弱小，有 2 块，即内侧的短伸肌和外侧的趾短伸肌。作用：分别为伸拇趾和伸第 2 ~4 趾。

2）足底肌：可分为内侧群、中间群和外侧群，配布情况和作用与手掌肌近似。①内侧群：相当于手的外侧群，因足趾不能对跖，故只有 3 块肌，即浅层内侧的展肌和外侧的短屈肌，两者深层为收肌。作用：分别为外展趾、屈趾以及内收趾。②外侧群：有 3 块肌，即外侧的小趾展肌和内侧的小趾短屈肌，其深面有小趾对跖肌（不恒定）。作用：分别为外展小趾、屈小趾及小趾对跖。③中间群：共 13 块，分 3 层。浅层为趾短屈肌，其表面有致密坚韧的足底腱膜；中层后方有足底方肌，前方有 4 条蚓状肌；深层有 3 块骨间足底肌和 4 块骨间背侧肌。作用：屈、内收和外展足趾。足趾的内收和外展以第 2 趾为中轴。

第三节 消化系统

消化系统包括消化管和消化腺两部分。消化管包括口腔、咽、食管、胃、小肠（十二指肠、空肠、回肠）和大肠（盲肠、阑尾、结肠、直肠和肛管）。临床上通常把从口腔到十二指肠的这一段消化管称上消化道，把空肠以下的消化管称下消化道。消化腺包括大消化腺（如大唾液腺、肝和胰等）和小消化腺（如肠腺、胃腺等）。消化系统的基本功能是消化食物，吸收营养物质，最后将食物残渣形成粪便排出体外。

随着年龄的增长，老年人消化道、消化腺的结构和功能退化，致使消化道运动功能减弱、消化液分泌减少，食物的消化、吸收功能降低，这些改变是老年人消化系统疾病发生的诱因。

一、消化管

(一)消化管的一般结构

1. 黏膜　黏膜由内向外依次为上皮、固有层和黏膜肌层。

(1)上皮:上皮的类型依部位而异。消化管的两端,如口腔、咽、食管和肛门等处为复层扁平上皮;其余部分为单层柱状上皮。

(2)固有层:固有层由结缔组织构成,富含毛细血管、毛细淋巴管、淋巴组织及小腺体。

(3)黏膜肌层:黏膜肌层为薄层的平滑肌,其收缩能改变黏膜的形状,促进血液和淋巴液流动,以及腺体分泌物的排出。

2. 黏膜下层　黏膜下层由疏松结缔组织构成。在十二指肠和食管的黏膜下层分别含有十二指肠腺和食管腺。

3. 肌层　肌层除口腔、咽、食管的上段和肛门外括约肌为骨骼肌外,其余均为平滑肌。肌层一般可分为内环、外环两层。

4. 外膜　外膜由薄层结缔组织构成者称纤维膜,如咽、食管、直肠下段等;由结缔组织及其表面的间皮共同构成者称浆膜,如胃、大部分小肠和大肠。

(二)口腔

口腔是消化管的起始部,向前借口裂与外界相通,向后经咽峡与咽交通。口腔前为上、下唇,两侧为颊,上为腭,下为口底。口腔以上、下牙弓为界,分为口腔前庭和固有口腔两部分。

1. 口唇和颊　上、下唇之间的裂隙为口裂,两侧结合处称口角。上唇外面正中有一纵行浅沟称人中,上唇两侧的浅沟为鼻唇沟,是与颊部的分界。颊构成口腔的侧壁,并构成颜面的一部分。

2. 腭　腭构成口腔的上壁,分隔鼻腔和口腔。其前2/3为硬腭,后1/3为软腭。腭后缘游离,中央有一向下的突起称腭垂,又称悬雍垂。腭垂两侧各有一对弓形皱襞,前方一对称腭舌弓,后方一对称腭咽弓。由腭垂、左右两侧的腭舌弓和舌根共同围成咽峡,是口腔与咽的分界。

3. 牙　牙镶嵌于上、下颌骨的牙槽内,是人体最坚硬的器官,具有对食物进行机械加工、协助发音的功能。

(1)牙的形态和构造:牙可分为牙冠、牙颈和牙根3部分。牙内部的腔隙称牙腔,腔内容纳神经、血管、淋巴管和结缔组织,统称牙髓。贯穿牙根的小管称牙根管,牙根尖端的小孔称根尖孔。

牙主要由牙质、牙釉质和牙骨质构成。牙质构成牙的主体,覆盖在牙冠处牙质表面呈白色而坚硬的为牙釉质;牙颈和牙根的表面则包有薄层的牙骨质。

(2)牙的分类与排列:人的一生中按换牙的萌发顺序,先后有乳牙和恒牙两套牙。乳牙20颗,恒牙28~32颗。根据牙的形态和功能,牙可分为切牙、尖牙、前磨牙和磨牙4类。

(3)牙周组织:牙周组织包括牙周膜、牙槽骨和牙龈3部分,对牙起保护、固定和支持作用。牙周膜是介于牙骨质与牙槽骨之间的致密结缔组织膜。牙槽骨即牙槽周围的骨质,属上、下颌骨的一部分。牙龈是覆盖在牙槽弓和牙颈表面的口腔黏膜,富含血管,色淡红。

4.舌　舌位于口腔底,肌性器官,表面覆盖黏膜。舌具有协助咀嚼、吞咽食物、感受味觉和辅助发音的功能。

(1)舌的形态:舌的上面称舌背,在舌背上可见开口向前的"V"形界沟,将舌分为前2/3的舌体和后1/3的舌根。舌体的前端称舌尖。舌的下面正中有一黏膜皱襞称舌系带。在舌系带根部的两侧有一对小的隆起称舌下阜,由舌下阜向后外侧延伸的黏膜隆起称舌下襞。

(2)舌黏膜:舌背黏膜上有许多小突起称舌乳头。按形态可分为4种:①丝状乳头体积最小,数量最多,具有一般感觉功能;②菌状乳头体积较大,数量较少,呈鲜红色圆点状;③轮廓乳头体积最大,7~11个,其中央隆起,周围有环行沟,分布于界沟前方;④叶状乳头在人类已退化。除丝状乳头外,其他乳头都含有味觉感受器,即味蕾,能感受甜、酸、苦、咸等味觉。

(3)舌肌:舌肌为骨骼肌,分为舌内肌和舌外肌。舌内肌的起止点均在舌内,其纤维排列呈纵、横、垂直3个方向,收缩时可改变舌的形态。舌外肌起自舌外止于舌内,其中以颏舌肌在临床上最为重要,起自下颌骨体后面的须棘,肌纤维呈扇形进入舌内,止于舌中线的两侧。两侧颏舌肌同时收缩时,舌前伸;一侧收缩使舌尖伸向对侧。若一侧瘫痪,伸舌时舌尖则偏向瘫痪侧。

5.口腔腺　口腔腺又称唾液腺,分泌唾液。它可分为大、小唾液腺两类,小唾液腺分布于口腔黏膜内,如唇腺、颊腺等;大唾液腺有3对。

(1)腮腺:腮腺是最大的一对唾液腺,略呈三角形,位于耳郭的前下方。腮腺导管自腮腺前缘穿出,在颧弓下一横指处横过咬肌的表面,穿过颊肌开口于平对上颌第2磨牙的颊黏膜。

(2)下颌下腺:下颌下腺呈卵圆形,位于下颌骨体内面的下颌下腺凹内,其导管开口于舌下阜。

(3)舌下腺:舌下腺位于舌下壁的深面。腺管分大、小2种,舌下腺大管只有1条,与下颌下腺导管共同开口于舌下阜;舌下腺小管约有10条,开口于舌下壁。

（三）咽

1. 咽的位置和形态　咽为上宽下窄、前后略扁的漏斗形肌性管道。位于第 1 ~ 6 颈椎的前方，上端起于颅底，下端达第 6 颈椎下缘移行为食管。

2. 咽的分部和结构　咽以软腭和会厌上缘为界，分为鼻咽、口咽和喉咽 3 部分。

(1) 鼻咽：鼻咽位于颅底与软腭之间，向前经鼻后孔通鼻腔。咽后上壁黏膜下有丰富的淋巴组织，称咽扁桃体。在鼻咽的两侧壁相当于下鼻甲后方 1.5 cm 处，有咽鼓管咽口，借咽鼓管通中耳鼓室。该口的前方、上方和后方有明显的半环形隆起，称咽鼓管圆枕。咽鼓管圆枕的后上方有一凹陷称咽隐窝，是鼻咽癌的好发部位。

(2) 口咽：口咽位于软腭与会厌上缘之间，向前经咽峡通口腔。在口咽的外侧壁，咽舌弓与腭咽弓之间有一凹陷称扁桃体窝，容纳颚扁桃体。

(3) 喉咽：喉咽位于喉的后方，上起会厌上缘，下至第 6 颈椎体下缘移行为食管，向前经喉口通喉腔。

（四）食管

1. 食管的位置和分部　食管上端于第 6 颈椎体下缘平面续咽，下行于脊柱前方，穿过膈的食管裂孔，约平第 11 胸椎左侧与胃的贲门相连。

根据食管的走行部位，可将其分为颈、胸、腹 3 部分。颈部较短，自起始端至胸骨颈脉切迹平面，长约 5 cm。胸部较长，自颈静脉切迹平面至食管裂孔，长 18 ~ 20 cm。腹部最短，自食管裂孔至贲门，长 1 ~ 2 cm。

2. 食管的形态和狭窄　食管为一细长的肌性管道，全长约 25 cm。食管的全长有 3 处生理性狭窄：第一处为食管的起始处，约平第 6 颈椎体的下缘，距中切牙 15 cm；第二处为食管与左主支气管交叉处，约平第 4 胸椎下缘，距中切牙约 25 cm；第三处为食管穿膈的食管裂孔处，约平第 10 胸椎体，距中切牙约 40 cm。

（五）胃

胃是消化管最膨大的部分，为囊状中空的肌性器官。胃具有容纳食物、分泌胃液、初步消化食物的功能。

1. 胃的形态和分部

(1) 胃的形态：胃有上、下两口，前、后两壁和大、小两弯。上口为贲门，接食管，下口为幽门，通十二指肠。胃小弯短而凹，朝向右上方，其最低处形成一切迹，称角切迹；胃大弯长而凸，朝向左下方。

(2) 胃的分部：胃分为贲门部、胃底、胃体和幽门部 4 部分。位于贲门附近的部分称贲门部；胃底是指贲门平面向左上方凸出的部分；胃体是胃的中间部分；位于角切迹与幽门之间的部分称幽门部，临床上常称此部为胃窦。幽门部的大弯侧有一不明显的浅沟，把幽门部又分为左侧相对膨大的幽门窦和右侧相对较细的幽门管。

2. 胃的位置　胃的位置随体位、胃的充盈度、体型及性别不同而有所变化。中等充盈的胃大部分位于左季肋区，小部分位于腹上区。贲门位于第 11 胸椎体左侧，幽门在第 1腰椎体右侧。胃的前壁右侧邻肝左叶；其左侧与膈相邻；在剑突下方的胃前壁直接与腹前壁相贴，该处是胃的触诊部位。胃的后壁与胰、左肾、左肾上腺、横结肠相邻，胃底与膈和脾等相邻。

（六）小肠

小肠为消化管中最长的一段，是消化吸收的重要部位。上起幽门，下连盲肠，全长 5 ~7 m，分为十二指肠、空肠和回肠 3 部分。

1. 十二指肠　十二指肠介于胃与空肠之间，全长约 25 cm，呈"C"字形包绕胰头。分为上部、降部、水平部和升部。

（1）上部：起自幽门，水平行向右后方，至肝门下方急转向下移行为十二指肠降部。转折处为十二指肠上曲。临床上将上部称为十二指肠球，是十二指肠溃疡好发部位。

（2）降部：垂直下行于第 1 ~3 腰椎右侧，至第 3 腰椎下缘平面弯向左侧续水平部。降部内面黏膜环状壁发达，在其后内侧壁上有一纵形皱，称十二指肠纵囊，此下端有一突起称十二指肠大乳头，是胆总管和胰管的共同开口处。部分人在大乳头稍上方可见十二指肠小乳头，是副胰管的开口之处。

（3）水平部：由第 3 腰椎右侧水平向左横行达第 3 腰椎左侧续升部。

（4）升部：最短，自第 3 腰椎左侧斜向左上方，达第 2 腰椎左侧急转向前下方，形成十二指肠空肠曲，移行为空肠。十二指肠空肠曲被十二指肠悬韧带固定于腹后壁上。

2. 空肠和回肠　空肠上端起自十二指肠空肠曲，回肠下端接续盲肠，全部由腹膜包裹，在腹腔内盘曲成肠袢。空肠和回肠均由肠系膜连于腹后壁，其活动度较大。空肠和回肠的黏膜形成许多环状壁，环状壁上有大量小肠绒毛。

（七）大肠

大肠上接回肠，止于肛门，全长 1.5 m，分为盲肠、阑尾、结肠、直肠和肛管 5 部分。主要功能为吸收水分、维生素和无机盐，并将食物残渣形成粪便排出体外。结肠和盲肠具有 3 种特征性结构：①结肠带，有 3 条，由肠壁的纵行平滑肌增厚而成，3 条结肠带汇聚于阑尾根部。②结肠袋，是由于结肠带较肠管短，使肠管形成许多向外膨出的囊状突起。③肠脂垂，为附着于结肠带两侧的许多小突起，由浆膜包裹脂肪组织而成。

1. 盲肠和阑尾

（1）盲肠：盲肠是大肠的起始部，位于右髂窝内，呈囊袋状，全长 6 ~8 cm。盲肠与回肠相接处，上、下各有一唇状黏膜皱突入盲肠，称回盲瓣。

（2）阑尾：阑尾为一呈蚓状的细管状器官，开口于盲肠的后内侧壁，末端游离，长 5 ~7 cm。阑尾的位置主要取决于盲肠的位置，阑尾根部的位置较固定，位于右髂窝内。阑尾根部的体表投影，约在脐与右髂前上棘连线的中、外 1/3 交点处，此点称麦氏点。

2. 结肠 结肠围绕在空肠和回肠周围，可分为升结肠、横结肠、降结肠和乙状结肠 4 部分。

(1)升结肠：升结肠起于盲肠，沿右侧腹后壁上升至肝右叶下方，转向左移行为横结肠，弯曲处称结肠右曲或肝曲。

(2)横结肠：横结肠起自结肠右曲，向左行至左季肋区，在脾的下方，转折向下形成结肠左曲或称脾曲。横结肠由横结肠系膜连于腹后壁，活动度大。

(3)降结肠：降结肠起自结肠左曲，在左肾外侧缘和腰方肌前面下降，至左髂嵴处移行为乙状结肠。

(4)乙状结肠：乙状结肠在左髂区内，呈“乙”字形弯曲，向下至第 3 骶椎平面移行为直肠。乙状结肠借乙状结肠系膜连于骨盆侧壁，活动度较大。

3. 直肠 直肠位于盆腔后部，长 10 ~ 14 cm，沿骶骨前面下行穿过盆膈，移行于肛管。直肠并非笔直，在矢状面上有两个弯曲，即骶曲和会阴曲，骶曲凸向后，会阴曲凸向前。临床上进行直肠或乙状结肠镜检查时须注意以上弯曲，以免损伤肠壁。

直肠的下端膨大称直肠壶腹。直肠内面有 3 个直肠横襞，其中最大出一个直肠核装位置较恒定，通常位于直肠壶腹稍上方的直肠右前壁上，距离肛门约 7 cm，可作为乙状结肠镜检查时的定位标志。

4. 肛管 肛管上接直肠，末端终于肛门，长 3 ~4 cm。肛管内面有 6 ~ 10 条纵行的黏膜皱襞称肛柱。肛柱下端借半月形黏膜皱襞相连称肛瓣。每 1 个肛瓣与相邻的 2 个肛柱下部围成开口向上的隐窝称肛窦。

通常将连结各肛柱下端和肛瓣边缘的锯齿状环形线称齿状线或肛皮线。齿状线以上的腔面被覆黏膜，齿状线以下的腔面被覆皮肤。齿状线上、下两区域动脉供应、静脉回流和神经支配等均不相同，具有重要的临床意义。齿状线的下方有一宽约 1 cm 的环状区域，称肛梳。肛梳下缘有一不甚明显的环行线称白线，是肛门内、外括约肌的分界处。

二、消化腺

(一)肝

肝是人体最大的消化腺，呈红褐色，质软而施。肝的功能极为复杂，具有分泌胆汁、参与代谢、储存糖原、解毒和吞噬防到等功能，在胚胎时期还有造血功能。

1. 肝的形态 肝略呈楔形，通常分为前后两缘、上下两面。前缘锐利，后缘圆钝。肝的上面膨凸，与膈相对应，称膈面，膈面前部借矢状位的镰状韧带分为大而厚的肝右叶和小而薄的肝左叶。膈面的后部无腹膜被覆的部分称裸区，肝的下面回陷与腹腔器邻接，称脏面，脏面有近似“H”形的沟，左纵沟的前部有肝圆韧带，后部有静脉韧带。右纵沟的前部为一容纳胆囊的浅窝，称胆囊窝，后部为腔静脉沟，有下腔静脉通过。横沟称肝门，有肝管、肝固有动脉、肝门静脉和神经淋巴管等出入，这些结构被结缔组织包绕，共同构成肝蒂。肝的脏面借“H”形的沟分为4叶，左纵沟的左侧为肝左叶，右纵沟的右侧为肝右叶，两纵沟之间在肝门前方的为方叶，后方的为尾状叶。

2. 肝的位置和毗邻　肝大部分位于右季肋区和腹上区，小部分位于左季肋区。肝的上界与膈穹窿一致，其最高点在右侧相当于右锁骨中线与第5肋的交点，左侧当于左锁骨中线与第5肋间隙的交点。肝下界即肝下缘，在右锁骨中线处与右肋弓一在腹上区位置较低，可达剑突下3~5 cm，肝的位置可随膈的运动而上下移动，平静呼吸时肝可上下移动2~3 cm，肝上面为膈。肝右叶下面，前部与结肠右曲邻接，中部近肝门处邻接十二指肠上点后部邻接右肾和右肾上腺。肝左叶下面与胃前壁相贴，后上方邻接食管腹部。

（二）胰

胰是人体第二大腺体，可分泌胰液，在消化过程中发挥重要作用；同时可分泌多种激素，参与糖代谢的调节。

1. 胰的位置　胰位于胃的后方，位置较深，在第1~2腰椎水平横贴于腹后壁。

2. 胰的形态　胰呈长条形，质软，色灰红，可分为头、体、尾3部分。胰头较膨大，被十二指肠环绕，胰体位于胰头和胰尾之间，占胰的大部分。胰尾为伸向左上方较细的部分，紧贴脾门。

在胰的实质内，有1条贯穿胰的全长、从胰尾向右行的输出管，称胰管。它与胆总管汇合成肝胰壶腹，开口于十二指肠大乳头。在胰管上方常有一条副胰管，开口于十二指肠小乳头。

3. 胰的组织结构　胰腺的表面覆盖薄层结缔组织被膜并伸入胰实质将其分隔成许多小叶。胰实质由外分泌部和内分泌部组成。

第四节　呼吸系统

呼吸系统由呼吸道和肺两部分构成。呼吸道是传送气体的管道，肺是进行气体交换的器官。呼吸系统的主要功能是进行气体交换，即不断由外界吸入新鲜的氧气，呼出体内新陈代谢产生的二氧化碳。

一、呼吸道

呼吸道包括鼻、咽、喉、气管、主支气管及肺内各支气管。临床上把鼻、咽、喉称上呼吸道，把气管、主支气管及肺内各支气管称下呼吸道。

(一)鼻

鼻既是呼吸道的起始部,又是嗅觉器官,并辅助发音。鼻可分为外鼻、鼻腔和鼻旁窦3部分。

1. 外鼻　外鼻以鼻骨和鼻软骨为支架,外面被覆皮肤和少量皮下组织。外鼻上端狭窄,位于两眼之间的部分称鼻根,鼻根向下移行为鼻背,鼻背的末端游离而隆起称鼻尖,鼻尖两侧的弧形隆起部称鼻翼。外鼻下端有一对鼻孔,是气体进出呼吸道的门户。

2. 鼻腔　鼻腔以骨和软骨为基础,表面衬以黏膜和皮肤。鼻腔被鼻中隔分为左、右两腔,前方经鼻孔通外界,后方经鼻后孔通鼻咽。每侧鼻腔以鼻阈为界分为鼻前庭和固有鼻腔两部分。

(1)鼻前庭:鼻前庭位于鼻腔的前下部,大致为鼻翼所遮盖的部分,内衬皮肤,生有鼻毛,可过滤空气和阻挡异物。鼻前庭的皮肤含有许多毛囊、皮脂腺,是疖肿的好发部位。

(2)固有鼻腔:固有鼻腔位于鼻腔的后上部,是鼻腔的主要部分,由骨性鼻腔内衬黏膜构成。内侧壁为鼻中隔,由筛骨垂直板、犁骨和鼻中隔软骨等覆以黏膜构成;外侧壁有3个鼻甲,由上而下依次为上鼻甲、中鼻甲和下鼻甲,各鼻甲下方的间隙分别称上鼻道、中鼻道和下鼻道。上鼻甲后上方的凹陷称蝶筛隐窝。

固有鼻腔的黏膜根据结构和功能分为嗅区和呼吸区两部分。嗅区位于上鼻甲内侧面以上及与其相对应的鼻中隔黏膜,活体呈淡黄或苍白色,内含嗅细胞,具存嗅觉功能。呼吸区位于除嗅区以外的部分,活体呈淡红色,富含血管、混合腺和纤毛,对吸入的空气有加温、加湿和净化作用。鼻中隔前下部的黏膜较薄,含丰富的毛细血管网,是鼻出血的好发部位,临床上称易出血区。

3. 鼻旁窦　鼻旁窦又称副鼻窦,由鼻腔周围含气颅骨空腔内衬黏膜构成,能调节吸入空气的温度、湿度,对发音起共鸣作用。

鼻旁窦共4对,即额窦、筛窦、蝶窦和上颌窦,分别位于同名的颅骨内。额窦、上颌窦和筛窦的前群、中群开口于中鼻道;筛窦的后群开口于上鼻道;蝶窦开口于蝶筛隐窝。其中上颌窦是鼻旁窦中最大的一对。

二、咽

见本章消化系统相关内容。

三、喉

喉既是呼吸的管道,又是发音的器官。

(一)喉的位置

喉位于颈前部正中,上端借甲状舌骨膜与舌骨相连,向下接气管。成人的喉相当于第5颈椎的高度,老年人喉的位置则较青年人低。喉前面被舌骨下肌群覆盖,后面紧邻喉咽部,两侧为颈部的大血管、神经及甲状腺侧叶。喉的活动度较大,可随吞咽或发音而上下移动。

(二)喉的结构

喉以喉软骨为支架,借关节、韧带和肌肉连结而成,内面衬以黏膜。

1. 喉软骨　喉软骨包括不成对甲状软骨、环状软骨、会厌软骨和成对杓状软骨。

(1)甲状软骨:是喉软骨中最大的一块,构成喉的前外侧壁,由两块甲状软骨愈合而成。两板的前缘在中线处相互融合构成前脚,其上端向前突出称喉结,两板的后缘游离,向上、下各伸出一对突起,分别称上角和下角。甲状软骨上角借韧带与舌骨大角相连,下角的内侧面与环状软骨构成环甲关节。

(2)环状软骨:位于甲状软骨下方,形似指环,前部低平称环状软骨弓,平对第6颈椎,是颈部重要的体表标志。后部高而宽阔称环状软骨板。环状软骨是呼吸道中唯一完整的软骨环,对保持呼吸道通畅有重要作用。

(3)会厌软骨:形似树叶,上宽下窄。上端游离,下端连于甲状软骨内面。会厌软骨外覆黏膜构成会厌。当吞咽时,喉上提,会厌盖住喉口,防止食物误入喉腔。

(4)杓状软骨:位于环状软骨后缘的上方,左右各一,呈三棱锥体形,可分尖、底和二突。底向前伸出的突起称声带突,有声韧带附着;底向外侧伸出的突起称肌突,有喉肌附着。

2. 喉的连结　喉的连结包括喉软骨之间及喉与舌骨、气管间的连结。

(1)环甲关节:由甲状软骨下角和环状软骨两侧的关节面构成。甲状软骨在冠状轴上可做前倾和复位运动,使声带紧张或松弛。

(2)环杓关节:由环状软骨板上缘的关节面与杓状软骨底构成。杓状软骨沿此关节的垂直轴做旋转运动,使声门缩小或开大。

(3)弹性圆锥:为弹性纤维组成的膜状结构,起自甲状软骨前角的后面,向下向后止于环状软骨上缘及杓状软骨声带突。此膜上缘游离增厚,张于甲状软骨后面与声带突之间,称声韧带,是构成声带的基础。弹性圆锥前份,即环甲膜中部弹性纤维增厚,称环甲正中韧带,体表易于触及,急性喉头阻塞时,为抢救患者生命可在此进行穿刺,以建立暂时的通气道。

3. 喉肌　喉肌为骨骼肌,是发音的动力器官。附着于喉软骨的表面,具有紧张或松弛声带、缩小或开大声门裂等作用。主要有环甲肌、环杓后肌、甲杓肌等。

4. 喉腔　喉的内腔称喉腔,向上经喉口通喉咽,向下通气管。喉腔的上口称喉口,喉腔中部两侧壁有上、下两对黏膜皱襞,上方的一对称前庭襞,下方的一对称声襞。两侧前庭襞之间的裂隙称前庭裂;两侧声襞之间的裂隙称声门裂,是喉腔最狭窄的部位。喉腔借前庭襞和声襞分为喉前庭、喉中间腔和声门下腔3部分。喉中间腔向侧方突出的隐窝称喉室。声门下腔黏膜下组织较疏松，炎症时易发生水肿，婴幼儿喉腔较小，水肿时更易引起阻塞，造成呼吸困难。

四、气管和主支气管

（一）气管

气管位于食管前方，上端在平对第6颈椎下缘处接环状软骨，向下达胸骨角平面（平对第4胸椎体下缘）分为左、右主支气管，分叉处称气管，在气管杈偏左侧内面有向上呈半月状的纵嵴，称气管隆嵴，是支气管镜检查的定位标志。

根据气管的行程和位置，可分为颈部和胸部。颈部短而表浅，在颈静脉切迹处可触及。在第2～4气管软骨环的前面有甲状腺峡横过，两侧有甲状腺侧叶及颈部的大血管、神经。急性喉阻塞时常在第3～5气管软骨环处进行气管切开术。胸部狭长，位于胸腔内。

（二）主支气管

主支气管左、右各一，自气管发出后，行向外下，分别经左、右肺门入肺。左主支气管细长，走行较水平；右主支气管较粗短，走行较垂直，近似气管的直接延续，所以气管内异物容易坠入右主支气管。

（三）气管与主支气管的组织结构

气管与主支气管的组织结构大致相同，管壁自内向外由黏膜、黏膜下层和外膜构成。

1. 黏膜　黏膜由上皮和固有层构成。上皮为假复层纤毛柱状上皮，上皮内有大量的杯状细胞，固有层由结缔组织构成，内含有弹性纤维、小血管、腺导管和淋巴组织。

2. 黏膜下层　黏膜下层由疏松结缔组织构成，内有血管、淋巴管、神经及较多的混合腺。

3. 外膜　外膜由“C”形透明软骨和疏松结缔组织构成，软骨后面的缺口处，有横行的平滑肌束和结缔组织。

五、肺

（一）肺的位置和形态

肺分左肺和右肺，左肺是2个肺叶，右肺是3个肺叶，位于胸腔内、纵隔的两侧，膈的上方。右肺因肝的影响而位置较高，外形粗短；左肺因心的影响位置偏左而较窄长。

肺形似半圆锥体，具有一尖、一底、两面和三缘。肺尖钝圆，经胸廓上口突至颈根部，高出锁骨内侧1/3上方2～3 cm。肺底位于膈的上方，与膈穹隆相一致，向上凸，故又称膈面。外侧面较隆凸，紧邻肋和肋间肌，又称肋面；内侧面邻贴纵隔，又称纵隔面，此面中部凹陷称肺门，是主支气管、肺动脉、肺静脉、神经和淋巴管等出入的部位，这些出入肺门的结构被结缔组织包绕在一起，统称肺根。肺的前缘和下缘较薄锐，左肺前缘的下部有左肺心切迹。肺后缘圆钝，位于脊柱两侧。

肺被叶间裂分成数叶。左肺被自后上斜向前下的斜裂分为上、下两叶；右肺除有与左肺相应的斜裂外，还有一条与斜裂相交的水平裂，它们将右肺分为上、中、下 3 叶。

（二）肺段支气管和支气管肺段

左、右主支气管在肺门处分为肺叶支气管进入相应肺叶。各肺叶支气管再分出数支肺段支气管。肺段支气管在肺内反复分支，形成树枝状，称支气管树。每一肺段支气管及其分支和它所属的肺组织，构成一个支气管肺段，简称肺段。肺段呈锥体形，尖向肺门，底向肺表面。临床上常以肺段为单位进行定位诊断及肺切除术。

（三）肺的组织结构

肺组织分为肺实质和肺间质两部分。肺实质即肺内支气管的各级分支和其末端膨大的肺泡，肺间质是指肺内的结缔组织、血管、淋巴管和神经等。肺叶支气管入肺后分为肺段支气管，肺段支气管又逐级分支，管径越来越细，管径小于 1 mm 时称细支气管。细支气管继续分支，管径小于 0.5 mm 时称终末细支气管，终末细支气管再分支，直至肺泡。每条细支气管连同它的各级分支和所属的肺泡构成一个肺小叶。

肺实质根据其功能、部位不同又可分为导气部和呼吸部。

1. 导气部　导气部是肺内传送气体的管道，包括终末细支气管以上的所有肺叶支气管的分支。

导气部各级支气管管壁的组织结构与主支气管基本相似，但随着分支的变细，管径变小，管壁变薄，其微细结构也发生了移行性变化。三层之间分界不明显，结构趋于简单。变化的主要特点是：①黏膜上皮由假复层纤毛柱状上皮逐渐变为单层纤毛柱状上皮或单层柱状上皮，杯状细胞逐渐减少直至消失；②黏膜下层腺体逐渐减少，最后消失；③外膜中的软骨环逐渐变为软骨碎片，并逐渐减少，直至消失；④平滑肌相对增多，至终末细支气管，上皮已移行为单层柱状上皮，杯状细胞、腺体和软骨均消失，平滑肌已成为完整的环形层。

2. 呼吸部　呼吸部是进行气体交换的部分，包括呼吸性细支气管、肺泡管、肺泡囊和肺泡。

（1）呼吸性细支气管：呼吸性细支气管是终末细支气管的分支，管壁为单层立方上皮，周围有少量结缔组织和平滑肌。管壁上有少数肺泡的开口，管壁不完整。

（2）肺泡管：肺泡管是呼吸性细支气管的分支，管壁连有许多肺泡。

（3）肺泡囊：肺泡囊为若干肺泡共同开口而形成的囊腔。

（4）肺泡：肺泡呈大小不一的囊泡状，开口于肺泡囊、肺泡管和呼吸性细支气管，是进行气体交换的部位。肺泡壁极薄,由肺泡上皮和基膜构成。

1)肺泡上皮:肺泡上皮为单层上皮,由两种类型的细胞构成。①Ⅰ型肺泡细胞,为扁平形细胞,数量多,构成广阔的气体交换面;②Ⅱ型肺泡细胞,呈立方形,数量少,夹在Ⅰ型肺泡细胞之间。

2)肺泡膈:相邻肺泡之间的薄层结缔组织称肺泡膈,内含有密集的毛细血管网、大量的弹性纤维和散在的肺巨噬细胞等。弹性纤维有助于保持肺泡的弹性,使吸气时扩大的肺泡在呼气时有良好的回缩力。肺巨噬细胞能吞噬吸入的灰尘、病原体、异物及渗出的红细胞。

3)肺泡孔:是相邻肺泡之间气体流通的孔道。肺泡孔可均衡肺泡间气体的含量,但肺部感染时,也是炎症扩散的渠道。

4)气-血屏障:肺泡内气体与毛细血管内气体分子交换所通过的结构,称气-血屏障,又称呼吸膜。此屏障由肺泡表面液体层、Ⅰ型肺泡上皮与基膜、薄层结缔组织、毛细血管基膜与内皮构成。

第五节　泌尿系统

泌尿系统由肾、输尿管、膀胱和尿道组成。其功能为排出在新陈代谢过程中所产生的代谢废物(如尿素、尿酸等),以及多余的水分和某些无机盐等,对维持机体水盐代谢、酸碱平衡和内环境的相对稳定具有重要的作用,肾形成的尿液,经输尿管流入膀胱暂时储存,当尿液达到一定量时,再经尿道排出体外。如果肾脏疾病引起肾功能障碍,导致代谢废物蓄积于体内,破坏机体内环境的相对稳定,就会影响新陈代谢的正常进行,严重时可造成肾衰竭,出现尿毒症,甚至危及生命。

一、肾

(一)肾的形态

肾是成对的红褐色实质性器官,形似蚕豆,质软而光滑。肾可分为上、下两端,前、后两面和内、外侧两缘。上端宽而薄,下端窄而厚。前面较隆凸,朝向前外侧;后面较平坦,紧贴膈和腹后壁。外侧缘隆凸,内侧缘中部凹陷,是肾动脉、肾静脉、肾盂、淋巴管和神经出入肾的部位,称肾门。出入肾门的结构被结缔组织包裹在一起,合称肾蒂。右侧肾蒂较左侧短,故临床上右肾手术较左肾手术难度大。肾门向肾内凹陷并扩大所形成的腔隙称肾窦,窦内容纳肾动脉的分支、肾静脉的属支、肾大盏、肾小盏、肾盂、神经、淋巴管和脂肪组织等。

（二）肾的位置与毗邻

正常成年人的肾位于腹膜后方脊柱的两侧，紧贴腹后壁的上部，属于腹膜外围器官。左肾上端平第11胸椎体下缘，下端平第2腰椎体下缘，第12肋斜过其后面中部；右肾因受肝的影响比左肾约低半个椎体的高度，上端平第12胸椎体上缘，下端平第3腰椎体上缘，第12肋斜过其后面上部。肾门约平第1腰椎体，距正中线平均约7.2 cm。肾门在腹后壁的体表投影位于竖脊肌外侧缘与第12肋下缘所形成的夹角内，临床上称此区为肾区（肋脊角）。肾患某些疾病时，叩击和按压该区常可引起疼痛。

肾后上1/3借膈与肋膈隐窝相邻，肾后下2/3与腰大肌、腰方肌和腹横肌相邻。左、右肾前面的毗邻器官各不相同：右肾邻十二指肠、肝右叶和结肠右曲；左肾邻胃、胰、空肠、脾和结肠左曲。两肾上端均紧邻肾上腺。

（三）肾的被膜

1.纤维囊　纤维囊为贴附于肾表面的致密结缔组织薄膜，质坚韧，内含少量弹力纤维。在正常状态下，纤维囊与肾连结疏松，易于剥离。但在病理情况下，则可与肾实质粘连，不易剥离。

2.脂肪囊　脂肪囊是位于纤维囊外周的脂肪组织层，其对肾起“弹性垫”样的保护作用。临床上做肾囊封闭，即是将药物注入此囊内。

3.肾筋膜　肾筋膜位于脂肪囊的外面，分前、后两层包裹肾和肾上腺。在肾腺的上方和肾的外侧缘处，前、后两层相互融合；在肾的下方两层分开，其间有输尿管通过；在肾的内侧，两侧前层于腹主动脉和下腔静脉的前面相互移行，后层与腰大肌膜相融合。肾筋膜向深部发出许多结缔组织小束，穿过脂肪囊连于纤维囊，对肾起固定作用。

肾的位置主要有赖于肾被膜的固定。此外，肾血管、腹膜、腹内压及邻近器官对肾也有固定作用。当上述固定装置不健全时，则可引起肾移位，形成肾下垂或游走肾。

（四）肾的剖面结构

在肾的冠状切面上，可将肾实质分为肾皮质和肾髓质两部分。

1.肾皮质　肾皮质主要位于肾实质的浅部，富含血管。新鲜标本呈红褐色，肉眼可见密布的红色点状颗粒为肾小体。肾皮质主要由肾小体和肾小管组成。肾皮质深入肾髓质的部分称肾柱。

2.肾髓质　肾髓质位于肾实质的深部，呈淡红色，血管较少。肾髓质主要由15～20个肾椎体组成。肾锥体呈圆锥形，其基底部朝向皮质，尖端圆钝，朝向肾窦，称肾乳头。肾乳头上有乳头孔，肾生成的尿液经乳头孔流入肾小盏内。

在肾窦内有7～8个呈漏斗状的肾小盏包绕肾乳头。2～3个肾小盏合成一个肾大盏。每肾有2～3个肾大盏，最后汇合成一个呈漏斗状的肾盂。肾盂出肾门后，弯行向下，逐渐变细移行为输尿管。

(五)肾的组织结构

肾实质主要由大量泌尿小管构成,其间的少量结缔组织、血管、淋巴管和神经等构成肾间质。泌尿小管是形成尿的结构,由肾单位和集合小管两部分组成。

1. 肾单位　肾单位是肾结构与功能的基本单位,每侧肾约有100万～150万个肾单位。肾单位由肾小体和肾小管构成。

(1)肾小体:肾小体形似球形,又称肾小球,由血管球和肾小囊组成。肾小体有血管出入的一端称血管极,此处有两条微动脉出入,一条为短而粗的入球微动脉,另一条为细而长的出球微动脉;与血管极相对的端称尿极,与近端小管相连。

1)血管球:是连结入球微动脉和出球微动脉之间的一团盘曲成球状的毛细血管。在电镜下,毛细血管壁由内皮及外面的基膜构成,内皮细胞有许多小孔,小孔外多无隔膜,故通透性较大,有利于血液中的小分子物质滤出。

2)肾小囊:是肾小管起始部膨大并凹陷形成的杯状双层囊。肾小囊分脏层、壁层两层,两层之间的腔隙称肾小囊腔。肾小囊壁层由单层扁平上皮构成,与近端小管上皮相续;脏层由多突起的足细胞构成。足细胞胞体较大,从胞体伸出数个大的初级突起,每个初级突起又发出许多指状的次级突起,相邻的次级突起间相互嵌合,形似栅栏,紧贴于毛细血管基膜的外面。

毛细血管的有孔内皮细胞、基膜和裂孔膜,这3层结构合称滤过膜,亦称滤过屏障。当血液流经血管球毛细血管时,血浆内的水、无机盐等小分子物质均能通过滤过膜进入肾小囊腔,而血细胞及大分子蛋白质等物质则不能通过。滤入肾小囊腔的滤液称原尿。若滤过膜受损,则大分子物质,如蛋白质,甚至红细胞亦可滤出,形成蛋白尿或血尿。

(2)肾小管:肾小管是由单层上皮细胞围成的小管。根据形态结构、位置和功能的不同,肾小管可分为近端小管、细段和远端小管。近端小管与肾小囊相连,远端小管与集合小管相续。

1)近端小管:是肾小管中最长、最粗的一段,可分为曲部和直部两段。近端小管主要位于皮质内,起于肾小体尿极,盘曲走行于肾小体周围,然后直行入髓质,管腔突然变细,移行为细段。近端小管管腔小而不规则,管壁上皮细胞呈单层立方形或锥体形,细胞界限不清。细胞游离面有排列整齐的刷状缘。刷状缘即微绒毛,它扩大了上皮游离面的表面积,有利于近曲小管的重吸收。近端小管的主要功能是重吸收。

2)细段:位于肾锥体内,连结于近端小管直部与远端小管直部之间,管径最细,管壁薄,由单层扁平上皮构成,有利于水和电解质通过。

3)远端小管:由细段返折上行变粗而成,可分为直部和曲部两部分。远端小管先在髓质内直行,然后进入皮质盘曲于肾小体周围,末端汇入集合管。远端小管管腔较大而规则,管壁上皮细胞为单层立方形,细胞界限清晰,游离面无刷状缘。远端小管的功能是重吸收水和钠离子,并向管腔中分泌钾离子、氢离子和氨,这对维持体液的酸碱平衡有重要作用。近端小管直部、细段和远端小管直部共同构成的"U"形结构称肾单位袢或髓袢，其主要功能是减缓原尿在肾小管内的流速，吸收原尿中的水和部分无机盐，并参与尿液的浓缩和稀释。

2. 集合小管　集合小管包括弓形集合小管、直集合小管和乳头管 3 段，各段之间无明显分界。集合小管由肾皮质行向肾髓质的过程中，管径由细变粗，管壁上皮由单层立方上皮逐渐变为单层柱状上皮。集合小管也有重吸收水、钠离子和排出钾离子的功能。

3. 球旁复合体　球旁复合体也称肾小球旁器，主要由球旁细胞、致密斑等组成。

(1)球旁细胞：球旁细胞是入球微动脉在近血管极处，管壁中膜的平滑肌细胞特化而成的上皮样细胞。细胞能分泌肾素，肾素为一种蛋白水解酶，有收缩血管、升高血压等作用。

(2)致密斑：致密斑是由远曲小管近血管极一侧的管壁上皮细胞特化成的椭圆形结构。致密斑是一种离子感受器，能感受远端小管滤液内钠离子浓度的变化。

二、输尿管

(一)输尿管的位置和分段

输尿管是一对细长的肌性管道，附于腹后壁，腹膜的后方，为腹膜后位器官。起于肾盂末端，终于膀胱，全长 25 ~ 30 cm。输尿管按位置和行程可分为腹段、盆段和壁内段 3 部分。

1. 腹段　输尿管腹段在腹后壁沿腰大肌前面下降，至小骨盆入口处，左输尿管跨过左髂总动脉末端的前方，右输尿管跨过右髂外动脉起始部的前方，进入盆腔移行为盆段。

2. 盆段　输尿管盆段自小骨盆入口处，沿盆腔侧壁向后下，约在坐骨棘水平转向前内侧达膀胱底，斜穿膀胱壁，移行为壁内段。男性输尿管在膀胱底与输精管交叉，女性输尿管在子宫颈外侧约 2.5 cm 处绕子宫动脉后下方前行。故在行子宫切除术结扎子宫动脉时，应注意输尿管与子宫动脉的位置关系，以免误扎输尿管。

3. 壁内段　输尿管壁内段为斜穿膀胱壁的部分，以输尿管口开口于膀胱内面。当膀胱充盈时，膀胱内压力增高，压迫壁内段，使管腔闭合，以防止尿液逆流入输尿管。

(二)输尿管的狭窄

输尿管全长有 3 处生理性狭窄：第一处狭窄位于肾盂与输尿管移行处，第二处狭窄位于小骨盆上口并与路血管交叉处，第三处狭窄在穿膀胱壁处。这些狭窄是输尿管结石易滞留的部位。当结石在狭窄处滞留或嵌顿而阻塞输尿管时，可引起剧烈疼痛。

三、膀胱与尿道

膀胱为储存尿液的囊状肌性器官。膀胱的大小、形态、位置及壁的厚薄随尿液的充盈程度而异。

(一)膀胱

1. 膀胱的形态　膀胱充盈时呈卵圆形,空虚时则呈三棱锥体形,可分为膀胱尖、膀胱底、膀胱体、膀胱颈 4 部分。膀胱尖细小,朝向前上方;膀胱底近似三角形,朝向后下方;膀胱尖与膀胱底之间的部分为膀胱体;膀胱的最下部称膀胱颈,以尿道内口与尿道相接。

2. 膀胱的位置和毗邻　成人的膀胱位于盆腔的前部。其前方为耻骨联合;后方在男性毗邻精囊、输精管壶腹和直肠,在女性毗邻子宫和阴道;膀胱的下方,在男性邻接前列腺,女性毗邻尿生殖膈,膀胱上面有腹膜覆盖。

膀胱空虚时,膀胱尖一般不超过耻骨联合上缘;充盈时,膀胱尖高出耻骨联合上缘,其上面的腹膜转折部也随之上移,使膀胱前下壁直接与腹前壁相贴,此时,在耻骨联合上方行膀胱穿刺术,不伤及腹膜。老年人因盆底肌松弛,故膀胱的位置更低。

3. 膀胱壁的组织结构　膀胱壁分 3 层,由内向外依次为膀胱黏膜、膀胱肌层和膀胱外膜。

(1)膀胱黏膜:黏膜由上皮和固有层构成。当膀胱空虚时,黏膜形成许多皱襞,充盈时则消失。在膀胱底部的内面,两侧输尿管口与尿道内口之间的三角形区域,由于此区缺少固有层,黏膜上皮直接与肌层紧密相连,无论膀胱处于空虚或充盈,黏膜均平滑无皱襞,称膀胱三角,是肿瘤和结核的好发部位。两侧输尿管口之间的弧形皱襞,称输尿管间襞,呈苍白色。在膀胱镜检查时,此襞可作为寻找输尿管口的标志。

(2)膀胱肌层:肌层属于平滑肌,分为内纵、中环、外纵 3 层,这 3 层肌束相互交错,共同构成膀胱逼尿肌。在尿道内口处,环形肌层增厚形成膀胱括约肌(或尿道内括约肌)。老年人膀胱肌萎缩,肌层变薄,纤维组织增生,使膀胱括约肌收缩无力,膀胱缩小,膀胱容量减少。故老年人容易出现尿外溢,残余尿增多,尿频、夜尿量增多等。

(3)膀胱外膜:外膜除膀胱上面覆以浆膜(腹膜)外,其余部分的外膜均为纤维膜。

(二)尿道

尿道是膀胱与体外相通的管道。男性尿道除有排尿功能外,还兼有排精作用,故在生殖系统中叙述。

女性尿道起于膀胱的尿道内口,经阴道的前方行向前下,穿过尿生殖膈,以尿道外口开口于阴道前庭。女性尿道长 3 ~5 cm,较男性尿道宽、短、直,且尿道外口距阴道口和肛门较近,故易引起逆行性泌尿系统感染。

第六节　脉管系统

脉管系统包括心血管系统和淋巴管系统两部分,是一套连续而封闭的管道系统。心血管系统由心脏、动脉、毛细血管和静脉组成。心脏是输送血液的泵，心脏搏出的血液经动脉到毛细血管，再经静脉回流到心脏。淋巴管系统是辅助静脉回流的管道系统，由毛细淋巴管、淋巴管、淋巴干和淋巴导管组成。

脉管系统的主要功能是物质运输，即把从肺摄入的氧和消化系统吸收的营养物质运送至全身各器官、组织和细胞，同时又将其代谢产物如二氧化碳、尿酸、尿素、肌酐等运送至肺、肾、皮肤等器官排出体外，以维持机体新陈代谢的正常进行。机体分泌的激素，也通过脉管系统运送至靶器官和靶细胞，以实现体液调节。另外，脉管系统对维持人体内环境的相对稳定以及机体防御能力等均起重要作用。

一、心血管系统

心血管系统包括心、动脉、毛细血管和静脉。心是循环系统的动力器官。

在神经、体液的调节下，有节律地收缩和舒张，如同一个泵将血液从静脉吸入，由动脉射出，从而推动血液在血管内循环流动。动脉是输送血液离心的血管。动脉由心室发出，反复分支达全身各器官组织，最后移行为毛细血管。毛细血管是连于动、静脉之间呈网状的微细血管。毛细血管是血液与组织、细胞间进行物质及气体交换的场所。静脉是引导血液回心的血管。小静脉起自毛细血管，在回心的过程中不断接纳属支，汇合成中静脉、大静脉，最终注入心房。

（一）心血管系统的组成

心血管系统包括心、动脉、静脉和毛细血管。

1. 心　心是中空的肌性器官，主要由心肌构成，是心血管系统的“动力泵”，借房间隔和室间隔分为互不相通的左、右两半。每半又分为上方的心房和下方的心室，这样心脏被分成了 4 个腔，即左心房、右心房和左心室、右心室。同侧的心房和心室之间借房室口相通。心室发出动脉，心房接纳静脉。在房室口和动脉出口处均有瓣膜，顺血流开放，逆血流关闭，保证血液在心内的定向流动。

2. 动脉　动脉是引导血液出心室的血管，可分为大动脉、中动脉、小动脉及微动脉，最后移行为毛细血管。大动脉的管壁以弹性纤维为主，有较大的弹性。当心室射血时被动扩张，当心室舒张时管壁弹性回缩，促使血液不断向前流动。中、小动脉尤其是小动脉中膜平滑肌较发达，可在神经体液调节下收缩或舒张，以改变血管管腔的大小，从而影响局部血流量和血流阻力，借以维持和调节血压。

3. 静脉　静脉是引导血液回心房的血管。按其管径大小也分为大、中、小、微 4 种。微静脉由组织间隙中的毛细血管汇合而成，逐级汇合成小静脉、中静脉、大静脉，最后注入心房。静脉管壁薄，弹性小，管腔大，血液流速慢，血容量大。

4. 毛细血管　毛细血管是连结于微动脉和微静脉间的微细血管，彼此吻合成网，管径6～9 μm。毛细血管除软骨、牙釉质、角膜、晶状体、玻璃体、毛发和被覆上皮外，遍布全身各处毛细血管的管壁薄，通透性大，血流缓慢，是血液与血管外组织液进行物质交换的场所。

（二）血液循环

血液由心室射出，经动脉、毛细血管、静脉返回心房，这种周而复始循环不止的过程称血液循环。根据循环途径的不同，可分为体循环和肺循环。

1. 体循环　体循环又称大循环，血液由左心室射出，经主动脉及其分支到达全身毛细血管，血液在此与周围组织、细胞进行物质和气体交换再经各级静脉，最后通过上、下腔静脉及心的冠状窦返回右心房。体循环的特点是路程长、流经范围广，其主要功能是以含氧高和营养物质丰富的动脉血营养全身各部，并将代谢产物运回心。

2. 肺循环　肺循环又称小循环，血液由右心室射出，经肺动脉干及其分支到达肺泡毛细血管，进行气体交换后，再经肺静脉进入左心房。肺循环的特点是路程短，血液只通过肺，其主要功能是为血液加氧并排出二氧化碳。

二、淋巴系统

淋巴系统由淋巴管道、淋巴器官和淋巴组织构成。淋巴系统内流动着淋巴。

当血液流经毛细血管动脉端时，含有一定成分的液体渗出到组织间隙，形成组织液。

组织液与细胞进行物质交换后大部分经毛细血管静脉端吸收入血液，小部分进入毛细淋巴管成为淋巴。淋巴沿各级淋巴管向心流动，沿途通过若干淋巴结，最后进入静脉。淋巴系统的主要功能有：①淋巴管道作为心血管系统的辅助装置，协助静脉引流组织液；②淋巴器官和淋巴组织具有产生淋巴细胞、过滤淋巴和免疫应答的功能。

（一）淋巴管道

淋巴管道包括毛细淋巴管、淋巴管、淋巴干和淋巴导管。

1. 毛细淋巴管　毛细淋巴管以膨大的盲端起于组织间隙，彼此交织成网。毛细淋巴管一般比毛细血管略粗，管壁薄，仅由一层不连续的内皮构成，无基膜，其通透性比毛细血管大，一些大分子物质（如肿瘤细胞、细菌、异物和蛋白质等）易进入毛细淋巴管。除上皮、指（趾）甲、毛发、角膜、晶状体、牙釉质、软骨、脊髓和脑等外，毛细淋巴管遍布于全身各处。

2. 淋巴管　淋巴管由毛细淋巴管汇合而成。结构与静脉相似，管壁薄，瓣膜多。淋巴管在回心过程中，通常要穿过一个或多个淋巴结。淋巴管分浅、深两种。浅淋巴管位于皮下，多与浅静脉伴行，深淋巴管多与深部血管伴行。淋巴管之间有丰富的吻合。

3. 淋巴干　淋巴管穿经一系列淋巴结，由最后一群淋巴结的输出管汇合成淋巴干。淋巴干共有9条，分别是左、右颈干，左、右锁骨下干，左、右支气管纵隔干，左、右腰干，一条肠干。

4. 淋巴导管　全身9条淋巴干汇合成2条淋巴导管，即胸导管和右淋巴导管，分别注入左、右静脉角。

胸导管是全身最粗大的淋巴管，长30～40 cm，由左、右腰干和单一的肠干在第1腰椎体前方汇合而成，汇合处膨大，称乳池。胸导管穿的主动脉裂孔进入胸腔，沿脊柱前方上行，到第5胸椎高度向左上斜行，出胸廓上口至颈根部，呈弓状向前下弯曲，注入左静脉角。在注入前收纳左颈干、左锁骨下干和左支气管纵隔干。胸导管收集左侧上半身和下半身的淋巴。

右淋巴导管位于右颈根部，负责收集右侧上半身的淋巴。它为一短干，长约1.5 cm，由右颈干、右锁骨下干和右支气管纵隔干汇合而成，注入右静脉角。

（二）淋巴组织

淋巴组织以网状细胞和网状纤维为支架，网眼中充满大量淋巴细胞及一些浆细胞、巨噬细胞和肥大细胞等。其主要存在于与外界相通的空腔脏器（如消化、呼吸、泌尿和生殖管道）的黏膜内和皮肤等处，也是构成淋巴器官的主要成分。淋巴组织可分为弥散淋巴组织、淋巴小结和淋巴索3种。

（三）淋巴器官

淋巴器官是以淋巴组织为主要成分构成的器官，具有免疫功能，又称免疫器官，包括淋巴结、脾、胸腺等。

1. 淋巴结　淋巴结为大小不等的圆形或椭圆形小体，灰红色。

一侧隆凸，有数条输入淋巴管进入；另一侧凹陷，称淋巴结门，有数条输出淋巴管、神经和血管出入。由于淋巴管的行程中要经过一系列的淋巴结，故一个淋巴结的输出管又是另一淋巴结的输入管。淋巴结数目较多，常成群分布，亦有浅、深之分，多数沿血管周围配布，位于身体较隐蔽的位置，如关节的屈侧或腋窝、腘窝等。在内脏多位于门的附近，如肺门淋巴结等。

淋巴结表面有由薄层致密结缔组织构成的被膜，被膜结缔组织伸入淋巴结内形成小梁，小梁在淋巴结内分支并互相连结成网，构成淋巴结的支架。淋巴结的实质分为浅部的皮质和深部的髓质。

淋巴结的主要功能是：①滤过淋巴，当淋巴流经淋巴结时，淋巴窦内的巨噬细胞可将淋巴内的细菌、病毒等异物及时吞噬和清除，起到滤过淋巴的作用；②参与免疫应答，当遇抗原刺激后，淋巴结内的巨噬细胞、浆细胞、T淋巴细胞和B淋巴细胞均可参与免疫反应。

2. 脾　是人体最大的淋巴器官。位于左季肋区，第9～11肋的深面，其长轴与第10肋一致。正常情况下脾在左肋弓下不能触及。脾呈扁椭圆形，暗红色，质软而脆，受暴力打击时易破裂。

脾分上下两缘、前后两端和内外两面。内侧面又称脏面,与胃底、左肾、左肾上腺和胰尾相邻,脏面近中央处为脾门,是血管、神经等出入之处。外侧面又称膈面,与膈相贴。上缘较锐,前部有 2 ~3 个凹陷,称脾切迹,是脾大时触诊脾的标志。

脾的表面有由致密结缔组织构成的被膜,内含少量平滑肌,被膜外覆一层间皮。被膜的结缔组织伸入脾内形成小梁,小梁互相连结成网,构成脾的支架。脾的实质由淋巴组织构成,分为白髓、红髓和边缘区 3 部分。

脾的主要功能是:①滤血。血液流经脾内时,脾内的巨噬细胞可吞噬、清除血液中的异物、衰老的红细胞及血小板。②造血。胚胎时期,脾具有造血功能,出生后只能产生淋巴细胞,但脾内仍有少量造血干细胞,当机体严重失血或贫血时,脾可恢复造血功能。③储血。脾红髓内可储存约 40 mL 的血液,当机体需要时,被膜及小梁平滑肌收缩,把储存的血液挤入血液循环。④免疫反应。一旦病原体侵入机体,脾内的 T、B 淋巴细胞及巨噬细胞等可参与机体的免疫反应。

3. 胸腺　胸腺位于胸骨柄的后方,上纵隔的前部。有时可向上突到颈根部。胸腺为锥体形,可分为不对称的左、右两叶。色灰红,质柔软。幼儿时期胸腺相对较大,随着年龄的增长,胸腺继续发育增大,青春期以后,胸腺开始萎缩退化。成人胸腺多被脂肪组织代替。

胸腺既是淋巴器官又是内分泌器官。其主要功能是:①培育 T 淋巴细胞。胸腺是 T 淋巴细胞分化成熟的场所,发育成熟的 T 淋巴细胞经血液循环进入周围淋巴器官和淋巴组织。②分泌多种激素,如胸腺素和胸腺生成素,促进细胞增殖、分化与成熟。

第七节　神经系统

神经系统在人体各系统中处于主导地位。人体的每一个器官和系统虽然都有独特的结构和功能,但都是在神经系统的控制和调节下进行活动的,从而保证各器官、系统功能活动的协调和统一,同时也使机体的内、外环境保持相对的平衡。例如当人体进行剧烈的体育运动时,骨骼肌会发生强烈的收缩,呼吸和心跳会加快,这些变化都是在神经系统的调节和控制下进行的。当然,其他系统对神经系统也有重要的作用。例如当进行紧张的脑力活动时,循环系统及时向脑运送氧和营养物质并运走代谢产物,以保证脑的正常活动。

神经系统在形态和功能上是一个整体,为了叙述方便,我们把神经系统分为中枢神经系统和周围神经系统两部分。中枢神经系统包括脑和脊髓,周围神经系统包括与脑相连的 12 对脑神经和与脊髓相连腰骶膨大的 31 对脊神经。

周围神经系统根据其分布区域不同,可分为躯体神经和内脏神经。躯体神经分布于皮肤、骨、关节和骨骼肌等处，内脏神经分布于心肌、平滑肌和腺体。

躯体神经和内脏神经均含有两种纤维成分：传入纤维和传出纤维。传入纤维又称感觉纤维，它将神经冲动自感受器传向中枢神经系统；传出纤维又称运动纤维，它将神经冲动自中枢神经系统传向效应器。内脏神经中的传出纤维支配心肌、平滑肌和腺体的活动，不受人的主观意志控制，故又称自主神经。内脏运动神经又依其功能不同，分为交感神经和副交感神经。

一、中枢神经系统

（一）脊髓

脊髓位于管内，上端在枕骨大孔处与延髓相续，下端达第 1 腰椎下缘平面（新生儿可达第 3 腰椎下缘平面），全长 40 ~ 45 cm，约占椎管全长的 2/3。

脊髓呈前后稍扁的圆柱形，全长粗细不等，全长有两个膨大：颈膨大和腰骶膨大。脊髓末端变细，呈圆锥状，称脊髓圆锥。脊髓圆锥向下延续为无神经组织的细丝，称终丝，终于尾骨背面。

脊髓表面有 6 条纵行沟和裂，纵贯脊髓的全长，前面正中的深沟称前正中裂；后面正中浅沟称后正中沟；在前正中裂和后正中沟的两侧，都各有两条浅沟，分别称前外侧沟和后外侧沟。前外侧沟自上而下连有 31 对脊神经的前根，由运动纤维组成；后外侧沟自上而下连有 31 对脊神经的后根，由感觉纤维组成，每条脊神经的后根上，都有一膨大的脊神经节。

脊髓的两侧连有 31 对脊神经，通常把每对脊神经所连的一段脊髓称一个脊髓节段，因此脊髓也可分为 31 个节段，即颈髓（C）8 节、胸髓（T）12 节、腰髓（L）5 节、骶（S）5 节和尾髓（C）1 节。

在胚胎早期，脊髓与椎管的长度接近，脊神经根呈水平位伸向相应的椎间孔。自胚胎第 4 个月起，椎管的生长速度比脊髓快，因脊髓上端连脑处位置固定，脊下端逐渐上移，导致脊神经根距各自的椎间孔自上而下愈来愈远，脊神经根在椎管内自上而下逐渐斜行，腰、骶、尾部的神经根几乎垂直下行于脊髓圆锥下方，并包绕终丝，形成马尾。因为成年人在第 1 腰椎以下已无脊髓，组成的马尾又都浸泡在脑脊液中，故临床上常在第 3、4 或第 4、5 腰椎间进行腰椎穿刺术，而不致损伤脊髓。

（二）脑

脑位于颅腔内，由端脑、间脑、中脑、脑桥、延髓及小脑组成。通常把延髓、脑桥、中脑 3 部分合称脑干。

1. 脑干　脑干自上而下由中脑、脑桥和延髓 3 部分组成。中脑向上与间脑相接，延在骨大孔处续接脊髓，脑桥和延髓的背面与小脑相连。

(1)腹侧面:延髓位于脑干的最下部呈倒置的锥体形。上接脑桥,下连脊髓,其腹侧面上有与脊髓相连续的沟和裂,即前正中裂和前外侧沟。在前正中裂两侧,各有一纵行的隆起,称锥体,其内有皮质脊髓束通过,锥体下方可见锥体交叉;锥体的外侧有卵圆形隆起,称橄榄,内含下橄榄核。在锥体和橄榄之间的前外侧沟内,有舌下神经根出脑;在橄榄的后方,自上而下依次有舌咽神经迷走神经和副神经出入脑。

脑桥位于脑干的中部,其腹侧面特别突出,称脑桥基底部。基底部正中有纵行的浅沟,称基底沟。自基底沟向两侧延伸连于小脑中脚,在小脑中脚的腹侧有三叉神经出入脑;脑桥下缘借延髓脑桥沟与延髓分界,沟中有 3 对脑神经,由外向内依次是前庭蜗神经、面神经和展神经。

中脑腹侧面有一对粗大的柱状隆起,称大脑脚,由大量发自大脑皮质的下行纤维束组成。大脑脚底之间的深凹为脚间窝,有动眼神经出脑。

(2)背侧面:中脑背面有两对圆形突起,上一对为上丘,是视觉反射中枢;下一对为下丘,是听觉反射中枢。二者分别连于间脑的外侧膝状体和内侧膝状体。下丘的下部有滑车神经穿出,这是唯一一对从脑干背面发出的脑神经。中脑内的空腔称中脑水管。

延髓和脑桥的背面可见较大的菱形窝。脑桥的背面形成菱形窝的上半,其外侧壁为左右小脑上脚,延髓背侧上部形成菱形窝下半。窝的中部有横行的纹,常作为脑桥和延髓的分界线。菱形窝构成第四脑室的底。

延髓背侧下部形似脊髓,中央也有中央管,其后正中沟外侧有薄束结节和楔束结节,其深面是薄束核和楔束核。在楔束结节的外上方有隆起的小脑下脚,由进入小脑的神经纤维构成。

2. 小脑　小脑位于脑干的背侧,占据颅后窝。小脑上面平坦,下面中间部凹陷,容纳延。小脑中间缩窄的部分称小脑蚓,两侧膨隆的部分称小脑半球。半球上面有横行的深沟,称原裂;半球下面的前内侧,各有一隆起,称小脑扁桃体,小脑扁桃体紧邻枕骨大孔和延髓。小脑借小脑上脚、中脚、下脚与脑干背面相连小脑脚由进出小脑的纤维束组成。小脑是重要的运动调节中枢,其主要功能是维持身体平衡、调节肌张力和协调肌群的运动。

3. 间脑　间脑位于中脑与端脑之间,体积不到中枢神经的 2%,但结构和功能复杂,包括背侧丘脑、后丘脑、上丘脑、下丘脑和底丘脑 5 部分。人类由于大脑半球高度发展而掩盖了间脑的背面及侧面,仅腹侧下丘脑部分露于脑底。

4. 端脑　端脑又称大脑,是中枢神经系统中体积最大、结构最复杂的部分,人类端脑覆盖了间脑、中脑和小脑的大部分。

端脑被大脑纵裂分为左、右大脑半球二者在纵裂底部处借胼胝体相连。端脑与小脑之间有大脑横裂。

大脑半球表面凹凸不平,有许多深浅不等的沟,称大脑沟;沟之间的隆起部分称大脑回。每个大脑半球有3个面，即上外侧面、内侧面和下面。

大脑半球以3条大脑沟为标记，分为5个叶。3条沟是：①外侧沟。位于半球上外侧面，由前下行向后上。②中央沟，位于上外侧面，由上缘中点稍后起始，行向前下方。③顶枕沟，位于内侧面，自后上行向前下。5个叶是：①额叶，中央沟以前、外侧沟以上的部分。②顶叶，中央沟与顶枕沟之间、外侧沟以上的部分。③颞叶，外侧沟以下、枕叶之前的部分。④枕叶，指顶枕沟以后的部分。⑤岛叶，略呈三角形，藏于外侧沟的深处。

二、周围神经系统

周围神经系统是指中枢神经系统以外的神经成分，主要包括脊神经、脑神经和内脏神经。

脊神经共31对，均是混合性神经。它包括8对颈神经、12对胸神经、5对腰神经、5对骶神经和1对尾神经。第1对颈神经在寰椎与骨之间穿出椎管，第2～7对颈神经在同序数颈椎上方的椎间孔穿出椎管，第8对颈神经在第7椎下方的椎间孔穿出椎管，第1～12对胸神经和第1～5对腰神经都在同序数椎骨下方的椎间孔穿出椎管，第1～4对骶神经通过同序数骶前、后孔穿出椎管，第5对骶神经和尾神经由骶管裂孔穿出。

脑神经是与脑相连的周围神经，共12对。它们是：Ⅰ神经、Ⅱ视神经、Ⅲ动眼神经、Ⅳ滑车神经、Ⅴ三叉神经、Ⅵ展神经、Ⅶ面神经、Ⅷ前庭蜗（位听）神经、Ⅸ舌咽神经、Ⅹ迷走神经、Ⅺ副神经、Ⅻ舌下神经。

内脏神经主要分布于内脏、心血管和腺体，含有两种纤维成分，即内脏运动神经和内脏感觉神经。

第八节　生殖系统

生殖系统包括男性生殖系统和女性生殖系统。男、女性生殖系统都可分为内生殖器和外生殖器两部分。内生殖器多位于盆腔内，由生殖腺、生殖管道和附属腺体所组成；外生殖器则露于体表，为交接器官。生殖系统的功能是产生生殖细胞、分泌性激素、维持第二性征及繁殖后代。

一、男性生殖系统

男性生殖系统由内生殖器和外生殖器两部分组成。内生殖器包括生殖腺（睾丸）、生殖管道（附睾、输精管、射精管、男性尿道）、附属腺体（精囊、前列腺、尿道球腺）；外生殖器包括阴囊及阴茎。

睾丸位于阴囊内，左右各一，呈扁椭圆形，表面光滑，可分内、外侧两面，前、后两缘及上、下两端。内侧面较平坦而邻阴囊膈，外侧面较隆凸，与阴囊壁相贴；前缘游离，后缘与附睾和输精管起始段相接触，睾丸的血管、神经和淋巴管由此出入；上端被附睾头遮盖，下端游离。睾丸能产生精子、分泌男性激素。

附睾为一上粗下细的条状结构，紧贴睾丸的上端和后缘。上端膨大为附睾头，中部为附睾体，下端变细为附睾尾，附睾尾向内上弯曲移行为输精管。附睾除暂时储存精子外，其分泌物还供精子营养，并促进精子继续发育成熟。附睾为结核的好发部位。

成人输精管全长约 32 cm。管壁较厚，肌层发达，管腔细小，于活体触摸时呈圆索状。依其行程可分为 4 部分：①睾丸部位于睾丸后缘，自附睾尾至睾丸上端；②精索部自睾丸上端到腹股沟管皮下环之间，行于皮下，位置表浅，输精管结扎术常在此施行；③腹股沟部位于腹股沟管内；④盆部从腹环弯向内下，沿盆侧壁行向后下，经输尿管末端前上方至膀胱底后面达前列腺底，其末端膨大称输精管壶腹在前列腺底，输精管与精囊腺的排泄管汇合成射精管。射精管长约 1.8 cm，向前下穿前列腺实质，开口于尿道前列腺部。

精索为一对从睾丸上端至腹股沟管腹环之间的柔软的圆索状结构，表面包有精索外筋膜、提睾肌和精索内筋膜 3 层被膜，内有输精管、睾丸动脉、蔓状静脉丛，此外，还有输精管动脉、静脉、神经丛、淋巴管及鞘韧带等。

精囊为成对的椭圆形囊状腺体，位于膀胱底之后，输精管壶腹的外侧。表面凹凸不平。精囊的排泄管与输精管末端合成射精管。此腺分泌淡黄色黏稠液体，参与组成精液。

前列腺为栗子形的实质性器官，位于膀胱下方，其上端宽大称前列腺底，与膀胱颈相接，有尿道穿入；下端尖细称前列腺尖，向下与尿生殖膈相邻，尿道由此穿出。前列腺底与尖之间部分为前列腺体。后面较平坦，紧贴直肠壶腹，正中有一纵行浅沟称前列腺沟，在活体可经直肠触及，前列腺肥大时此沟消失。前列腺分泌乳白色弱碱性液体，为组成精液的主要成分之一。其排泄管开口于尿道前列腺部的后壁。

尿道球腺是一对豌豆大的球形腺体，埋于会阴深横肌内。其排泄管细长，开口于尿道球部。

精液由输精管道各部及附属腺的分泌物和大量精子组成，呈乳白色，呈弱碱性。一次排精量为 2 ~ 5 mL，含有精子为 3 亿 ~ 5 亿个。

阴囊为一皮肤囊袋，位于阴茎的后下方，皮肤薄而柔软，有少量阴毛和色素沉着。正中有一纵行的阴囊缝。阴囊壁由皮肤和肉膜组成：肉膜是阴囊的浅筋膜，缺乏脂肪组织，含有少量平滑肌纤维，可使阴囊收缩或舒张，以调节阴囊内的温度，有利于精子的发育与生存。肉膜在正中线向深部发出阴囊中膈，将阴囊分为左右两部分，各容纳一侧的睾丸和附睾。

阴茎分为头、体和根 3 部分，为男性的性交器官。后部为阴茎根，附于耻骨下支、坐骨支和尿生殖膈。中部为阴茎体，呈圆柱状，悬于耻骨联合前下方。阴茎前端膨大为阴茎头，头的尖端处有矢状位的尿道外口，头后稍细的部分称阴茎颈。阴茎主要由位于背侧的一对阴茎海绵体和位于腹侧的一条尿道海绵体组成。尿道海绵体前端膨大成阴茎头，后端膨大成尿道球，固定于尿生殖下筋膜，尿道贯穿其全长。3 个海绵体外面共同包有浅、深阴茎筋膜和皮肤。皮肤在阴茎处游离向前延伸形成双层环行皱襞，包被阴茎头称阴茎包皮。在尿道外口下方与包皮间连一皮肤皱襞包皮系带，临床上做包皮环切时应注意勿损伤此系带。

男性尿道起自膀胱的尿道内口，止于阴茎头的尿道外口。具有排尿和射精功能，全长 16～22 cm，管径平均为 5～7 mm，尿道全长可分为 3 部。

二、女性生殖系统

女性生殖系统由内生殖器和外生殖器两部分组成。内生殖器包括生殖腺（卵巢）、生殖管道（输卵管、子宫和阴道）、附属腺体（前庭大腺）；外生殖器包括女阴。

卵巢左右成对，位于髂内、外动脉分叉处的卵巢窝内。卵巢呈扁卵圆形，灰红色。分内、外侧两面，上、下两端和前、后两缘。后缘游离，前缘借卵巢系膜连于子宫阔韧带，其中部有血管、神经、淋巴管出入处称卵巢门；上端借卵巢悬韧带连于骨盆缘，下端借卵巢固有韧带连于子宫底两侧。卵巢的大小和形态随年龄增长而变化，幼儿卵巢较小，表面光滑，性成熟期卵巢最大，以后由于多次排卵，卵巢表面出现瘢痕，显得凹凸不平，35～40 岁时开始缩小，50 岁左右逐渐萎缩。卵巢具有排卵和分泌女性激素的功能。

输卵管是一对弯曲的肌性管道，长 8～12 cm，连于子宫底的两侧输卵管由内侧向外侧分为 4 部分：①子宫部为穿经子宫壁的一段，以输卵管子宫口开口于子宫腔；②输卵管峡细而直，连于子宫壁外侧，约占输卵管内侧 1/3 段，临床上在此行输卵管结扎术；③输卵管壶腹管径较粗，行程弯曲，约占输卵管全长的外侧 2/3，两性生殖细胞通常在此部相遇受精；④输卵管漏斗为输卵管外侧端的膨大部分，呈漏斗状，以输卵管腹腔口开口于腹膜腔，其游离缘有许多指状突起称输卵管伞，是手术中识别输卵管的标志。

子宫为一中空的肌性器官，是孕育胎儿的场所。

成年未产妇的子宫呈前后稍扁的倒置梨形，长 7～8 cm，宽 4～5 cm，厚 2～3 cm。子宫的形态可分为底、体、颈 3 部分，子宫底是两侧输卵管子宫口以上的圆凸部分；子宫底向下移行为子宫体；子宫下端狭窄为子宫颈，其下端伸入阴道内的部分称子宫颈阴道部，在阴道以上的部分称子宫颈阴道上部。子宫颈阴道部为宫颈癌的好发部位。子宫颈与体连结的狭细部称子宫峡，此部长约 1 cm，在妊娠末期可延长至 7～11 cm。子宫内腔较狭窄，可分上、下两部。上部由子宫底、子宫体围成子宫腔，呈前后略扁的倒置三角形，底两端通输卵管；下部位于子宫颈内，称子宫颈管，呈梭形，其上口通子宫腔，其下口通阴道，称子宫口。未产妇的子宫口呈圆形，分后呈横裂形。子宫口的前后缘分别称前唇和后唇，后唇较长，位置较高。

阴道为前后扁的肌性管道，是女性的交接器官，也是排出月经和娩出胎儿的通道。阴道的下部较窄，下端以阴道口开口于阴道前庭。阴道上端宽阔，包绕子宫颈，二者之间形成环状间隙称阴道穹窿。阴道穹窿分为前部、后部和两侧部，以后部为最深。后部与直肠子宫陷凹仅隔阴道后壁和腹膜，当该陷凹有积液或积血时，可经阴道穹窿后部进行穿刺或引流，以协助诊断和治疗。阴道前壁邻接膀胱底和尿道，后壁邻接直肠，如邻接部位损伤，可发生尿道阴道瘘或直肠阴道瘘。

前庭大腺相当于男性的尿道球腺，形如豌豆，位于阴道口的两侧，前庭球后端的后方，导管开口于阴道前庭，分泌物有润滑阴道的作用。

女性外生殖器又称女阴，包括阴阜、大阴唇、小阴唇、阴道前庭、阴蒂、前庭球。

第九节　其他系统

一、内分泌系统

内分泌系统主要是由一些具有内分泌功能的细胞构成。它在体内有 3 种存在形式：①独立组成的内分泌器官，又称内分泌腺。包括甲状腺、甲状旁腺、肾上腺、垂体、松果体、胸腺等。②位于器官内的内分泌组织。如胰腺中的胰岛卵巢中的黄体、睾丸中的间质细胞等。③散在分布的内分泌细胞。如胺前体摄取及脱羧细胞（APUD）系统细胞，分布于胃肠道、呼吸道、泌尿生殖道、中枢神经系统等处。

内分泌细胞的分泌物称激素，通过血液循环周流全身，作用于其他部位器官、组织的特定细胞；有的激素可直接作用于邻近的细胞，称旁分泌。能接受激素刺激的器官、组织或细胞分别称该激素的靶器官、靶组织或靶细胞。激素在血液循环中含量极微，但对机体的新陈代谢和生长发育等活动起着重要的促进和调节作用。在此仅介绍内分泌腺。

内分泌系统包括内分泌腺、内分泌组织和散在分布的内分泌细胞。内分泌腺有甲状腺、甲状旁腺、肾上腺、垂体、松果体、胸腺等。甲状腺位于颈前部，由左、右侧叶和峡部组成，其实质主要由甲状腺滤泡和滤泡旁细胞构成，分泌甲状腺素和降钙素。甲状旁腺多附着于甲状腺侧叶后面的纤维囊上，其实质主要由主细胞和嗜酸性细胞所构成，分泌甲状旁腺素。肾上腺位于肾的上内方，其实质由皮质和髓质构成。肾上腺皮质能分泌盐皮质激素、糖皮质激素和少量性激素；髓质分泌肾上腺素和去甲肾上腺素。垂体位于垂体窝内，主要结构为腺垂体和神经垂体。腺垂体主要分泌生长激素、催乳激素、促甲状腺激素、肾上腺皮质激素；神经垂体储存和释放下丘脑所产生的抗利尿激素和催产素。松果体位于背侧丘脑的后上方，分泌褪黑素。

二、感觉系统

感受器是机体接受内、外界各种环境刺激的结构。感受器接受刺激后将刺激转化为神经冲动，经感觉神经传入中枢神经系统，在大脑皮质感觉中枢产生相应的感觉。感受器广泛分布于全身各部。根据感受器所在的部位和接受刺激的来源不同，分一般感受器和特殊感受器两种。一般感受器由感觉神经末梢构成，广泛分布于人体各种器官和组织内，如皮肤、骨、关节、肌、内脏和心血管等器官，可含有触觉、压觉、痛觉、温度觉、本体觉等感受器；特殊感受器由感觉细胞构成，主要分布于眼、耳、舌、鼻等器官，分别含有视觉、听觉、味觉、嗅觉等感受器。

感觉器由特殊感受器及其附属结构共同构成，如视器（眼）和前庭蜗器（耳）等。皮肤具有多种功能，它与感觉功能有关。

感觉器由视器和前庭蜗器等组成。

（1）眼（视器）由眼球和眼副器组成，是感受光刺激的视觉器官。眼球由眼球壁及眼球内容物组成。眼球壁由外向内依次为眼球纤维膜、血管膜和视网膜。眼球纤维膜由前向后依次为角膜和巩膜；眼球血管膜由前向后分为虹膜、睫状体和脉络膜；视网膜由前向后分为视网膜虹膜部、睫状体部和视部。眼球内容物包括房水、晶状体和玻璃体，这些结构和角膜共同组成眼球的屈光系统。眼副器包括眼睑、结膜、泪器、眼球外肌、眶内脂肪及筋膜等，对眼球起保护、运动和支持的作用。视近物时主要由晶状体的调节增加折光力，老年人由于晶状体弹性减退，需用适宜的凸透镜矫正。近视眼球前后径过长或折光力过强，物像在视网膜之前，需配戴适宜的凹透镜；远视眼球前后径过短，物像在视网膜之后，需配戴适宜的凸透镜矫正；散光角膜曲率不一致，不能清晰成像，需配戴适宜的圆柱形透镜矫正。

（2）耳（前庭蜗器）是位觉和听觉器官，分为外耳、中耳和内耳。外耳和中耳是收集和传导声波的装置，内耳有听觉和位置觉感受器。外耳包括耳郭、外耳道和鼓膜；中耳由室、咽鼓管、乳突窦和乳突小房组成；内耳由骨迷路和膜迷路组成。其中骨迷路分为骨半规管、前庭和耳蜗，膜迷路分为膜半规管、椭圆囊和球囊、蜗管。声波传入内耳以空气传导为主。外耳与中耳的主要功能是传音并放大，耳蜗的主要功能是把由中耳传到内耳的机械振动转变为蜗神经纤维的神经冲动。

皮肤覆盖全身表面，由表皮和真皮组成。表皮位于皮肤的浅层，由角蛋白形成细胞和非角蛋白形成细胞组成；真皮位于表皮与皮下组织之间，分为乳头层和网状层。皮中有毛、皮脂腺、汗腺和指（趾）甲等皮肤附属器。皮肤具有保护、吸收、排泄、感觉、调节体温以及参与物质代谢等作用。临床上所说的体温为深部温度，常用测量部位有直肠、舌下和腋窝。体温的稳定由调定点控制产热和散热平衡来实现。发热的机制是调定点上移。

第三章 生理卫生知识

第一节 呼吸系统生理卫生知识

一、环境卫生

氧气是维持生命活动所必需的气体。没有氧气,新陈代谢就不能进行。新鲜空气中含有丰富的氧气。在居住或工作的场所,必须经常保持室内外空气的流通,排出污浊气体,换进新鲜空气,这是很重要的。因为长时间吸不到新鲜空气的人会感到精神不振,容易疲倦和头痛,尤其是空气中的灰尘含有无数的致病细菌,进入人体后,不但损害呼吸道,还会传播疾病。

为了使室内空气保持新鲜与清洁,要定时清除室内灰尘、垃圾。打扫时,先洒水后扫地。门、窗、桌、椅、家具,可用湿布擦拭,防止灰尘飞扬,睡觉时不要把头蒙在被子里,否则,因为呼吸不到新鲜空气,疲劳就不易解除。在咳嗽或打喷嚏时,要用手帕或纸巾捂住口鼻,防止通过飞沫传染疾病。痰是气管、支气管黏膜的分泌物,其中也含有从外界吸入的灰尘和微生物,所以不能随地吐痰,以免痰内的细菌在干燥后飞扬在空气中,通过呼吸侵入人体内,传播疾病。结核病患者的痰,要吐在盛有消毒液的痰盂内或者吐在废纸里烧掉;如果吞下肚里,就会感染肠结核病。

适当的运动和深呼吸,可加强肺对环境的适应能力,也是增强心肌、神经系统和血液循环的因素,所以在休息时,应该到空气新鲜的地方散步、活动,做深呼吸运动,这对身体健康有好处。深呼吸应该在空气新鲜的地方进行,背着风向;有雾的天气不宜做深呼吸,因为雾里凝聚着灰尘和水分。肺结核病患者,能不能做深呼吸,要由医生根据病情决定。

二、吸烟与健康

(一)烟草的有害物质

烟草是一种含有多种对人体有害成分的作物,燃烧冒出的烟雾是一种复杂的混合物,其中含有大量的有害物质。其中危害最大的是尼古丁、烟焦油、一氧化碳。

1. 尼古丁　尼古丁(烟碱)是一种有苦味、无色、透明的挥发性油质液体。它既是一种兴奋剂,也是一种抗焦虑药,可以使吸烟者得到一种轻松愉快的感觉。但它是危害较大的植物毒素之一,它通过口、鼻、支气管及胃的黏膜时很容易被机体吸收,产生许多作用,如四肢末梢血管收缩、心跳加快、血压上升、呼吸变快、精神状况改变(情绪稳定或精神兴奋),并促进血小板凝集,是造成心脏血管阻塞、高血压、中风等心脏血管性疾病的主要帮凶。尼古丁的最大危害还在于它的成瘾性,它的作用很迅速,吸入纸烟烟雾中的尼古丁只需 7.5 s 就可以到达大脑,是主要成瘾源。尼古丁在血浆中的半衰期为 30 min,如每天吸 1 包纸烟者,每 30 ~ 40 min 就要吸 1 支烟,以维持大脑尼古丁稳定水平,否则就会感到烦躁、不适、恶心、头痛。

2. 烟焦油　吸烟者使用的烟嘴内积存的一层棕色油腻物,即烟焦油,俗称烟油。它是一种黄色具黏性的树脂,可黏在咽部和支气管的内表面上。烟焦油中含有致癌物质和促癌物质,能直接刺激气管、支气管黏膜,使其分泌物增多、纤毛运动受抑制,造成气管支气管炎症;焦油被吸入肺后,产生酵素,使肺泡壁受损,失去弹性,膨胀、破裂,形成肺气肿;焦油黏附在咽、喉、气管,支气管黏膜表面,积存过多、时间过久可诱发细胞异常增生,形成癌症。

3. 一氧化碳　一氧化碳极易和红细胞中的血红蛋白结合形成碳氧血红蛋白,其亲和力是氧亲和力的 250 倍。吸烟者血液中的碳氧血红蛋白增多,减弱了血红蛋白的送氧能力,易造成心肌缺氧,心绞痛、心肌梗死和猝死。身体缺氧,可导致动脉粥样硬化、大脑缺氧、意识模糊、肌肉过早疲劳。

(二)吸烟与人体健康

随着科学技术的发展,人们对烟草的危害认识越来越清楚。烟草及烟雾中的大量有毒物,对人体的神经、心血管、呼吸、消化等系统造成损害,并导致或诱发多种疾病。全球每年至少有 300 万人死于和吸烟有关的疾病。

1. 吸烟致癌　烟草中含的尼古丁、亚硝胺、放射性同位素、苯等有害物质,有致癌和促癌作用,吸烟者患肺癌的发病率是不吸烟者的 30 倍,如果每日吸烟在 35 支以上,则其危险性比不吸烟者高 45 倍。吸烟者肺癌死亡率比不吸烟者高 10 ~ 13 倍。肺癌死亡人数中约 85% 由吸烟造成。另外,吸烟者喉癌的发病率为不吸烟者的 5.4 倍,口腔癌发病率为 4.1 倍,膀胱癌的发病率为 1.9 倍,胃癌的发病率为 1.4 倍,前列腺癌的发病率为 1.3 倍。临床研究和动物实验还表明,烟雾中的致癌物质还能通过胎盘影响胎儿,致使其子代的癌症发病率显著增高。

2. 吸烟对心脑血管的危害　许多研究认为,吸烟是许多心、脑血管疾病的主要危险因素,吸烟者的冠心病、高血压病、脑血管病及周围血管病的发病率均明显升高。统计资料表明,冠心病和高血压病患者中 75% 有吸烟史。冠心病发病率吸烟者较不吸烟者高 3.5 倍,冠心病病死率前者较后者高 6 倍,心肌梗死发病率前者较后者高 2 ~ 6 倍。吸烟能使血管产生痉挛性收缩，引起缺血，导致动脉硬化，引起冠心病；使血压增高、心率加快，导致心律失常等。吸烟也会使脑血管痉挛，使大脑供血不足，加之一氧化碳加重了肺部氧量的不足，易造成脑细胞功能障碍，出现头痛、失眠、头晕、感觉异常、记忆力下降等。

3. 吸烟对呼吸系统、消化系统的危害　烟中的有害物质，进入呼吸道，直接刺激黏膜管壁，破坏呼吸道“天然屏障”，造成小气管阻塞，致使肺的免疫功能下降，而导致多种疾病，如支气管炎、肺部感染、肺癌等。吸烟还导致胃肠功能紊乱，引起食欲缺乏、恶心、呕吐、腹泻或便秘，并对胃和十二指肠造成损害，诱发溃疡。据统计，患胃及十二指肠溃疡的患者中，吸烟者比不吸烟者患病率高出 10 倍。

（三）被动吸烟者

被动吸烟是指生活和工作在吸烟者周围的人们，不自觉地吸进烟雾尘粒和各种有毒物质。被动吸烟者所吸入的有害物质浓度并不比吸烟者低，吸烟者吐出的冷烟雾中，烟焦油量比吸烟者吸入的热烟雾中的多 1 倍，一氧化碳多 4 倍。

据国际性的抽样调查证实，吸烟致癌患者中的 50% 是被动吸烟者。大量流行病学调查表明，丈夫吸烟的妻子肺癌患病率为丈夫不吸烟的 1.6～3.4 倍。孕妇被动吸烟可影响胎儿的正常生长发育。有学者分析了 5 000 多名孕妇后发现，当丈夫每天吸烟 10 支以上时，其胎儿产前死亡率增加 65%；吸烟越多，死亡率越高。吸烟家庭儿童患呼吸道疾病的比不吸烟家庭多。所以，吸烟不仅危害自己健康，而且危害别人健康。

三、呼吸道传染病的预防

呼吸道传染病是指病原体从人体的鼻腔、咽喉、气管和支气管等呼吸道感染侵入而引起的有传染性的疾病。常见疾病有流行性感冒、麻疹、水痘、风疹、流行性脑脊髓膜炎、流行性腮腺炎、肺结核等。主要致病菌有病毒、细菌、支原体和衣原体等，特殊致病菌如流感病毒、麻疹病毒、脑膜炎球菌、结核分枝杆菌等。

冬春季是呼吸道传染病的高发季节，天气骤变的情况下也易发病。不同的呼吸道传染病有不同的临床表现。一般起病急，有发热症状。在冬季最容易得的病就是流感。

那么感冒和流感是一回事吗？

其实感冒和流感是两种不同的疾病。我们平时所讲的感冒，是指普通感冒，是上呼吸道感染，由多种病毒、支原体或细菌引起。一般有明显的着凉史，症状较轻微，以咽痛、咳嗽、鼻塞及流涕为主，无发热或仅有低热。流感是流感病毒引起的，一般表现为发病急，有发热、乏力、头痛及全身酸痛等明显的全身中毒症状，咳嗽、流涕等呼吸道症状轻。

呼吸道传染病的预防措施如下。

（1）勤洗手：打喷嚏、咳嗽和清洁鼻子后要用肥皂、流动水洗手；洗手前不要用手触摸脸、眼、口，改掉抠鼻子、揉眼睛的习惯；避免手上病菌侵入体内；在外不能及时洗手，可以用消毒湿巾进行双手消毒。

(2)房间的通风换气十分重要,尤其在疾病的流行季节,应尽量避免前往空气流通不畅、人口密集的公共场所。

(3)多喝水,让鼻黏膜保持湿润,能有效抵御病毒的入侵,还能增强机体的代谢功能。作息规律,劳逸结合、保持充足的睡眠与生活作息的规律,避免过度疲劳。

(4)饮食均衡,多吃含维生素C的水果、蔬菜,以及高热量、高蛋白的食物,可以增强抵抗病毒和细菌感染的能力。

(5)坚持锻炼,增强体质,可有效提高自身免疫系统的活力。注意保暖,天气的变化比较大,衣物应随着气温变化而增减。

(6)进行预防接种,预防相应的传染病。避免接触,有类似感冒发热症状,尤其是发热不退、头痛、关节痛、咳嗽,应马上进行治疗。

第二节　消化系统生理卫生知识

一、口腔健康

病从口入,嘴巴是食物进入人体的第一道防线。因此,口腔健康是人体健康的重要组成部分。

(一)口腔结构

口腔位于面颊的下部,是消化道的起始部分,为摄取、咀嚼、吞咽、食物及辅助发音的器官。其前端以唇为界,后端借咽颊与咽相通。在闭口时,口腔可分为前庭和固有口腔两个部分,口唇以内、牙齿以外叫口腔前庭,牙齿以内到咽部叫固有口腔。

口腔各个部分相互配合,共同完成其功能如下。

1. 牙齿　是口腔内的重要器官,其主要功能是咀嚼食物和辅助发音,并对保持面部正常形态有密切关系。

2. 牙龈　整个口腔表面都被口腔黏膜覆盖。在牙齿周围的黏膜叫牙龈(俗称牙肉),突出于相邻两牙之间的牙龈叫"龈乳头"。

3. 嘴唇　外面覆盖皮肤,里面衬以黏膜,中间由肌肉、血管、神经等组成。口唇分上唇和下唇,唇两端为口角。上唇正中有一纵行的浅凹,称为人中,在上1/3正中处,为人中穴,常用作治疗人事不省患者的急救穴位。唇皮肤与黏膜交界处,叫作唇缘。唇红部的血管比较接近黏膜表面,正常呈樱红色。唇红的变化常可识别某些疾病。如患贫血的患者,因血液内血色素减少,唇红部就变苍白;患肺心病而伴发循环衰竭的患者,因血液内缺少氧气，唇红部就变为青紫色。

4. 舌　由舌肌及被覆其表面的舌黏膜等构成，对咀嚼、吞咽、味觉及语言功能起重要作用。舌的上面称舌背、下面称舌腹。

5. 颊　位于口腔的两侧，由肌肉组成。外面覆盖皮肤，就是脸部。内侧为口腔黏膜。颊部肌肉间有脂肪组织，脂肪存积得多，人的面部就显得丰满；脂肪存积得少，面部就显得干瘪瘦小。

6. 腭　俗称“天花板”。前期2/3在黏膜下的是骨板，所以叫作硬腭；后部1/3是黏膜和肌肉，可以活动，叫作软腭。

7. 悬雍垂　软腭后部中央有一向下突起，俗称小舌头。患急性咽炎的患者悬雍垂可因水肿而下垂。

（二）口腔卫生

世界卫生组织指出牙齿健康是指牙齿、牙周组织、口腔相邻部分及颌面部均无组织结构与功能异常。表现为：牙齿清洁，无龋齿，无疼痛感，牙龈颜色正常，无出血现象。

首先，漱口，尤其是饭后要漱口。漱口可去除食物残渣和部分软垢，但不能去除牙菌斑。其次，早晚刷牙，刷牙不仅能清除牙面污物、食物残渣，还能按摩牙龈、促进血液循环、增强组织抵抗力，刷一次牙可清除60%的微生物。白天，我们通过刷牙、漱口、喝水、进食，微生物大部分被排出体外或进入胃部被胃酸杀灭，而夜间人们处于安静状态，微生物容易大量繁殖，所以晚上刷牙显得特别重要。最后，定期检查，定期洁牙。

（三）龋齿

龋齿是青少年口腔卫生保健的一大天敌。

1. 龋齿的形成　龋齿俗称蛀牙或虫牙，是由于口腔内的细菌菌斑长时间的侵蚀作用和牙齿本身的缺陷造成的。影响龋齿形成的因素主要有以下几点。

（1）细菌：牙菌斑是细菌在牙面上产生龋病的重要环境。

（2）食物：食用粗糙的食物不易产生较丰厚的牙菌斑和积聚较多的酸，从而不易形成患龋病的条件。而精制食物中蔗糖的含量比粗糙食物多，糖进入菌斑，菌斑内的致病菌使糖发酵，形成各种酸，这些酸在牙齿表面停留的时间较长，使牙齿硬组织溶解破坏而产生龋病。

（3）宿主：宿主是指对龋病的易感程度，宿主对龋病的敏感性涉及多方面的因素，如唾液的流速、流量、成分，牙齿的形态与结构，机体的全身状况。牙齿排列不整齐，拥挤、重叠处易患龋病。唾液有清洁牙齿的作用，唾液的某些成分对龋齿和牙周病能起到抑制作用。其他如遗传、营养、矿物质、内分泌对宿主的抗龋力也有一定的影响。

2. 龋齿的预防

（1）15岁以下的青少年应注意合理的营养，多吃含有钙、磷、维生素的食物。

(2)在饮食中适当地选择一些粗糙的,含有纤维的食物,使牙面能获得良好的摩擦功效,促进牙面清洁,从而形成抗龋的良好条件。

(3)有效的刷牙可以清除吸附在牙齿表面的牙菌斑,起到清洁牙齿,预防牙齿光滑面龋和预防牙周疾病的作用。

(4)少吃零食和糖果,特别是睡前不要吃糖果、糕点等零食。

(5)窝沟封闭技术。窝沟封闭是对刚萌出的恒牙的表面窝沟点除隙应用高分子材料进行封闭,可以防止食物残屑和细菌在窝沟里堆积,从而预防窝沟龋的发生。封闭的最佳年龄为6~7周岁和9~12周岁。

(6)适当应用氟化物,如含氟牙膏、牙面涂氟等。

二、膳食营养

食物是个体生命得以维系、工作、学习等生命活动的最基本前提。人和其他动物一样,都在不断地从外界环境中摄取食物,通过消化功能的活动吸取营养素;同时,又不断地从体内把分解代谢不需要的产物(即废物)排泄到体外。

机体就是通过新陈代谢把食物中的有机物和无机物变成了自身的物质,来维持体内的各种功能活动,适应着外界的环境。不仅如此,我们的饮食习惯还与身体健康有着密切的联系。饮食若合理,就能提高人体的健康水平;营养结构若不合理或不合乎卫生要求,往往可引起疾病。世界卫生组织早已向人们发布了公告:慢性非传染性疾病早已成为人类的主要疾病,其中1/3疾病的病因与膳食有关。

(一)营养素的七大种类

蛋白质、脂类、糖、无机盐、维生素、水和膳食纤维素是维持人体正常生理活动必需的基本物质,合称为七大营养素。

1.蛋白质　蛋白质是一切生命的基础。它是人体的主要“建筑材料”,构成组织和细胞的重要成分,其含量约占人体总固体量的45%;它还构成酶、抗体和某些激素,参与人体新陈代谢,维持人体正常生理功能,防止人体受外界细菌、病毒的侵害;它能提供能量,人体每天所需热量有10%~15%来自蛋白质。人体需要的蛋白质是由20多种氨基酸构成的。含有全部必需氨基酸且比例适宜的蛋白质,称为完全蛋白质或优质蛋白质,如酪蛋白、软白蛋白、大豆球蛋白等。在其组成中缺少一种或几种必需氨基酸的蛋白,称为不完全蛋白。一般来说,动物蛋白质所含的必需氨基酸的种类、数量和比例,都比较合乎人体的需要。肉、蛋、奶、鱼、豆是提供蛋白质的主要营养素。植物蛋白质则差一些,但也有完全蛋白质,如豆类蛋白质的氨基酸组成和人体蛋白质的组成接近,因此有较高的营养价值。此外葵花籽、杏仁、栗子、荞麦、芝麻、花生、马铃薯及绿色蔬菜中均含有完全蛋白质。蛋白质长期供应不足,会导致青少年生长发育迟缓、体重过轻、智力发育障碍、记忆力衰退、对传染病的抵抗力降低；女性还会出现月经减少或闭经，严重时发生水肿。

2. 脂类　脂类是脂肪及类脂的总称，是机体的重要组成成分。脂肪是脂肪酸及甘油的化合物。富含脂肪的食物有动物油和植物油。类脂主要有磷脂、糖脂、胆固醇及胆固醇酯等。脂肪在人体内贮存量很大，占成年人体重的 10% ~20%，贮存脂肪最多的地方是皮下、大网膜和内脏周围。脂肪是能量的来源之一，它协助脂溶性维生素（维生素 A、维生素 D、维生素 E、维生素 K 和胡萝卜素）的吸收，保护和固定内脏，防止热量消失，保持体温。类脂中的磷脂是细胞构成中的重要组成部分。胆固醇是皮肤合成维生素 D 的原料，是肾上腺皮质激素和性激素的主要成分。但是胆固醇在血液中含量过高会在动脉壁上沉积，形成动脉硬化，是胆固醇有害的一面。正常人体按照体重计算，所含的脂类占 14% ~19%，每天应摄入的脂肪为 50 ~80 g。

3. 糖　糖类又称为碳水化合物，是由碳、氢、氧 3 种元素组成的物质，此类化合物的分子式中氢和氧的比恰好是 2∶1，看起来像是碳和水的化合，故称碳水化合物。糖类包括淀粉、麦芽糖、蔗糖（砂糖）、乳糖和葡萄糖、果胶。其中，果胶不能被人体消化吸收。糖类能为人体提供能量。正常情况下，人体所需要的能量有 70% 是由糖提供的。糖类也是组成细胞不可缺少的成分，参与脂肪和蛋白质在体内的代谢过程。糖类的主要来源是谷类、薯类、根茎类等。糖类的摄入要适量，摄入不足会造成能量不足、生长发育迟缓、体重减轻；摄入过多，转化为脂肪，可导致肥胖，并造成血中甘油三酯增高，引起动脉粥样硬化。

4. 无机盐　无机盐又叫矿物质或灰分。人体需要的矿物质分两大类——常量元素和微量元素。无机盐对人体的主要功能有：构成机体组织的重要材料、调节体液平衡、维持机体酸碱平衡、酶系统的活化剂等。其中，人体极易缺乏的是钙、磷、铁、锌和碘。由于我们吃植物性食物较多，其中的植酸、磷酸、草酸均影响这些营养素的吸收。为了保证人体有足够的钙、磷、铁、锌，可多吃些奶类、瘦肉、海产品、动物肝脏和血、绿色蔬菜和水果。

5. 维生素　维生素又名维他命，是维持人体生命活动必需的一类有机物质，也是保持人体健康的重要活性物质，虽然需要量少，但由于体内不能合成或合成量不足，必须从食物中摄取。维生素分水溶性（B 族维生素、维生素 C）和脂溶性（维生素 A、维生素 D、维生素 E、维生素 K 等）两类。它们对人体正常生长发育和调节生理功能至关重要。它可以促进血液循环，也是肠胃、心脏肌肉所不可缺少的维生素。它还可以减轻晕车、晕船等症状，并有助于治疗带状疱疹。蔬菜、水果是提供维生素的主要来源。

6. 水　水是人体内体液的主要成分，是维持生命所必需的，约占体重的 60%，具有调节体温、运输物质、促进体内化学反应和润滑的作用。水的来源主要是我们每天所饮用的水，正常人水分的摄入和排出是平衡的，成人一般每天约需 2 500 mL 水。

7. 膳食纤维　膳食纤维是一种多糖，它既不能被胃肠道消化吸收，也不能产生能量。它能软化肠内物质，刺激胃壁蠕动，辅助排便，并降低血液中胆固醇及葡萄糖的吸收。膳食纤维是维护人体肠胃健康的“多面手”，它具有多种理化特性和生理功能，多吃高纤维食物可预防便秘、疝气、痔疮、直肠癌、大肠癌、冠状动脉心脏病、高血压、肥胖症、糖尿病、蛀牙和胆结石等“富贵”疾病。膳食纤维含量高的食物是米糠、麦糠、燕麦制品、豆类、小麦及蔬菜，每天推荐摄取量25～30 g。

（二）便秘的危害

便秘的危害很多，可以引起肠胃不适、精神不振、舌苔增厚、食欲减退等。干结的粪块积聚在直肠，可使直肠静脉血液回流发生障碍，久之就形成痔疮；并且为了用力排便，增加腹压，使痔疮加剧，有时甚至引起肛门直肠脱垂（即脱肛）。干硬的粪块排出时，可擦伤黏膜，造成痔疮出血或肛裂。如果感染了细菌，就会发炎。若粪便停留在肠道时间过久，细菌使食物残渣腐败发酵所产生的有毒物质，被肠吸收入血内，更会使人产生口臭、头痛等症状。所以，必须养成每日定时排便的习惯。平时多吃些含有纤维素的食物，以及新鲜蔬菜和水果，多做些适当的户外活动，可以防止发生大便秘结；如果仍不能排便，而且还有其他症状，就要请医生检查，对症下药了。

（三）合理膳食

饮食与健康的关系十分密切，营养不足或过度都会损害健康。因此，我们日常饮食应多样化，以提供充足、全面、均衡的营养，保证身体发育所需。

饮食应注意：

1. 保证食物多样性　避免暴饮、暴食、偏食、挑食，少吃零食。有益健康的食物有牛奶、酸奶等奶制品，各种新鲜蔬菜和水果，以及花生、核桃等坚果类食品。此外，吃零食的量不要过多，不要影响正餐。

2. 养成良好的饮食卫生习惯　为了防止病从口入，要养成良好的卫生习惯，如饭前便后要洗手，不喝生水；蔬菜、水果吃之前应洗涤干净或削皮；不吃马路旁出售的凉粉、凉拌菜、麻辣烫或其他不卫生食品；不用公共餐具等。

3. 养成吃早餐的良好习惯　注意营养素的补充，像鱼、瘦肉、肝、牛奶、豆制品等食物中就含有丰富的蛋白质和维生素，新鲜的蔬菜和水果中含有丰富的维生素C和矿物质。

第三节　运动系统生理卫生知识

人体也和房屋一样，有一定的结构。骨骼形成整个身体的支架，同时决定人体的基本形态。某些骨相连围成空腔，能保护其中器官，免受损伤。而人体的各种运动如劳动、走路、吃饭、说话、呼吸等，就是通过骨、关节和肌肉这3部分在神经系统的支配下进行的。

一、体育锻炼

生命在于运动。坚持适度体育运动，不仅可以增强体质，而且可以预防疾病。

（一）体育锻炼对运动系统的作用

（1）经常进行体育锻炼，人体新陈代谢旺盛，肌肉中的毛细血管开放数量增多，血流量增大，使机体内血液供应良好，蛋白质等营养物质的吸收与贮存能力增强，肌纤维增粗，肌肉体积增大。因而，肌肉也就变得更加粗壮、结实、发达而有力。另外，由于肌肉结构的变化，酶的活性增强，以及神经调节的改进，导致功能的提高，表现为肌肉收缩力量大、速度快、弹性好、耐力强。

（2）体育锻炼可促进骨质增强，提高骨的性能。经常进行体育锻炼，可使新陈代谢得到改善，骨的结构和性能发生变化。表现在骨密质增厚，使骨变粗，骨小梁的排列根据拉力和压力不同更加整齐而有规律，骨表面肌肉附着的突起增大等。体育锻炼，不仅可使骨的直径增大，而且可使少年骨长径生长速度加快，对身高的生长有积极促进作用。

经常进行体育锻炼的学生比不经常参加锻炼的学生的身高要高一些，这在许多科学实践中得到证实。经常进行体育锻炼，可增强关节周围的肌肉和韧带的力量和柔韧性，从而加固关节。由于有目的地进行各关节活动，使柔韧性提高，韧带、肌肉的伸展性得到改善，从而扩大了关节运动的幅度。通过体育锻炼增强了关节的牢固性，提高了关节的柔韧性，减少各种外伤和关节方面的损伤。

（二）有氧运动

运动的时间大于 15 min（最好是 30～60 min），心率保持在 150 次/min 的运动量为有氧运动，因为此时血液可以供给心肌足够的氧气。常见的有氧运动项目有步行、快走、慢跑、滑冰、游泳、骑自行车、打太极拳、跳健身舞、跳绳等。如果心率达到 160 次/min 以上，便为无氧运动了，即血液中的氧气对心肌已是供不应求了。

有氧运动特点是强度低、有节奏、不中断和持续、时间长。同举重、赛跑、跳高、跳远、投掷等具有爆发性的无氧运动相比较，有氧运动是一种恒常运动，是持续 5 min 以上还有余力的运动。有氧运动的强度容易控制，简单易行，不需要特殊的设备，能持续地对心脏及循环、呼吸系统产生作用，提高心脏功能能力，还对减少青少年肥胖有很好的作用。

在这些有氧运动中，游泳是最好的锻炼肺活量的运动。下水游过泳的人都有同样的体会，在水里会感觉胸部憋屈，有很大的压力。在游泳练习时，新陈代谢过程和心血管系统工作，都离不开大量的供氧，然而由于水压迫着胸腔和腹部，给吸气增加了困难。曾有人做过专门的试验，游泳时人的胸廓要受到 12～15 kg 水的压力，那么要想使身体获得足够的氧气，呼吸肌就必须不断地克服这种压力；另外游泳时呼气一般都是在水下完成，而水的密度要比空气的密度大得多，因此要想呼气就必须用力，这样不管是吸气还是呼气都能增加呼吸肌的收缩力，从而能增强呼吸系统的功能，加大肺活量。一般健康男子的肺活量为 3 000 ~ 4 000 mL，而经常从事游泳者，可以达到 5 000 ~ 6 000 mL。所以游泳是锻炼肺活量最好的方法。

（三）锻炼时间

现代运动生理学研究表明，人体体力的最高点和最低点受机体“生物钟”的控制，一般在傍晚达到高峰。比如，身体吸收氧气量的最低点在下午 6:00；心脏跳动和血压的调节在下午 5:00—6:00 之间最平衡，而身体嗅觉、触觉、视觉等也在下午 5:00—7:00 之间最敏感。因此，综合来看傍晚锻炼效果比较好。

此外，人体在下午 4:00—7:00 之间体内激素的活性也处于良好状态，身体适应能力和神经的敏感性也最好。所以，专家提倡傍晚锻炼，但在晚间时段，要注意运动强度，否则强度过高会使交感神经兴奋，妨碍入睡。

二、注意事项

体力劳动和体育锻炼，可促进运动系统的发育，增进全身新陈代谢活动，提高各个系统，尤其是血液循环和呼吸系统的功能，增强体质。但须注意以下几点。

（1）体育锻炼和体力劳动，要根据个人年龄、性别和健康状况来进行。过重的体力劳动和不适合的体育锻炼，会损害各个器官系统的正常功能，不利于整个身体的健康和发育。正在成长发育期的儿童和青少年，更应注意。

（2）在重体力劳动和体育锻炼时，要注意保护运动系统，预防劳损和外伤。

（3）增加运动量时，要考虑个人的特点，循序渐进，并要做好运动前的准备和运动后的整理活动。

（4）饭后不宜立刻从事剧烈的劳动和运动。因为剧烈运动时，交感神经兴奋，肠胃的活动受到抑制，消化液分泌就减少；同时，在运动系统活动时，大量血流流往肌肉，胃及内脏的血液供应减少，就会影响食物的消化和吸收，甚至造成慢性消化不良。此外，剧烈活动时，装满食物的胃，受到较大的颠簸，会牵扯固定胃的韧带，久之，就容易改变胃的正常位置。

（5）剧烈劳动和运动后，不能立即大量喝水。因为运动时，为了保证肌肉活动时所需要的养料和及时排泄废物，大部分血液都流到参与活动的肌肉中去了，这时胃肠道的血管处于收缩状态，通过的血流较少，胃肠的吸收功能也相应降低，如果这时大量饮水，容易使水积聚在胃肠道，使人感到胃部沉重胀闷，像一个装满水的袋子，妨碍膈肌的活动，影响正常呼吸，运动技能也不能很好发挥。在剧烈运动后，如感口渴难受，可先含少量的水在口中，使口腔咽喉部湿润一下，口渴也会缓解些，随后再逐渐补充水分。由于人体大量出汗时散失很多水和盐，因此饮水中须加入一定量的盐分，作为补充。

第四节　循环系统生理卫生知识

血液在心脏、动脉、毛细血管及静脉内周而复始地流动，称为血液循环。血液通过循环把从胃肠道吸收的营养物质和从肺内吸入的氧气运送到身体各部，分配给各个脏器及各种组织；同时将组织内的代谢产物，如二氧化碳、尿素等，分别运送到肾、肺、肝等器官而排出体外，从而使血液的成分保持相对的恒定，以保证机体各组织或器官的正常活动。

一、心脏的保护

经常参加生产劳动和体育锻炼的人，平时的心跳频率比较慢，心肌纤维也由于锻炼而比较发达，故心脏收缩力增大，心肌有较多的贮备力。劳动时每分钟输出量的增加，主要依靠每搏输出量的增加，使心脏的射血功能适应机体的需要。缺乏锻炼的人，心排血量的增加以加快心跳频率为主，这时心脏的射血功能不能适应机体的需要，就会感到心悸、气急、头昏，不能持久。所以，经常锻炼是很重要的。经常参加体育锻炼的人，心脏病的发病率较不经常参加体育锻炼的人低，尤其是冠心病的发病率明显降低，一旦发生也比较轻，死亡率也较低。

在安静状态下，一般人每分钟心跳约 70 次；经过长期锻炼的人，每分钟只要 50 次左右就能满足全身的血液供应。这样，就使心脏在每次收缩后有更多的休息时间，为运动提供了很大的力量储备。并且，在运动时由于肌肉有节律地收缩和放松，使静脉血液的回流加快，血液也容易回到心脏，从而又减轻了心脏的负担。所以，适当的运动可增强心肌的功能，并能预防心血管病。

对老年或某些心血管疾病的人来说，运动也可使血管的情况改善：动脉管壁的弹性增加，血管扩张，血流增加，因此血液在血管内的阻力减低，血压下降。此外，经常进行适当的体操和劳动还可有利于促进正常的脂肪代谢，降低过高的胆固醇，使脂肪不容易堆积于血管壁。所以，体育活动也是防治冠心病包括脂肪代谢紊乱的有效方法之一，但必须与医生规定的饮食制度配合起来。

体育锻炼必须循序渐进，不可操之过急。有心脏病的人必须经过医生检查、指导，才可开始运动。运动量不宜过大，剧烈运动对心脏有害。此外，体育锻炼还必须同其他措施配合进行，方能达到预期效果。

二、冠心病的预防

当人因受年龄变化、膳食不当、精神紧张、高血压等因素影响时，可以引起脂肪代谢的紊乱，血液内便可能淤积过量的脂肪，尤其是胆固醇。胆固醇等类脂质沉积在血管壁的内膜中，形成粥样硬化斑块。如果这种粥样病变发生在心脏的冠状动脉内，由于冠状动脉的管腔原来就不太大，管壁上沉积了粥样硬化斑块，血流就要受到影响，就会影响心肌的营养和收缩功能。如果粥样硬化不广泛、不严重，心肌的供血不受阻碍，就不会引起心脏病的临床症状，称作隐性冠心病。如果程度严重，管腔狭窄到血液供给不足，便会产生冠状动脉硬化性心脏病，即冠心病。大部分病例表现在过劳、过食、情绪激动后产生的胸骨后疼痛——心绞痛。心绞痛主要是由于狭窄的冠状动脉痉挛引起。严重时冠状动脉某一支可以发生闭塞，这部分的心肌也会发生坏死，叫作心肌梗死。

冠心病是一种严重的心脏病，是老年人常见的疾病，它的发生，同饮食习惯、吸烟、高血压、过少活动等因素有密切的关系。研究证明，血液中含有过量的胆固醇，是引起动脉粥样硬化的因素之一。因此，中老年人应少吃富含胆固醇的食品（如蛋黄、鱼子、动物肝脏、肾脏、骨髓等内脏，以及动物性脂肪、肥肉等），以预防动脉粥样硬化病。新鲜蔬菜中含有大量维生素 C，植物油（除椰子油外）有降低胆固醇的作用，应多提倡食用。凡是血液检查中脂质分析有异常现象时，就应适当控制饮食中的热量，食不过饱，并减少动物脂肪用量，因为肥胖对心脏也将增加无谓的负担。不宜饮酒，饮酒可促进内源性（肝）胆固醇的合成，引起血中胆固醇及甘油三酯浓度升高。另外，高血压及糖尿病患者容易发生冠心病，应当积极医治。此外，应尽量少吸烟，吸烟可使冠心病发病率增加 2 ~3 倍，死亡率增加 20% ~25%。烟中的烟碱可使交感神经兴奋，释放肾上腺素等物质，使血管收缩，心肌氧耗增加。吸烟可使已经有病的心脏产生心律失常，突然死亡。同时，吸烟者脂肪代谢紊乱，血小板功能异常，容易发生冠状动脉粥样硬化和心肌梗死。所以，吸烟有很多害处，必须大力宣传。已有冠心病的患者，最好禁止吸烟。

第五节　泌尿系统生理卫生知识

机体一方面要摄取营养物质，另一方面要把代谢产物、衰老细胞破坏所形成的废物、随食物摄入的多余物质以及一部分毒物、异物、药物等排出体外，这就叫排泄。

一、人体排泄废物的途径

1. 肾脏　排出代谢产物、热量、多余的养料（如无机盐、维生素、水分等）和毒物等。

2. 肺　排出二氧化碳、水蒸气、热量和挥发性药物等。

3. 皮肤　排出热量。

4. 汗腺　排出热量、水分、盐和一小部分代谢产物。

5. 大肠　排出一些无机盐类，如钙、铁、磷和食物渣滓。

6. 肝脏　排出胆色素、毒物等。

7. 唾液腺　排出碘、铅等。

以上器官中，肾脏是人体最重要的排泄器官。人在完全绝食但仍饮水的情况下，尚可生存数十天；然而，如果肾脏的功能丧失，完全无尿时，数昼夜即可死亡。

二、尿液的生成

肾脏生尿的功能，受到中枢神经系统和某些内分泌激素的作用所支配。成人每昼夜平均排尿量1 000～1 800 mL。尿为无色或淡黄色的透明液体，比重在1.006～1.025。尿的比重与其中溶解的固体物的浓度有关。尿的酸碱反应，随食物的性质而不同：荤素杂食的人，尿呈酸性反应，素食的人，尿为碱性反应。尿液中除水分外，有钠、钾、钙、镁、铁和氯化物等无机物，以及氨、尿素、尿酸和肌酐等有机物。在异常的情况下，尿中可能出现血细胞、脱落的上皮细胞、蛋白质、葡萄糖等。

正常人白天尿量比夜间多，但在心、肾功能不全时，可产生夜间多尿。如果尿量少于500 mL，就不能溶解所需排出的代谢废物。

每日尿量超过2 500 mL为多尿，低于400 mL为少尿，24 h尿量不超过100 mL或12 h无尿者为尿闭，都属肾功能不全的表现。严重的呕吐、腹泻、出汗可引起脱水而导致少尿，严重休克时也可引起少尿，甚至尿闭，称作肾前性肾功能不全。输尿管结石或阻塞亦可引起少尿和无尿，但肾功能不全最常见的原因是肾实质的病变。

强忍小便有可能造成急性膀胱炎，出现尿频、尿痛、小腹胀痛等症状。有研究指出，有憋尿习惯的人患膀胱癌的可能性比不憋尿的人高5倍。憋尿时，膀胱贮存的尿液不能及时排出，形成人为的尿潴留。如经常憋尿，就会使括约肌和逼尿肌常常处于紧张状态。如果憋尿时间过长，膀胱内尿量不断增加，还会使内压逐渐升高，时间长了就会发生膀胱颈受阻症状，造成排尿困难、不畅、漏尿、尿失禁等毛病。在尿潴留时，还易引起并发感染和结石，严重时还影响肾功能。

三、肾小球肾炎的预防

肾除了生成尿液这个主要的功能外，还有清除一部分药物、毒物、异物的作用。大多数情况下，这种清除作用对肾是无害的。但是在某些特殊情况下或肾已有损害时，则可以产生疾病。

患有链球菌感染时，例如急性扁桃体炎、咽峡炎以及皮肤化脓性感染时，有时可发生急性肾小球肾炎。急性肾小球肾炎是常见的一种肾病之一。患者在呼吸道感染后1～2周出现面部水肿，血压升高，小便减少。尿液检查可见蛋白、红细胞及颗粒管型。少数患者可能发生急性肾功能不全、心力衰竭或高血压脑病,危及生命。急性肾小球肾炎是一种较重的疾病,但也是可以预防的。其方法主要是预防急性扁桃体炎、咽峡炎及皮肤等链球菌引起的感染。平时要加强锻炼,增强体质及抗病能力。一旦发生上述感染,就要及时用抗生素控制感染,这样就可以防止很大一部分肾病。

第六节　生殖系统生理卫生知识

生殖器官的功能是产生生殖细胞(男性的称精子,女性的称卵子)。精子和卵子在适当的条件下结合,经过不断发育形成新的个体,繁殖新的一代。此外,生殖器官还具有内分泌功能,即性腺功能。男性的性腺是睾丸,产生精子,并分泌与生殖有关的男性激素;女性的性腺是卵巢,产生卵子,并分泌女性激素——雌激素与孕激素。这些激素可形成第二特征,并可保证生殖功能的完成。

一、第二性征

第二性征是和第一性征相对而言的,是人体内性激素作用的结果。

(一)男性第二性征

男孩青春期启动的第一个体征是睾丸和阴囊增大,一般出现在 10 岁左右。随后阴毛出现,阴毛生长是第二性征的前奏。接着阴茎增长、变粗,身体迅速长高,肌肉发达,胡须和腋毛长出,声音变得低沉,同时前列腺和精囊腺增大并开始分泌液体,精子逐渐生成。通常第一次遗精发生在 13 ~ 15 岁。

男性第二性征表现为:体格高大、肌肉发达、体表常有多而密的汗毛、长胡须、喉结突出、嗓音低沉等。第二性征的发生和维持是性激素作用的结果。

男性体内以雄激素占优势,主要由睾丸分泌的,雄性激素能促进体内蛋白质的合成,使人体各个系统向雄性化的方向发展,如可以促进骨骼发育,表现出男性骨骼粗壮,雄激素还促进肌蛋白合成,表现出男子的肌肉发达有力。雄激素使男子头发稠密,眉毛、腋毛、腹毛、阴毛生长发育旺盛。雄激素使男子皮肤发育增生而富有色素,汗腺和皮脂腺发育旺盛,分泌物增多,另外青春期男性由于雄激素水平较高,因而出现面部痤疮和粉刺。雄激素作用于唇周围和颜部,促进胡须生长发育,表面长出稠密的胡须,是男子特有的象征之一。雄激素作用于喉结,可使喉结明显、声音变粗钝等。

由于个体差异,各个男孩达到特定阶段的年龄有明显的区别,而且各阶段持续时间也有很大差异。所以不能认为都一样,更不要到了一定年龄,为某一现象未出现而惊慌失措。不过值得注意的是,如果男孩子到了十二三岁睾丸还不增大,十五六岁第二性征还迟迟不出现，阴茎像幼儿一样，睾丸如蚕豆大，甚至像黄豆粒一样，无阴毛和腋毛，则要考虑睾丸或其他方面是否出了问题，应该及时到医院去检查和治疗。

（二）女性第二性征

女性青春期发育，首先是女性性器官的性激素分泌增加（通常叫作雌激素），达到一定的量后便促使身体表面发生变化。

第一个出现的就是乳房部位发生明显变化：乳头变得比较结实、高起，接着会感到乳头下有硬块出现，乳腺发育，开始感到有些胀，乳头周围的乳晕有些隆起，逐渐乳晕增大，以后乳房增大，不断隆起，乳晕颜色增深。随着年龄增加，乳房逐步发育达到成人型。女性乳房隆起，是女性最大的外部特征，表示女性进入青春期。乳房发育是雌激素分泌达到了一定量以后才出现的。如果某一位女性乳房没有发育，没有隆起来，常表示她体内雌激素分泌量不足。女性表现为骨盆宽大、乳腺发达，由于皮下脂肪多而显得体态丰满、嗓音细润等。这些身体外表方面的变化是具有生理意义的：妇女宽大的骨盆对分娩有益，发达的乳腺为哺乳所需。

第二个体表现象是阴部出现阴毛。随着性发育，阴毛量由少逐渐增多，由短逐渐增长，由阴部中央逐渐向四周扩展，最后形成成人型。阴毛生长是由女性性器官分泌的雄激素促使的，女性性器官不仅能分泌雌激素，还能分泌少量的雄激素，这些少量的雄激素达到一定量以后就促使阴部产生阴毛。

第三个体表现象是腋部出现腋毛，随着性发育，腋毛量也由少变多，由短变长，由中央部逐渐向四周扩展，最后形成成人型。腋毛的发生也与雄激素有关，女性性器官分泌少量的雄激素（少量是与雌激素量比较而言），达到一定量以后，促使腋部产生腋毛。

如果女性性器官不产生雄激素，那么女性就不会出现阴毛，也不会出现腋毛。当然，雄激素产生过多时，也可使女性毛发过密，甚至在口唇周围也可出现小胡须。性激素主要由性腺（睾丸、卵巢）分泌，也有一部分由肾上腺皮质分泌。性激素包括“雌激素”“雄激素”和“孕激素”。这 3 种激素实际上男、女体内都有，但在男性雄激素较多，在女性雌激素较多。当女性的雄激素过多的话，就会出现明显的男性特征，比如长喉结、多毛、骨头粗大等。当男性身体里的雌激素过多的时候，就会出现女性特征。

注意，雌激素可以使乳房增大，但是我们切不可随便使用，激素在人体内是平衡的，一旦破坏平衡，就会出现问题，比如子宫癌等。

二、“经期”卫生保健

月经是指每月一次的有规律的阴道流血。当女性进入青春期后，卵巢逐渐成熟，并开始分泌女性激素，子宫内膜随之发生变化而产生月经。女孩一般在 12 岁左右出现第一次月经，第一次月经来潮叫作月经初潮。正常的女性月经，月经周期平均为 28 ~ 30 d，月经持续时间一般为3~5 d,月经期的月经血量为20~120 mL,多数在50 mL左右。正常经血呈暗红色,混有子宫内膜碎片和黏液,偶见小凝血块。来月经是女性的正常生理现象,但是在月经期间,多少总是发生一些变化,从生殖器官来看,在经期,子宫内膜剥脱、出血,形成新鲜创面,经血不断流出时,子宫颈口变得稍稍张开,颈口内的黏稠分泌物被经血冲走,原来阴道里的酸性杀菌分泌物,被经血冲淡,这些变化使生殖器官的抵抗力下降,防御病菌侵入的能力减弱,如果不注意保护,可能引起生殖器官疾病。从全身来看,月经期间,往往感到疲劳无力,这可能和体内激素变动有关;由于盆腔充血,也可能有腰酸和腹胀不适等症状;免疫功能,也就是一般所说的抗病能力也有所减弱,容易伤风感冒,如果不对体力活动和生活方面加以注意,可能招致月经病或全身性疾病,以致影响健康。

那么,经期卫生应当注意些什么呢?

第一,要重视阴部卫生,保持阴部清洁。经期可以用干净的小毛巾蘸温水擦洗阴部,但不可像平日洗阴部那样坐在水盆里,以防脏水进入阴道引起感染。经期使用的卫生巾要买消字号的,如果发生瘙痒应该更换不致过敏的卫生巾。卫生巾应勤换。

第二,对全身方面也应注意经期卫生。在行经期间,饮食方面忌食辛辣食物或饮酒,以免使经血增多。要多吃些蔬菜多饮些开水,可以防止便秘,因为便秘可以使盆部充血。在月经期间或月经将停时期,应禁止游泳。身体应当防寒保暖,不要用冷水洗脚,即使在夏天,也要注意保暖,不然的话,由于身体抵抗力降低,很容易伤风感冒或引起月经稀少,导致月经病。

第三,在月经期间,还应当避免重体力活动,因剧烈的体育运动或重的体力劳动,不但使身体更加疲劳乏力、降低抵抗力以外,还能使下身血液流动增多加快,容易引起经血过多、经期延长,使身体虚弱。但是一般劳动,不剧烈的体育活动和学习,仍可照常进行。此外,保持充足的睡眠,可以增强身体的抵抗力,使精神情绪稳定,也有助于经期卫生保健。

第四,当出现经期紧张症状时吃低盐饮食,适当减少乳品和甜食,增加纤维素摄取量,多吃瘦肉、全麦、荞麦、大麦及深绿叶蔬菜等有助于缓解情绪、消除水肿和乳房胀痛及减轻疲劳的食物。小腹不适可做局部热敷,或做环状按摩。

最后,许多女生在经期会有不安的情绪,如烦躁、抑郁,甚至有些女孩会感觉全身乏力,这些都是正常的现象。

需要特别注意的是,当月经出现以下4种情况必须到医院就医:①止痛片也无法缓解的剧烈痛经;②月经量急剧增多;③大量流血并伴有强烈痛经;④突发性的剧烈骨盆疼痛。

三、卵巢的护理

卵巢是女性生殖器的重要部分,在繁衍后代、维持女性性征方面起着特殊的作用。

卵巢在女性的一生中须经历青春期(13～18岁)和更年期(45～55岁)。青春期是卵巢发育成熟、功能旺盛时期;更年期是卵巢退化、功能衰退时期,这两个时期卵巢极易受到体内各种因素的刺激,发生卵巢肿瘤。特别是青春期,细胞增生迅速,更容易受刺激发生肿瘤,所以女性青春期是个“多事之秋”,因此平时我们要注意我们身体的变化。

当发现腹部包块时,不要因为怕羞而不愿意看妇科。因为专科医生通过特殊的病史查询、详细的体检、超声、激素测定等手段,是不难确诊的。如属良性卵巢肿瘤,手术切除效果很好;如属恶性,更应及早手术切除,同时配合放射治疗或抗癌药物治疗,以求达到根治的目的。

四、女性的生理现象

女性一生中的生理现象,可分5个时期。各期的生理特点如下。

1. 幼年期　因卵巢尚未发育成熟,没有明显的第二性征。

2. 发育期或青春期　在12～14岁时期,这时卵巢已开始发育长大,它所产生的激素(内分泌素),经血液送到全身,于是生殖器的各部分从幼稚型发育为成人型。出现阴毛和腋毛,发音也有改变,乳房发育增大,全身皮下脂肪增加,尤以臀部和胸部更为丰满,形成女性所特有的体形。发育期末就有月经来潮,但由于卵巢的功能尚未稳定,经期也往往不准。

女子第一次月经来潮,称初潮。初潮的年龄可因身体、精神、气候、社会生活和种族的不同而不同,热带早,寒带晚,一般不超过18岁。

3. 成熟期　卵巢完全成熟后,表现为周期性地排卵和分泌激素。生殖器官也有周期性的变化,出现有规律的月经周期,此期是生殖功能和内分泌功能最旺盛时期。一般可维持30年左右。

4. 更年期　在45～52岁,这时期卵巢渐渐萎缩,排卵不规则,生育功能消退,内分泌功能逐渐减弱。有少数妇女因卵巢内分泌功能消退太快,出现绝经期症候群。这个时期和青春期相似,也可因卵巢功能障碍发生月经失调。

5. 绝经期　卵巢萎缩,月经停止,生殖器官也萎缩。

第七节　感觉器官生理卫生知识

一、眼睛

眼睛是人类感官中最重要的器官,大脑中大约有80%的知识和记忆都是通过眼睛获取的。读书认字、看图赏画、看人物、欣赏美景等都要用到眼睛。眼睛能辨别不同的颜色、不同的光线,再将这些视觉、形象转变成神经信号,传送给大脑。

(一)用眼不当

有人喜欢在走路时看书、在车上看书、在室外强阳光下看书、在昏暗的灯光下看书,这些都是很不正确的用眼习惯。走路时手会时常晃动,乘车时车会不时颠动,书本与眼睛的距离就不断发生变化,两眼所看目标漂浮不定,视觉中枢收到的是个模糊影像。要想看清书上的字,就得把书本靠近眼睛。在近视环境中,也必须不断地改变眼睛的调节力度,才能看清字体。眼内肌持续紧张,很容易引起视疲劳和调节痉挛。光线太强或太弱都会给眼睛带来不良影响。因为光线太刺眼,看一会儿,就觉得眼前到处是黑影,这是视网膜黄斑区受强光刺激后产生的后像作用。长期在强光下看书,眼内肌过度调节,会促使近视的发生和发展,强光对视网膜尤其是黄斑区造成损害,使视敏度下降,甚至引起永久性视力减退。长期在强烈的日光下看书,强烈的紫外线辐射还容易损害角膜和晶状体。

电脑、电视的显示屏都有辐射,可大量消耗视网膜中的视紫红质。长时间看屏幕会影响视力。特别是电子游戏机屏幕上闪烁的图案极为刺眼,而且游戏节目速度太快,变化不定,为了看清楚,眼睛睫状肌需要不断改变调节,这样很容易引起视疲劳,最终形成近视或加深近视度数。看电视时要特别注意保护眼睛。注意电视机的摆放位置,不要太高也不要太低,与我们的视力平行,摆放的距离合适;电视机的色彩、亮度调节合适;不要长时间玩电子游戏,一般半小时就休息一下眼睛,让眼睛望向远处,做几分钟眼部按摩或者滴消除疲劳的眼药水。

由于视觉对人非常重要,所以每人每隔一两年都应检查一次视力,保护好我们的眼睛。

(二)近视的发生

近视的产生原因至今依然不是十分明确,公认的看法是近视是由多种因素导致的。主要有遗传因素、环境因素和营养因素。

1. 遗传因素　近视眼在发生和发展过程中,遗传因素起重要作用。有人做过统计,凡是家中父母双方有近视者,其子女有近视百分比明显高于其他家系。父母一方有近视者,子女近视率居中。父母没有近视者,子女发病率最低。反过来,近视眼也并非完全由遗传决定的,父母有近视并非子女全部有近视,有近视遗传因子者,遗传因子不表现(或叫不外显),这时子女视力正常。虽然有一些先天性近视且往往度数较高患者,但只占近视患者中的极少数。同时,这类近视有家族史,大多是由遗传因素决定的。

2. 环境因素　近视眼的发生和发展与近距离用眼的关系非常密切。青少年的眼球正处在生长发育阶段,调节能力很强,眼球壁的伸展性也比较大,阅读、书写等近距离工作时，不仅需要眼的调节作用的发挥，双眼球还要内聚，这样眼外肌对眼球施加一定的压力，久而久之，眼球的前后轴就可能变长。每增长 1 mm 近视就达-3.00 屈光度（也就是通常所说的 300 度），当然这种近视绝大多数为单纯性近视，一般度数都比较低，发病多在青春期前后，进展也比较缓慢，有人把这种近视称为真性近视，以示与假性近视相区别。

3. 营养因素　眼睛在生长发育期间缺乏某种或某些重要的营养物质，使眼球组织变得比较脆弱，在环境因素的作用下，眼球壁的巩膜容易扩张，从而使眼睛的前后轴伸长而发生近视。多数近视儿童有爱吃零食、挑食、偏食的习惯。他们吃得多是精粮和快餐食品，这些食品中缺乏营养物质或营养物质破坏较多。同时他们的膳食中缺乏乳、蛋、肉等优质蛋白食品和粗粮食品。缺乏的食物种类越多，总量越大，一般近视的发生率越高，近视的程度也越高。

（三）近视的防护

我们知道了近视产生的原因，遗传因素我们是无法改变的，但是环境因素和营养因素是可以改变的。所以可以首先改变我们前面提到的那些不正确的用眼方式，养成好的用眼习惯。第二就是平衡膳食营养。为防止近视的发生和发展，食疗所选用的食品主要是补充眼内睫状肌与巩膜必需的营养物质，增强睫状肌的肌力，帮助其恢复固有功能；加强巩膜的坚韧性，增强它对外界的抵御力量，防止其扩张。

近视者可补充下列营养物质。

1. 蛋白质　就巩膜来说，它能成为眼球的坚韧外壳，就是由于含有多种必需氨基酸，构成很坚固的纤维组织。巩膜虽有一定的坚韧性，但在眼轴前后径部位仍比较弱。肉、蛋、奶等食物不仅含有丰富的蛋白质，而且含有人体所需的必需氨基酸。

2. 钙　钙是骨骼的主要构成成分，也是巩膜的主要构成成分。钙的含量较高，对增强巩膜的坚韧性起主要作用。食物中牛骨、猪骨、羊骨等动物骨骼含钙丰富，且易被人体吸收利用。其他如乳类、豆类产品、虾皮、虾米、鸡蛋、油菜、小白菜、花生米、大枣等含钙量也较多。

3. 锌　近视患者普遍缺乏铬和锌，近视患者应多吃一些含锌较多的食物。食物中如黄豆、杏仁、紫菜、海带、羊肉、黄鱼、奶粉、茶叶、肉类、牛肉、肝类等含锌和铬较多，可适量增加。

4. 维生素　维生素是人体必需的营养物质。虽然人体对它们的需求量很小，但它们在人体物质和能量代谢中起着极为重要的作用。用食疗方法治疗近视时，应适当多补充些维生素 A、维生素 B_1、维生素 B_2、维生素 C 及维生素 E。富含维生素的食品有蛋、奶、肉、鱼、肝脏和新鲜的蔬菜、水果。

二、耳朵

耳朵在人体的五官里很不起眼,可是却起着非常重要的作用。假如我们听不到外面的声音,那也就听不到自己的声音,无法控制自己的发音。

耳部及听力受伤害的群体越来越趋向年轻化,一些不健康的生活方式、用耳方式都会对脆弱的耳朵产生伤害。日常生活中,没有谁会特别在意耳朵的健康。痛了揉揉、耳鸣了拍两下、时不时地自己或和别人互相掏一掏、生气吵架的时候耳朵还被用力地揪来揪去……殊不知,正是这些不经意的小动作,给耳朵带来了伤害。特别是一些所谓的时尚生活对耳朵的伤害尤其严重。

那么如何保护好我们的耳朵呢?

(一)不需要特别清理耳垢

很多人喜欢自己用各种棒类的东西掏耳垢,这样是很危险的。耳垢是一种天然保护外耳道的分泌物,不需要特别清理,每天只要清洗耳郭便可。不要以为棉花棒是较佳的洁耳工具,其实这只会将大部分耳垢推得更深入,形成崁塞,而棉花球也可能遗留在耳道内。洗头或沐浴时,可用棉花球塞耳,防止污水流入耳道。

(二)避免噪声对耳朵的损害

有许多时尚的年轻人喜欢蹦迪、K 歌、在嘈杂的游戏厅打游戏等,长时间在这种不规律、高强度刺激的噪声里享受刺激,会伤害听力。噪声对听力是缓慢的、进行性的损伤,而且很难治,它会由偶尔耳鸣变成高调、频繁耳鸣,引起听觉衰弱、耳疲劳,甚至出现失聪。我们人的听觉所能承受的极限是 90 dB,超过这个限度,脆弱而敏感的耳蜗就会受到损伤。其实在噪声环境中得不到放松,反而会更疲劳。所以,不要频繁置身在这种嘈杂的环境里,即便是偶尔,也要隔半小时、20 min 就到外面透透气,缓解一下耳朵的压力。另外,在噪声中娱乐特别是工作的人,最好戴上耳塞或耳罩,以起到一定的保护作用。

(三)尽量减少手机辐射的损害

手机在刚拨通时有很强的辐射。辐射虽然看不见,可对耳朵造成的伤害特别大。电磁辐射的时间越长、音量越大,对耳朵的危害也越大,电磁波的辐射会造成短时间的耳鸣、耳闷、记忆力下降。所以,在用手机打电话时,声音尽可能小,因为说话声音大小和辐射强度的影响成正比;通话时间尽可能短,因为辐射对人体的伤害是积累性的,所以每次通话时间尽量不要超过 5 min;用手机最好是两个耳朵交替听,否则一边耳朵听的时间长了会偏头痛;另外,用手机最好配备防电磁辐射装置。现在很多手机都配有耳机,耳机输出的音频信号与射频信号是分开的,辐射是不会沿着耳机钻到耳朵里的。所以我们尽可能地用耳机接听电话,假如直接接听电话,不妨按下接听后稍候 2 ~3 s 再放在耳边,避免接听瞬间强大的辐射伤害耳朵。

三、鼻子

(一)鼻的卫生

1. 鼻前庭的鼻毛有保护功能　有些人因鼻毛过长,常用手指或镊子将鼻毛拔掉,致使毛囊口暴露在外,易被细菌侵入发生炎症,形成鼻前庭炎和鼻前庭疖。由于鼻前部的静脉血液与头颅内的海绵状静脉窦相通,当鼻部生疖子时,细菌容易通过静脉而流到颅内去,产生严重的颅内并发症,如不及时治疗,可影响生命。所以对鼻部小疖不可忽视。当鼻前庭的鼻毛过长时,可用剪刀修短,切勿拔除。如已发生鼻疖,不要用手去挤压,也不要做切开排脓,应请医生治疗,以防病菌发生播散而引起严重的后果。

2. 有些人经常喜欢挖鼻孔　挖鼻时,一方面容易引起毛囊的感染发炎,另一方面可损伤鼻中隔的黏膜引起鼻出血,所以平时不可挖鼻。当鼻腔内有脏的鼻痂时,应该用湿润的毛巾将鼻痂轻轻卷出,以保持鼻前庭的清洁。

3. 不要忽视感冒　感冒又称急性鼻炎,是由一种比细菌还小的病毒引起。病毒多存在于患者的鼻涕、唾液和痰液中,患者咳嗽或打喷嚏时,这种带有病毒的分泌物就被喷射出来,成为许多细小的飞沫漂浮在空气中。当人在受凉、淋雨或过度疲劳时,全身或局部的抵抗力减低,吸入这种带有病毒的飞沫后就被传染生病。接触了伤风患者用过的毛巾、手帕或餐具等物,也可间接传染。当我们患感冒时,鼻阻塞和流鼻涕是常有的症状。有些患者在挤鼻涕时往往将两个鼻孔一起捏紧用力,以致鼻涕通过鼻窦的开口进入鼻窦,因此引起鼻窦炎。同时还可把鼻涕挤到鼻腔后面的咽鼓管里,引起中耳炎而产生耳痛、耳流脓等症状。所以当感冒擤鼻涕时,只能分次先捏住一个鼻孔挤,而后再挤另一个,或者把鼻涕吸回到口中吐出,以免引起鼻窦、中耳等其他部位的病症。得了感冒后,必须及时治疗,不要拖延成慢性,致使鼻腔丧失其生理功能。

四、舌

舌有味觉和吞咽功能,并与发音有关,主要由横纹肌组成。舌分为舌体和舌根两部:舌体占舌前2/3,舌根占舌后1/3。舌表面有薄的一层白色舌苔,人在生病时,舌质和舌苔就起变化,这时通过祖国医学的“望诊”,有助于疾病的诊断。味的感受器为味蕾,分布在舌面上的许多乳头状突起中。会厌、咽及喉亦有少数味蕾。每个味蕾中含有若干味细胞,味细胞顶部有纤毛,伸出于味蕾小孔之外,接受味刺激。味细胞末端与传入神经纤维联系,冲动由此传向中枢。

舌头能辨别的基本味觉有 4 种,即酸、甜、苦、咸。其他味道由 4 种混合产生。酸、甜、苦、咸的物质,须先溶解于唾液中,才能刺激味细胞。舌的各部味蕾在功能上并不相同:甜味以舌尖最敏感,酸味在舌的两侧中部,苦味在舌根部,咸味在舌尖与舌缘最敏感。

五、皮肤

皮肤系统是人体功能系统之一，皮肤系统由表皮、真皮、皮下组织和皮肤衍生物（指甲、毛发、毛囊等）构成，包围在人体的外表面。

（一）皮肤的功能

1. 保护　皮肤是人体的第一道防线。其中的角质层细胞排列紧密，可以防止外界环境中的病毒、细菌入侵，以及一些物理、化学物的伤害。生发层中的黑色素细胞产生的黑色素可吸收日光中的紫外线。

2. 分泌和排泄　皮脂腺分泌的皮脂可以滋润皮肤、毛发；汗腺分泌的汗液，可以排出身体多余的水分、尿素和无机盐；乳腺分泌乳汁，哺育后代。

3. 感觉　皮肤是重要的感觉器官，含有丰富的神经末梢和各种特殊的感受器，能感知冷、热、触、痛，并及时发现危险。

4. 保温　人体需要保持体温恒定，过高或过低对生命活动都不利。体温调节机制主要是依靠皮肤内毛细血管的血流量变化实现的。

（二）服装宽紧与更换

衣着服饰对人体健康的影响，是与衣服的宽紧、厚薄等密切相关的。此外，我们还要注意衣服的更换与清洁。

1. 服装宽紧要适体　俗话说“量体裁衣”。过紧的衣服可阻碍血液循环，也不利体表水分的蒸发。比如领口过紧，会压迫颈动脉，妨碍血液流至大脑，引起眩晕、头昏、视力减退。

对于女性来说，束胸过紧易引起乳腺发育不良、产后少乳、乳痈等乳房疾病并影响胸廓发育，使肺活量降低，导致日后给孩子哺乳都困难；缠腰过紧，也会影响胃肠功能和血液循环，出现消化不良、贫血、消瘦、便秘等，时间久了，还会引起子宫移位及肾脏游走等病症；牛仔裤及短裤裆的紧身裤，会使阴部空气不通畅，汗液不能及时蒸发，细菌容易繁殖而引起阴道炎、外阴湿疹、尿道感染等。

对于男性来说，青少年男子穿过紧短裤，刺激阴茎头，往往易引起遗精；育龄期男子穿过短、过紧裤裆的裤子，致使阴囊上提，影响睾丸温度调节而致精子质量下降，导致生育能力下降。

如果衣服过宽过大则不利于保暖，而且会有碍于工作和活动。在严冬时节，所着的服装款式要多注意防风保暖，衣料不应过分通气。身体受寒以后，上呼吸道血管就会收缩，从而使身体局部的抵抗力减弱，病原体就会乘虚而入，引发感冒或者诱发许多种疾病，例如支气管炎和哮喘等疾病。当然，穿着厚薄要因自己习惯、自身体质和耐寒能力而定。

2. 衣服的清洁卫生　很多疾病，如结核病、皮肤病、沙眼、斑疹伤寒等的传染，在一定程度上衣服起着媒介作用。因此，我们应经常换洗衣服，以便除去衣服上吸附的尘土、细菌和由皮肤排出的各种代谢废物。衣服洗后要晾晒，因为阳光中的紫外线，具有杀灭细菌的作用；阳光中的红外线则具有加热、干燥作用。所以，只要条件许可，我们应充分利用日光给衣服消毒。衣服洗净晒干后要收藏在干燥、通风的地方，防止霉菌生长。化学合成纤维织物不宜制作内衣裤，对儿童、青少年尤其如此。因为化纤织物吸湿性、通气性都较差，不利于皮肤分泌物的散发，容易引起皮肤病，而且会由于过敏而引起皮炎，这点对过敏体质的儿童少年更应注意。女孩从 8 ~ 9 岁开始，阴道就会排出分泌物，而且随着青春期的到来，分泌物逐渐增多。如果穿着不透气的涤纶丝裤衩等化纤织物制品，容易引起外阴湿疹和外阴瘙痒等疾病。

3. 新买的衣服要洗　很多人买来新衣服，就迫不及待地穿上，甚至有一些人直接就把新衣服从试衣间穿回家，衣服脏了才脱下洗，其实这是很不健康的。你知道吗？新衣服上可能残留防皱处理时的致癌物——甲醛。我们有时发现在新衣服上有一股异味，这就是甲醛，它是用来处理棉布易皱的缺点的。在高压、高温环境下，让甲醛分子与棉纤维分子结合，可产生防皱效果。所谓免烫（或防皱）衣服，都是在纯天然的衣料里加入甲醛等化学物质。但是如果处理过程不够严谨或处理后清洗不净，会造成甲醛单体由布料中释放出来，甚至布料本身就有甲醛。不过，危害如此之大的甲醛，却是怕水的哟！因为它是挥发性物质，所以具有很好的水溶性。如果我们不怕麻烦，还可以使用食盐水清洗。食盐能消毒、杀菌、防棉布褪色，何乐而不为呢？新衣服应该洗一下再穿，这是一种健康、卫生的生活习惯。特别是夏天，敏感肤质的人可能对某些染色剂过敏，出汗之后染色剂与皮肤接触会引发不适反应，因此，更应该在穿之前清洗。

第四章　常见药物服用知识

第一节　消化系统常见用药

一、抗消化性溃疡药

（一）抗酸药

抗酸药又称胃酸中和药，为弱碱性物质。理想的抗酸药应该作用迅速、持久，不吸收、不产气，不引起腹泻或便秘，对黏膜有保护作用。单一药物很难达到这一要求，故常用复方制剂。

1. 药理作用与临床评价　口服抗酸药后能中和胃酸，以此解除胃酸对胃、十二指肠黏膜的侵蚀及对溃疡面的刺激。临床主要用于治疗消化性溃疡和反流性食管炎。

（1）作用特点：①直接中和胃酸，迅速缓解反酸、胃灼伤、胃痛等症状。②作用时间短，每日服用次数多。

（2）典型不良反应：①服用大量含镁的抗酸药可导致高镁血症，出现循环虚脱、呼吸麻痹等症状；同时因镁在肠道难以吸收，可引起腹泻。②铝、钙剂可致便秘，与剂量相关；长期大剂量服用可造成严重便秘，甚至形成粪结块引起肠梗阻，并可影响肠道对磷酸盐的吸收。③服用含碳酸盐的抗酸药，会释放二氧化碳，可出现呃逆、腹胀和嗳气，引起反跳性胃酸分泌增加。

（3）禁忌证：①含镁剂禁用于高镁血症者。②含钙剂禁用于高钙血症、高钙尿症、肾结石或有肾结石病史者。③正在服用强心苷药物时禁用复方碳酸钙。④阑尾炎患者、急腹症患者、婴幼儿禁用氢氧化铝。

（4）药物相互作用：①氢氧化铝与西咪替丁或雷尼替丁合用，会使后者吸收减少，虽可缓解溃疡症状，但不提倡两者在 1 h 内同服。②铝、镁剂与阿奇霉素、喹诺酮类药、异烟肼、吩噻嗪类药、地高辛、头孢泊肟酯、四环素类药、H_2 受体阻断药、左甲状腺素钠的口服制剂合用，可使后者吸收减少，因此不提倡合用。如确需合用，服药时间应间隔 2 h 以上。③含铝、钙或镁的抗酸药在足量的情况下，会导致水杨酸盐类药的肾清除率增加、疗效下降，合用时需监测水杨酸盐类药的治疗效果，酌情调整剂量。④碳酸钙与氧化镁联合应用，可减少嗳气、便秘等不良反应，与噻嗪类利尿剂合用，会发生高钙血症。

2. 用药照护

（1）注意最佳服药时间：抗酸剂发挥抗酸作用是在胃内容物将近排空或完全排空后，因此最佳服药时间是胃不适症状出现或将要出现时，如两餐之间和入睡前。

（2）注意抗酸剂片剂的用法：抗酸剂片剂宜嚼碎服用，而不是吞服。

（3）注意用药次数：照护者在协助照护对象用药时，可让其增加日服药次数，4 次/d 或更多，最多可间隔 1 h 给予 1 次。

（4）注意规避用药禁忌证：①肾衰竭者不宜长期使用氢氧化铝制剂，以防引起骨软化、痴呆及贫血。②阑尾炎等急腹症患者服用氢氧化铝制剂会使病情加重，增加阑尾穿孔的危险。

3. 主要药品

（1）复方碳酸钙：用于因胃酸分泌过多引起的胃痛、胃灼热感、反酸。含服或嚼碎服。

（2）氢氧化铝：用于胃酸过多、胃及十二指肠溃疡、胃食管反流病。口服，凝胶剂和片剂餐前 1 h 服用，复方氢氧化铝片餐前 30 min 或胃痛发作时嚼碎后服用。

（二）抑制胃酸分泌药

胃壁细胞上存在 3 种受体，即 H_2、胃泌素和 M 受体，当这些受体激动时，产生一系列生化过程，最终形成胃酸。因此，上述受体阻断药及质子泵抑制剂均可抑制胃酸分泌，有利于溃疡的愈合。

1. 药理作用与临床评价　H_2 受体阻断药、质子泵抑制剂（PPI）是临床上最常用的抑制胃酸分泌药，也是目前治疗消化性溃疡的首选药，特别是质子泵抑制剂的临床应用，给消化系统疾病治疗带来标志性的改变。

（1）作用特点

1）H_2 受体阻断药：疗程短，溃疡愈合率较高，不良反应较少，但突然停用 H_2 受体阻断药会导致胃酸分泌反跳性增加。

2）质子泵抑制剂：具有弱碱性，表现出较高的选择性、专一性、不可逆性和持久性。目前，在临床上使用的质子泵抑制剂包括奥美拉唑、兰索拉唑、泮托拉唑等。

（2）典型不良反应

1）H_2 受体阻断药：常见头晕、嗜睡，少见定向力障碍、意识混乱。长期用药可引起胃内细菌繁殖，诱发感染。突然停药可能引起慢性消化性溃疡、胃穿孔，这是由胃酸分泌反跳性增加引起的。

2）质子泵抑制剂：长期或大剂量使用质子泵抑制剂可引起患者尤其是老年患者骨折，潜在性胃内细菌过度生长和低胃酸所致的维生素 B_2 等营养物质吸收障碍。连续使用 3 个月以上还可导致低镁血症。

(3)禁忌证

1)H_2 受体阻断药:①本类药可透过胎盘屏障,并由乳汁分泌,妊娠期及哺乳期妇女禁用;②急性胰腺炎患者禁用西咪替丁;③8 岁以下儿童、苯丙酮尿症患者急性间歇性血卟啉病患者禁用雷尼替丁。

2)质子泵抑制剂:严重肾功能不全者、妊娠期及哺乳期妇女、婴幼儿禁用。

(4)药物相互作用

1)H_2 受体阻断药:西咪替丁对肝药酶有较强的抑制作用,可抑制华法林、茶碱、苯妥英钠、卡马西平、普萘洛尔、维拉帕米、地西泮等的肝内代谢,有可能增加合并药物的不良反应。雷尼替丁、法莫替丁、尼扎替丁、罗莎替丁与肝药酶的亲和力较小,不抑制肝药酶,不影响茶碱、苯妥英钠、华法林、地西泮等药物的代谢。H_2 受体阻断药与硫糖铝合用,硫糖铝的疗效会降低,故宜避免合用。抗酸剂与 H_2受体阻断药合用,后者的吸收会减少,因此一般不提倡合用;如确需合用,两类药服药时间要间隔 1 h 以上。

2)质子泵抑制剂:质子泵抑制剂与苯妥英、双香豆素等合并应用时,应考虑药物间相互作用的不良后果。奥美拉唑、兰索拉唑对氯吡格雷的抑制作用最明显,对泮托拉唑的影响较弱或不明显。

2. 用药照护

(1)H_2 受体阻断药

1)注意监测安全性:H_2受体阻断药的耐药发生很快且经常发生。照护者在协助照护对象用药时,应告知其因停药引起的夜间基础胃酸反跳一般在停药 9 d 后消失。如果照护对象出现精神症状,要立即停药。

2)注意服药人群:儿童一般不推荐使用 H_2 受体阻断药;老年人大剂量应用时有可能出现精神紊乱、语言含糊,因此高龄患者要慎用。因 H_2 受体阻断药可能引起幻觉、定向力障碍,所以当照护对象为司机、高空作业者、精密仪器操作者时,要提醒其慎用或提示其在服用后休息 6 h 再从事工作。

(2)质子泵抑制剂

1)注意用药时间和方法:服药时应整片(粒)吞服,不得咀嚼和压碎,并至少在餐前 1 h 服用;质子泵抑制剂和抗酸剂联合应用时,两者应至少间隔 30 min。

2)注意照护对象发生骨折和低镁血症:老年人使用质子泵抑制剂会使骨折风险升高,可考虑低剂量、短疗程的治疗方式;连续使用质子泵抑制剂 3 个月以上会有低镁血症的风险,照护者要注意照护对象的症状,提醒其在治疗过程中要定期进行血镁检查。

3. 主要药品

(1)H_2 受体阻断药

1)西咪替丁:用于胃及十二指肠溃疡、反流性食管炎、应激性溃疡及卓-艾综合征。

2)雷尼替丁:用于胃及十二指肠溃疡、应激性溃疡及卓-艾综合征。治疗十二指肠溃疡疗程4周,治疗良性胃溃疡疗程6~8周。

(2)质子泵抑制剂

1)奥美拉唑:用于胃及十二指肠溃疡、胃食管反流病、卓-艾综合征、消化性溃疡急性出血、急性胃黏膜出血。清晨顿服。十二指肠溃疡疗程2~4周,胃溃疡疗程4~8周。

2)兰索拉唑:用于胃及十二指肠溃疡、吻合口溃疡、卓-艾综合征。口服。胃溃疡及吻合口溃疡疗程8周。

(三)增强胃黏膜屏障功能药

胃黏膜屏障包括细胞屏障和黏液-碳酸氢盐屏障。当胃黏膜屏障功能受损时,可导致溃疡的发生。

1.药理作用与临床评价　增强胃黏膜屏障功能药可防治胃黏膜损伤,促进组织修复和溃疡愈合,包括前列腺素类药(如米索前列醇、碱式铝盐类药如硫糖铝、铋剂如枸橼酸铋钾)等。

(1)作用特点

1)增强胃黏膜屏障功能药可与受损黏膜部位结合形成薄膜,覆盖在黏膜表面,使之不再受到各种有害物质的侵袭,从而起到隔离作用。

2)增强胃黏膜屏障功能药还可促使消化道黏膜细胞分泌黏液等保护性物质,有促进黏膜修复的作用。

(2)典型不良反应:①前列腺素类药主要不良反应有腹泻或稀便。②长期用碱式铝盐类药可致便秘。③服用铋剂期间口中带有氨味,并可使舌、大便变黑。

(3)禁忌证:①妊娠期妇女、前列腺素类药过敏者禁用前列腺素类药。②严重肾功能不全者、妊娠期妇女禁用铋剂。

(4)药物相互作用:①硫糖铝及铋剂在酸性环境中起作用,不宜与碱性药物合用。②为防止铋中毒,含铋剂不宜联合使用。③替普瑞酮对盐酸、阿司匹林、酒精等引起的消化性溃疡具有细胞保护作用,与H_2受体阻断药合用可促进溃疡的愈合。

2.用药照护　照护者在协助照护对象用药时,要注意本类药的用药时间与配伍。

(1)与抑酸剂联合应用,时间宜间隔1 h,且避免与酸性药或含鞣酸药同服。

(2)硫糖铝宜餐前0.5~1 h服用,不宜与牛奶、抗酸剂同服,连续用药不超过8周。

(3)果胶铋宜餐前0.5~1 h服用,服用后粪便颜色可能变黑,此为正常现象,停药后1~2 d内粪便颜色可转为正常。

3.主要药品

(1)硫糖铝:用于胃及十二指肠溃疡。餐前1 h及临睡前将药片置于少许温水中,摇匀后服用。

(2)枸橼酸铋钾:用于急慢性胃炎、胃及十二指肠溃疡。口服。

二、消化功能调节药

消化功能异常的患者常出现食欲缺乏、恶心呕吐、腹部胀痛、腹泻或便秘等症状。针对不同症状,可选用不同的消化功能调节药对消化功能异常进行调节。

(一)助消化药

助消化药多为消化液中的有效成分或促进消化液分泌的药物。常见的助消化药有乳酶生、乳酸菌素、胰酶、胃蛋白酶等。

1. 药理作用与临床评价　助消化药能促进食物消化,用于消化道分泌功能减弱及消化不良。有些药物还能阻止肠道内容物的过度发酵,也有助于治疗消化不良。

(1)作用特点:①乳酶生是乳酸杆菌的活性制剂,可分解糖类产生乳酸,提高肠内容物的酸性,抑制肠内腐败菌繁殖,减少发酵和产气。②乳酸菌素可在肠道形成保护层,阻止病原菌、病毒的侵袭;刺激肠道分泌,提高肠道免疫力;选择性杀死肠道致病菌,促进有益菌生长;调节肠黏膜电解质、水分平衡;促进胃液分泌,增强消化功能。③胰酶是多种酶的混合物,在肠液中可消化淀粉、蛋白质和脂肪。

(2)典型不良反应:助消化药较安全,不良反应较少。

(3)禁忌证:急性胰腺炎早期患者、对蛋白制剂过敏者禁用胰酶。

(4)药物相互作用:①乳酶生不能与抗菌药合用,否则抗菌药会使其灭活;也不能与活性炭、鞣酸蛋白和碱式碳酸铋等收敛吸附剂合用,否则可被吸附而降低药效。②H_2受体阻断药能防止胰酶失活,增强口服胰酶的疗效,合用时需减少胰酶的剂量。③胰酶在酸性环境中活性减弱,因此忌与酸性药物同服。④胰酶与等量碳酸氢钠同服可增强疗效。

2. 用药照护

(1)注意服药方法:助消化药含有消化酶或活性菌类,送服水温超过 40 ℃会使其变性失活,降低药效。因此,送服助消化药最好用凉开水。同时,此类药要放在冷处或阴凉处保存。

(2)注意用药时间:如果在服用助消化药的同时服用抗菌药或吸附剂,则应注意两者间隔 2 ~ 3 h。

(3)注意胰酶的合理应用:服用胰酶时不可嚼碎,以免药粉残留在口腔内,导致严重的口腔溃疡。

3. 主要药品

(1)乳酶生:用于消化不良、肠内过度发酵、肠炎、腹泻等。餐前口服。

(2)乳酸菌素:用于肠内异常发酵、消化不良、肠炎和儿童腹泻。餐前嚼服。

(3)胰酶:用于消化酶减少引起的消化不良。需整片吞服,不可嚼服。

(二)胃肠解痉药

胃肠解痉药又称抑制胃肠动力药,主要为M受体拮抗药。

1.药理作用与临床评价　胃肠解痉药通过解除胃肠痉挛,松弛胃肠平滑肌,缓解疼痛,抑制多种腺体从而达到止痛的目的。临床常用的胃肠解痉药有颠茄、阿托品、山莨菪碱等。

(1)作用特点:①颠茄作为一种抗胆碱药,作用于平滑肌,可有效抑制腺体分泌,缓解胃肠道痉挛性疼痛。②阿托品具有松弛内脏平滑肌的作用,对膀胱逼尿肌、胆管、输尿管、支气管都有解痉作用,但对子宫平滑肌的影响较小。阿托品对心脏、肠和支气管平滑肌的作用比其他颠茄生物碱更强、更持久。③山莨菪碱的作用与阿托品相似或稍弱,可解除平滑肌痉挛、血管痉挛,改善微循环,同时有镇痛作用,但扩瞳和抑制腺体分泌作用较弱且极少引起中枢神经系统兴奋。

(2)典型不良反应:常见便秘、皮肤潮红、出汗减少、口鼻咽喉干燥、视物模糊、排尿困难、胃肠功能减退、胃食管反流、过敏性皮疹、疱疹、接触性药物性睑结膜炎。

(3)禁忌证:青光眼、前列腺增大、高热、重症肌无力、肠梗阻和严重心功能不全者禁用。

(4)药物相互作用:①与金刚烷胺、吩噻嗪类药、其他抗胆碱药、扑米酮、普鲁卡因胺、三环类抗抑郁药配伍使用,M胆碱受体阻断药毒副反应可加剧。②与甲氧氯普胺、多潘立酮并用时,可拮抗后者促进胃肠运动作用。③阿托品会加重胺碘酮所致的心动过缓,普萘洛尔可拮抗阿托品所致的心动过速。

2.用药照护

(1)注意服药人群:①莨菪烷类生物碱可抑制腺体分泌,在夏季用药时会使体温升高,因此老年人在夏天尤要慎用;哺乳期妇女服用后可导致乳汁分泌减少,故不宜使用。②妊娠期妇女静脉注射阿托品可使胎儿心动过速,需慎用;婴幼儿对莨菪烷类生物碱的毒性较敏感,一般宜慎用。

(2)注意用药时间:解痉药有抑制胃肠动力、降低胃肠促动药作用的可能,因此两者合用时要有适宜的时间间隔。

3.主要药品

(1)颠茄:用于胃及十二指肠溃疡,胃肠道、肾、胆绞痛等。口服。

(2)阿托品:用于各种内脏绞痛,如胃肠绞痛及膀胱刺激症状,对胆绞痛、肾绞痛的疗效较差;用于迷走神经过度兴奋所致的窦房传导阻滞、房室传导阻滞等缓慢性心律失常;解救有机磷酸酯类中毒;抗休克。口服,皮下、肌内或静脉注射。

(3)山莨菪碱:用于解除平滑肌痉挛、胃肠绞痛、胆痛痉挛及有机磷中毒等。口服。

(三)胃肠促动药

胃肠促动药是一类能增强并协调胃肠节律性运动的药物,临床常用的有甲氧氯普胺、多潘立酮、莫沙必利等。

1. 药理作用与临床评价　胃肠促动药可以增强胃肠道收缩,促进和刺激胃肠排空,同时抑制胃酸的分泌,改善功能性消化不良等症状。

(1)作用特点

1)甲氧氯普胺:有止吐作用,也可抑制催乳素抑制因子,促进催乳素的分泌。

2)多潘立酮:可抑制恶心、呕吐,并有效防止胆汁反流。

3)莫沙必利:可改善功能性消化不良者的胃肠道症状,但不影响胃酸分泌。莫沙必利克服了西沙必利对心脏的不良反应,不会导致心电图 QT 间期延长和室性心律失常。

(2)典型不良反应:大部分胃肠促动药可致锥体外系反应、尖端扭转型心律失常、心电图 QT 间期延长、泌乳、乳房肿痛、月经失调。老年人、儿童长期使用胃肠促动药更易出现锥体外系反应。

(3)禁忌证:妊娠期妇女及胃肠道出血、机械性梗阻或穿孔、嗜铬细胞瘤、乳腺癌、分泌催乳素的垂体肿瘤、胃肠道出血、胃肠道穿孔者禁用胃肠促动药。

莫沙必利禁用于胃肠道出血、阻塞或穿孔以及其他刺激胃肠道可能引起危险的疾病,妊娠期和哺乳期妇女应避免使用。

(4)药物相互作用:①甲氧氯普胺与西咪替丁、地高辛同用,会使后两种药的胃肠道吸收减少,间隔 2 h 服用可以减少这种影响。②多潘立酮禁止与 QT 间期延长的药物合用。

2. 用药照护　大剂量或长期服用甲氧氯普胺易引起锥体外系反应,因此用药照护期间要密切关注照护对象锥体外系反应。无论是成人还是儿童,用药剂量应每日不超过 0.5 mg/kg。

3. 主要药品

(1)甲氧氯普胺:用于各种病因所致的恶心、呕吐、嗳气、消化不良、胃胀满、胃酸分泌过多等症状,也用于反流性食管炎、胆汁反流性胃炎、功能性胃滞留、胃下垂等。口服,餐前 30 min 服用。

(2)多潘立酮:用于因胃排空延缓、胃食管反流、食管炎引起的消化不良,功能性、器质性、感染性疾病,以及放、化疗引起的恶心和呕吐。口服,餐前 15 ~ 30 min 服用。

(3)莫沙必利:用于功能性消化不良、胃食管反流病、糖尿病胃轻瘫者及胃大部切除术后者的胃功能障碍。口服,餐前服用。

(四)泻药

泻药是刺激肠蠕动、增加肠内容物、软化粪便、润滑肠道、促进排便的药物。

1. 药理作用与临床评价　泻药可分为容积性泻药、渗透性泻药、刺激性泻药和润滑性泻药,临床主要用于治疗功能性便秘。

(1)作用特点:①容积性泻药如硫酸镁,口服后不被肠壁吸收,可引起肠容积增大而刺激肠壁，导致肠蠕动加快，引起泻下。②渗透性泻药如乳果糖，口服后肠道很少吸收，增加肠容积而促进肠道推进性蠕动，产生泻下作用。③刺激性泻药如酚酞，与肠黏膜接触，改变肠黏膜的通透性，使肠腔水分增加、蠕动增强，引起泻下。④润滑性泻药如甘油，通过润滑肠壁、软化粪便而发挥泻下作用。

(2)典型不良反应：长期、连续用泻药会影响电解质平衡，如低钾血症。过度使用刺激性泻药会引起腹泻。

(3)禁忌证：①急腹症、肠道失血、妊娠期及经期妇女禁用硫酸镁。②不明原因的腹痛、阑尾炎、胃肠道梗阻、乳酸血症、尿毒症和糖尿病酸中毒者禁用乳果糖。③充血性心力衰竭、高血压、粪块阻塞者及婴儿和哺乳期妇女禁用酚酞。④糖尿病患者，颅内活动性出血者，头痛、呕吐者，完全无尿者，严重脱水者，急性肺水肿或即将发生急性肺水肿者，严重心力衰竭者禁用甘油。

(4)药物相互作用：①硫酸镁用于导泻时与其他药物产生不良作用的现象较少。②乳果糖与抗酸剂合用，会降低疗效。③酚酞与碳酸氢钠等碱性药物合用，可引起尿液变色。

2. 用药照护

(1)泻药不宜长期使用：口服泻药后，便秘情况一旦缓解就应停用。要避免习惯性服用泻药且泻药连续使用不宜超过 7 d。

(2)注意泻药的选用：泻药的作用途径不一，适应证也有所不同，照护过程中要根据照护对象的症状选用泻药。①对于刺激性泻药，肠梗阻者要禁用，长期慢性便秘者不宜长期大量使用，结肠低张力所致便秘者宜睡前服用。②结肠痉挛所致的便秘，可用膨胀性或润滑性泻药。

3. 主要药品

(1)硫酸镁：用于导泻、肠道清洗、十二指肠引流及治疗胆绞痛。口服，用水 100 ~ 400 mL 溶解后顿服。

(2)乳果糖：用于治疗慢性功能性便秘，治疗高血氨症及由血氨升高引起的疾病。口服。

(3)甘油：用于治疗便秘。直肠塞入栓剂。

(五)止泻药

止泻药是治疗腹泻的对症治疗药，主要通过减少肠蠕动或保护肠道免受刺激而达到止泻效果，适用于剧烈腹泻或长期慢性腹泻，以防止机体过度脱水、水盐代谢失调、消化或营养障碍。

1. 药理作用与临床评价　止泻药可分为吸附药和收敛药、抗动力药等。

(1)作用特点

1)吸附药和收敛药：如双八面体蒙脱石等，具有加强、修复消化道黏膜屏障，固定、消除多种病原体和毒素的作用。

2)抗动力药:如洛哌丁胺、地芬诺酯等,主要通过提高胃肠张力、抑制肠道运动、制止推进性收缩而起止泻作用。其中洛哌丁胺的止泻作用较地芬诺酯更快速、强效、持久。

(2)典型不良反应

1)吸附药和收敛药:少数人可能产生轻度便秘。

2)抗动力药:常见厌食、体温升高、红斑、瘙痒、头痛、心悸。

(3)禁忌证:洛哌丁胺、地芬诺酯禁用于2岁以下婴幼儿、肠梗阻患者、应用广谱抗菌药物引起的假膜性肠炎患者、细菌性小肠结肠炎患者。

(4)药物相互作用:①双八面体蒙脱石与诺氟沙星合用,可提高对致病性细菌感染的疗效。双八面体蒙脱石可减轻红霉素的胃肠道反应,提高红霉素的疗效。②地芬诺酯可以增强巴比妥类、阿片类和其他中枢神经抑制药的作用,不宜合用。地芬诺酯可减慢肠蠕动,影响其他药物的吸收。

2. 用药照护

(1)联合用药选择:因抗动力药无抗感染作用,因此伴有感染的腹泻应联合应用有效的抗菌药物。腹泻常可导致钾离子过量丢失,在针对病因治疗的同时还应及时补充水分和电解质(可口服补液盐)。

(2)注意服药方法:在服用双八面体蒙脱石时,需加入足量水充分稀释,并混匀后快速服完;不能直接倒入口中用水冲服,或者用水调成糊、丸状服用,以免造成该药在消化道黏膜上分布不均,影响疗效。注意,急性腹泻服用该药1 d后、慢性腹泻服用该药2~3 d后症状未改善者应立即就医。

3. 主要药品

(1)双八面体蒙脱石:用于急、慢性腹泻,胃食管反流病,食道炎,胃炎及结肠炎。口服,急性腹泻者首次剂量加倍。

(2)洛哌丁胺:用于控制急、慢性腹泻的症状;用于回肠造瘘术者,可减少排便量和排便次数,增加大便稠硬度。口服,成人最大剂量一日不超过16 mg。

(3)地芬诺酯:用于急(或慢)性功能性腹泻、慢性肠炎。口服,腹泻得到控制时即可减少剂量。

(六)微生态制剂

微生态制剂也称活菌制剂,是指运用微生态学原理,通过调整微生态失调,保持微生态平衡,提高宿主的健康水平,利用对宿主有益的正常微生物生长所制成的制剂。

1. 药理作用与临床评价　微生态制剂所含细菌为健康人肠道正常菌群,口服后直接寄生于肠道,成为肠道内正常的生理性细菌。其主要用于肠道菌群失调引起的腹泻,也用于由寒冷或其他刺激所致的刺激性腹泻,对由细菌或病毒引起的感染性腹泻早期应用无效。在应用抗感染药后期,可辅助给予微生态制剂,以帮助恢复菌群的平衡。

（1）作用特点：微生态制剂可抑制肠内有害菌，维持人体微生态平衡，维持正常肠蠕动，缓解便秘。

1）双歧杆菌可与肠道黏膜上皮细胞特异性结合，形成生物膜屏障，阻止致病菌的入侵与定植。

2）双歧杆菌可合成 B 族维生素、叶酸等多种维生素，促进人体对蛋白质的消化吸收，具有营养作用。

（2）典型不良反应：微生态制剂多数为细菌或蛋白质类，不良反应有过敏反应和继发感染，偶见大便干燥、腹胀。

（3）禁忌证：过敏者禁用。

（4）药物相互作用。

1）抗酸剂与双歧杆菌三联活菌合用可减弱其疗效，应分开服用，并注意间隔时间。

2）抗菌药、铋剂、鞣酸等能抑制、吸附或杀灭活菌，故不能合用。

2. 用药照护

（1）注意服用方法：地衣芽孢杆菌活菌制剂需用低于 40 ℃的温开水送服，不耐胃酸的双歧杆菌三联活菌制剂建议饭后服用，肠溶制剂应整片或整粒吞服，不可嚼碎。

（2）注意微生态制剂的储存与保管：微生态制剂中的活菌数量与其疗效密切相关，因此在储存期间应尽量保持其在有效期内。如双歧杆菌三联活菌制剂应置于 2 ~ 8 ℃的环境中保存，同时应注意活菌数量。

3. 主要药品

（1）双歧杆菌三联活菌制剂：用于治疗因肠道菌群失调引起的轻中型急性腹泻、慢性腹泻、便秘、消化不良及腹胀。口服。

（2）地衣芽孢杆菌活菌制剂：用于细菌或真菌感染引起的急慢性肠炎、腹泻，其他原因引起的胃肠道菌群失调的防治。口服，首次剂量加倍。

三、肝胆疾病辅助治疗药

肝胆疾病的治疗包括致病因子的去除，肝结构、功能的改善和修复，各种病理生理状态的纠正和改善，缓解临床症状等。目前多数药物对肝胆疾病的治疗仅起到辅助作用。

（一）药理作用与临床评价

治疗肝病，一方面是保护和滋养肝细胞，以恢复肝细胞的活力和功能；另一方面是减少结缔组织的增生，防止肝硬化的发生。

1. 作用特点

（1）必需磷脂类药：必需磷脂类药能促进肝细胞膜再生。代表药品为多烯磷脂酰胆碱。

(2)促进代谢类药与维生素:促进代谢类药与维生素可促进物质代谢和能量代谢,保持代谢所需各种酶的活性。代表药品为天冬氨酸钾镁、各种氨基酸制剂、各种水溶性维生素。

(3)解毒类药:解毒类药可保护细胞中巯基的蛋白质和酶。代表药品为还原型谷胱甘肽和葡醛内酯。

(4)抗炎类药:抗炎类药对多种化学毒物所致的肝脏损伤有防治作用。代表药品为复方甘草酸苷和甘草酸二铵。

(5)降酶药:降酶药对血清丙氨酸氨基转移酶升高有明显的降低作用,并具有降酶速度快、降幅大的特点。代表药品为联苯双酯。

(6)利胆药:利胆药可增加胆汁分泌,抑制肝脏胆固醇合成,减少肝脏脂肪,促进胆石溶解和胆汁排出。代表药品为熊去氧胆酸。

2. 典型不良反应

(1)甘草制剂可引起低钾血症。

(2)服用熊去氧胆酸常见腹泻。

(3)禁忌证:①严重低钾血症、高钠血症、高血压、心力衰竭或肾衰竭者禁用甘草酸二铵。②醛固酮增多症、肌病、低钾血症、血氨升高倾向的末期肝硬化者禁用复方甘草酸苷。③妊娠期及哺乳期妇女,严重肝功能不全者,胆道完全梗阻者,急性胆囊炎、胆管炎者、胆结石钙化者、出现胆管痉挛或胆绞痛时禁用熊去氧胆酸。

(4)药物相互作用:①还原型谷胱甘肽不得与维生素 B_{12}、甲萘醌、泛酸钙、抗组胺药、磺胺药及四环素等混合使用。②甘草酸二铵与依他尼酸、呋塞米、三氯甲噻嗪等利尿剂并用时会出现低钾血症。③口服避孕药可增加胆汁饱和度,服用熊去氧胆酸治疗时应采取其他节育措施,以免影响疗效。

(二)用药照护

(1)多巴胺的应用:①多巴胺在静脉滴注前必须稀释,稀释液的浓度取决于剂量和个体对液体量的需求。②用于极危重休克患者时,应改用去甲肾上腺素静脉滴注治疗。③多巴胺宜选择中心静脉用药。

(2)磷酸二酯酶Ⅲ抑制剂的应用:①米力农宜使用0.9%氯化钠注射液。②使用米力农引起的血小板减少可能与使用剂量有关,且无临床症状,因此用药期间应监测血小板计数。

(3)肾功能不全者,米力农输液时需要减量。

(三)主要药品

1. 多巴胺　用于心肌梗死、创伤、内毒素败血症、心脏手术、肾衰竭、充血性心力衰竭等引起的休克综合征,也用于地高辛和利尿剂无效的心功能不全。静脉滴注,滴注前须稀释。

2. 多巴酚丁胺　用于器质性心脏病的心肌收缩力下降引起的心力衰竭。静脉滴注，滴注前须稀释。

3. 米力农　用于对地高辛、利尿剂、血管扩张剂治疗无效或欠佳的急、慢性顽固性充血性心力衰竭。静脉滴注，用药最大剂量 13 mg/(kg · d)。

第二节　循环系统常见用药

一、抗心律失常药

心脏搏动的频率和(或)节律的紊乱称为心律失常，心律失常分为缓慢性和快速性。缓慢性心律失常主要有窦性心动过缓、房室传导阻滞等，常用阿托品、异丙肾上腺素等药品治疗。快速性心律失常主要包括室上性和室性早搏及心动过速、心房颤动和心房扑动、心室颤动等，常用美西律、普罗帕酮等药品治疗。本节介绍的抗心律失常药主要是用于治疗快速性心律失常的药物。

(一)药理作用与临床评价

1. 作用特点

(1) Ⅰ类钠通道阻滞剂

1) Ⅰa 类抗心律失常药：适度阻滞钠通道，延长复极过程，且以延长心肌细胞有效不应期更为显著。

2) Ⅰb 类抗心律失常药：轻度阻滞钠通道，降低自律性，缩短动作电位时程，相对延长有效不应期。

3) Ⅰc 类抗心律失常药：重度阻滞钠通道，降低自律性，抑制传导作用较强，对复极过程影响小。

(2) 延长动作电位时程药：延长动作电位时程药又称钾通道阻滞剂，可延长有效不应期和动作电位时程不宜与但对动作电位幅度和去极化速率影响小。

(3) 钙通道阻滞剂：钙通道阻滞剂可降低心肌细胞自律性，延长有效不应期。

2. 典型不良反应

(1) 缓慢性心律失常：所有抑制窦房结药均可导致窦性心动过缓，包括 β 受体阻断药、钙通道阻滞剂或强心苷类药，其中洋地黄类药最为常见。

(2) 折返性心律失常加重：Ⅰc 类抗心律失常药的风险最高，Ⅰa 类抗心律失常药也非常常见；也可见于Ⅰb 类抗心律失常药及延长动作电位时程药，但相对较少；钙通道阻滞剂则极少见。

（3）尖端扭转型室性心动过速：以Ⅰa类抗心律失常药普鲁卡因胺最为常见，地高辛中毒时也可发生。

（4）血流动力学阻碍：降低心脏收缩的抗心律失常药或血管舒张性药偶可引起心律失常。

（5）其他：常见眩晕、头痛、运动失调、语音不清、视物模糊、口腔金属异味等症状。少数会出现双手细微震颤、眼球震颤、发音困难、低血压、狼疮样面部皮疹、光过敏等症状。

3. 禁忌证

（1）妊娠期及哺乳期妇女、婴幼儿禁用。

（2）甲状腺功能异常或有既往病史者禁用胺碘酮。

（3）对碘过敏者禁用胺碘酮。

（4）病态窦房结综合征和二度或三度房室传导阻滞者禁用胺碘酮、维拉帕米和地尔硫䓬。

（5）心房扑动、心房颤动伴显性预激综合征者禁用维拉帕米。

（6）严重左心室功能不全和低血压者禁用维拉帕米。

4. 药物相互作用

（1）美西律与其他抗心律失常药可能有协同作用，可用于顽固性心律失常，但不宜与其他Ⅰb类抗心律失常药合用。

（2）普罗帕酮与普萘洛尔、美托洛尔合用，可以显著增加后两者的血浆浓度和清除半衰期，而对普罗帕酮没有影响。

（3）胺碘酮与地尔硫䓬、维拉帕米合用，会发生心动过缓、房室传导阻滞。

（4）维拉帕米与其他高血压药合用，可加重低血压。

（二）用药照护

1. 临床用药选择　首先要结合心律失常的类型进行治疗，对心室颤动等恶性心律失常应首先电击除颤，在此基础上根据心律失常的类型选择药物。

（1）室上性心律失常：①室上性期前收缩或心动过速时，若无症状可不用抗心律失常药，若有症状可选用维拉帕米、普罗帕酮或强心苷类药治疗。②心房颤动或心房扑动时，符合复律指征者，在药物复律方面可选用胺碘酮、普罗帕酮治疗，预防复发可选用胺碘酮或普罗帕酮治疗。③慢性心房颤动控制心室率时，可选用强心苷类药和维拉帕米或地尔硫䓬治疗，同时加用抗凝药预防血栓形成。④预激综合征伴阵发性心房颤动时，可选用普罗帕酮、胺碘酮或普鲁卡因胺治疗，禁用强心苷类药和维拉帕米。

（2）室性心律失常：①室性期前收缩发生于没有器质性心脏病也没有症状者，可不用抗心律失常药，若有症状可选用美西律、普罗帕酮。心率偏快、血压偏高者可选用维拉帕米治疗。②伴心肌缺血或心肌梗死者，可选用普鲁卡因胺、普罗帕酮、美西律、胺碘酮等。

（3）伴心功能不全者，可选用普罗帕酮、美西律、胺碘酮等。

2. 联合用药指导　治疗心律失常一般单独用药，联合用药容易产生严重的心脏毒性反应，建议不要轻易采用。警惕药物的致心律失常作用。临床使用抗心律失常药一定要掌握指征，避免滥用。注意剂量个体化，定时检查心电图，必要时进行血药浓度监测。

（三）主要药品

1. 普鲁卡因胺　用于危及生命的室性心律失常。口服或静脉注射。

2. 美西律　用于慢性室性心律失常。口服或静脉注射。

3. 普罗帕酮　用于阵发性室性心动过速及室上性心动过速（包括伴预激综合征者）心房扑动或心房颤动的预防及各类期前收缩的治疗。口服或静脉注射。

4. 胺碘酮　用于房性心律失常、结性心律失常、室性心律失常、预激综合征最常伴发的心律失常，尤其适用于冠状动脉供血不足及心力衰竭，口服或静脉滴注。口服适用于危及生命的阵发性室性心动过速及室颤的预防也用于其他药物无效的阵发性室上性心动过速、阵发性心房扑动、心房颤动，包括合并预激综合征者及持续性心房颤动、心房扑动经电转复后的维持治疗，还用于持续性心房颤动、心房扑动时心室率的控制。

5. 维拉帕米　用于心绞痛、室上性心律失常、原发性高血压。注射液用于快速阵发性室上性心动过速的转复，心房扑动或心房颤动心室率的暂时控制。口服；稀释后缓慢静脉注射或静脉滴注，症状控制后改用片剂口服维持。

6. 地尔硫䓬　口服制剂用于冠状动脉痉挛引起的心绞痛、劳力性心绞痛、高血压、肥厚型心肌病。注射剂用于室上性心动过速、手术时异常高血压的急救处置、高血压急症和不稳定型心绞痛。

二、抗心绞痛药

心绞痛是指冠状动脉供血不足导致心肌暂时缺血、缺氧，引起发作性胸骨后或心前区疼痛、紧缩和压迫感的症状。心绞痛常见于冠状动脉粥样硬化性心脏病（简称冠心病）。用于缓解心肌缺血和减轻心绞痛症状的药物有硝酸酯类药、β 受体阻断药和钙通道阻滞剂 3 类。3 类药均可减少心绞痛发作频次，有效控制症状，但不能减少心肌梗死或死亡的发生。下面主要介绍硝酸酯类药。

（一）药理作用与临床评价

1. 作用特点　抗心绞痛药主要通过降低心肌耗氧、促进冠状动脉血流重新分布和增加心肌供氧 3 个方面的药理作用，恢复心肌供氧和耗氧的平衡而发挥治疗作用。

2. 典型不良反应　搏动性头痛、面部潮红或有烧灼感、血压下降、反射性心率加快、晕厥、血硝酸盐水平升高等，但是持续使用一段时间头痛可以减轻。偶见口唇轻度局部烧灼感或加重胃食管反流。

3. 禁忌证

(1)对硝酸酯过敏者禁用。

(2)急性下壁伴右室心肌梗死者禁用。

(3)收缩压<90 mmHg 的严重低血压者禁用。

(4)患肥厚型梗阻性心肌病者禁用。

(5)重度主动脉瓣和二尖瓣狭窄者禁用。

(6)心脏压塞或缩窄性心包炎者禁用。

(7)限制性心肌病者禁用。

(8)已使用 5 型磷酸二酯酶抑制剂(如西地那非等)者禁用。

(9)颅内压增高者禁用。

4. 药物相互作用

(1)与抗高血压药或扩张血管药合用,可使本类药的体位性降压作用增强。

(2)可增强三环类抗抑郁药的低血压和抗胆碱效应。

(3)与 5 型磷酸二酯酶抑制剂合用可引起严重的低血压,因此在用药期间禁止联合应用西地那非等 5 型磷酸二酯酶抑制剂。

(4)与拟交感神经药合用,可降低本类药的抗心绞痛效应。

(二)用药照护

1. 合理使用各种剂型　硝酸甘油除常用的片剂供舌下含服外,还有气雾剂、舌下喷雾,作用更快;注射液做静脉滴注,起效快,且可维持血药浓度稳定;软膏剂定量涂擦于皮肤、透皮贴剂贴于皮肤(常选择手臂或胸腹部位),可通过皮肤吸收,且可避免肝脏首关效应,并可随时停用。短效、舌下用药起效迅速,作用时间短,用于心绞痛发作时缓解症状;而长效、口服等其他用药方式更多是为了预防心绞痛发作。

(1)使用本品敷贴剂时,将敷贴剂膜侧敷贴于皮肤,避开破损皮肤、毛发、瘢痕或易受刺激部位,使药物以恒速进入皮肤,作用持续 24 h,切勿修剪敷贴剂。外用与皮肤接触后可有轻微瘙痒和灼热感,皮肤轻微变红,一般在停药后数小时可自然消失。

(2)含服时尽量采取坐位,用药后由卧位或坐位突然变为站立位时必须谨慎,以防止发生直立性低血压。舌下含服如果无麻刺灼烧感或头胀感,表明药品已经失效;如果患者舌下黏膜干燥,部分会舌下含服无效,建议黏膜明显干燥者用水或盐水湿润黏膜后再行含服。

(3)使用喷雾剂前不宜摇晃,使用时屏住呼吸,最好喷于舌下,每次间隔 30 s。

(4)不应突然停止用药,以避免反跳现象。

2. 防止耐药现象发生　硝酸酯耐药现象是困扰其临床使用的最主要问题。一旦发生耐药,不仅影响疗效,而且可能加剧内皮功能损害,对预后产生不利影响。任何剂型的硝酸酯使用不正确均可致耐药,如连续 24 h 静脉滴注硝酸甘油或不撤除透皮贴剂,未以非耐药方式口服几个剂量的硝酸异山梨酯或5-单硝酸异山梨酯等。因此，长期使用硝酸酯时必须采用非耐药方式预防或减少耐药现象的发生。

硝酸酯耐药现象具有依赖剂量和时间以及短时间内易于恢复等特点，克服耐药性常采用以下偏离心脏用药方式。

（1）小剂量、间断静脉滴注硝酸甘油及硝酸异山梨酯，每日保证8～12 h的无药期。

（2）硝酸酯类药舌下含服或喷雾、敷贴持续应用，须有一个12 h以上的间歇期，每日使用12 h硝酸甘油透皮贴剂后及时撤除。

（3）口服硝酸酯类药时，保证8～12 h的无硝酸酯浓度期或低硝酸酯浓度期。

（4）长期连续注射应采用低剂量维持疗效，静脉滴注用药连续超过24 h者应间隔一定时间给予。

（5）对硝酸酯类药耐药者提倡联合用药，在无硝酸酯覆盖的时段可加用β受体阻断药、钙通道阻滞剂等预防心绞痛和血管反跳效应。心绞痛一旦发作，可临时舌下含服硝酸甘油等予以施救。

（三）主要药品

1. 硝酸甘油　用于防治心绞痛、充血性心力衰竭和心肌梗死及外科手术所诱导的低血压，控制高血压。

舌下含服：每5 min可重复含服1片，如果15 min内含服总量达3片后疼痛持续存在，应立即就医；可在活动前5～10 min预防性使用。控释口颊片剂：置于口颊犬齿龈上，勿置于舌下，咀嚼或吞服，避免睡前使用。气雾剂：舌下喷雾，效果不佳可在10 min内重复用药。注射液：5%葡萄糖注射液或氯化钠注射液稀释，静脉滴注。贴片：贴于左前胸皮肤。

2. 硝酸异山梨酯　用于冠心病的长期治疗、心绞痛的预防及心肌梗死后持续心绞痛的治疗，与洋地黄、利尿剂联合可用于慢性心力衰竭和肺动脉高压。

缓解心绞痛，舌下用药。预防心绞痛，口服。外用乳膏，均匀涂于心前区，面积约5 cm×5 cm。还可服用缓释片，或采取静脉滴注，或喷雾吸入。

3. 单硝酸异山梨酯　用于冠心病的长期治疗、心绞痛的预防及心肌梗死后持续心绞痛的治疗，与洋地黄、利尿剂联合可治疗慢性心力衰竭。口服或静脉注射。

三、抗高血压药

抗高血压药又称降压药，是一类能够降低外周血管阻力，使动脉血压下降，治疗高血压的药物。当前常用的抗高血压药主要有钙通道阻滞剂、β受体阻断药、血管紧张素转换酶抑制剂、血管紧张素Ⅱ受体阻滞剂和其他抗高血压药。

(一)钙通道阻滞剂

1. 药理作用与临床评价

(1)作用特点:该类药可使血管平滑肌松弛、血管扩张、血压下降,并有靶器官保护作用。

(2)典型不良反应:常见心功能不全、低血压、面部潮红、头痛、下肢及踝部水肿、牙龈增生等。

(3)禁忌证:对钙通道阻滞剂过敏者、严重主动脉狭窄者、严重低血压者、心源性休克者、妊娠期及哺乳期妇女、窦房结功能减退和房室传导阻滞者禁用。

(4)药物相互作用:与β受体阻断药合用,可引起心动过缓和诱发心力衰竭,加重房室传导阻滞。硝苯地平能使地高辛血药浓度升高约70%,增加中毒发生率。

2. 用药照护　平稳地控制血压是抗高血压治疗中的一个重要目标。收缩压和舒张压均较高或脉压较大的老年人,应选用钙通道阻滞剂。钙通道阻滞剂突然停药可以发生心绞痛加重,渐减剂量可以避免。

3. 主要药品　硝苯地平用于高血压、冠心病、心绞痛。口服,缓、控释制剂不可掰开或嚼服。

(二)β受体阻断药

1. 药理作用与临床评价

(1)作用特点:β受体阻断药通过降低心排血量,抑制肾素-血管紧张素-醛固酮系统(RAAS),以及改善血压调节功能等来降低血压。受体阻断药作为一线降压药,单独使用或联合其他药使用均可使血压达标。

(2)典型不良反应:支气管痉挛、下肢间歇性跛行、雷诺综合征、掩盖低血糖反应等。

(3)禁忌证:支气管痉挛性哮喘、症状性低血压、心动过缓或二度以上房室传导阻滞者禁用。

(4)药物相互作用:酒精、苯妥英钠和吸烟均可诱导转氨酶,降低脂溶性β受体阻断药的血浆浓度和半衰期;西咪替丁和肼屈嗪可提高普萘洛尔的生物利用度;维拉帕米、地尔硫䓬和各种抗心律失常药可抑制窦房结功能和房室传导,此时使用β受体阻断药应谨慎。

2. 用药照护　撤药综合征是指长期应用者突然停药可发生反跳现象,即原有症状加重或出现新的表现,表现为高血压、心律失常、心绞痛加重等。突然撤除β受体阻断药的危险很大,尤其对高危患者,突然撤药可能使慢性心力衰竭的病情恶化,并增加急性心肌梗死和猝死的危险。因此,如果需停用β受体阻断药,则应逐步撤药,整个撤药过程至少2周,每间隔2~3 d剂量减半,停药前最后的剂量至少给4 d。

3. 主要药品　普萘洛尔用于高血压、心绞痛、室上性快速心律失常、室性心律失常、心肌梗死、肥厚型心肌病、嗜铬细胞瘤、偏头痛及非丛集性头痛。口服，用于高血压时可单独用药或与利尿剂合用。

(三)血管紧张素转换酶抑制剂

1. 药理作用与临床评价

(1)作用特点：①降压时不伴有反射性心率加快，对心排血量没有明显影响。②可防止或逆转高血压者的血管壁增厚、心肌肥大和心肌重构。③能增加肾血流量，保护肾脏。④能改善胰岛素抵抗且不引起电解质紊乱和脂质代谢改变。⑤久用不易产生耐受性。

(2)典型不良反应：常见长期干咳、胸痛、上呼吸道症状、血肌酐和尿素氮及尿蛋白高、血管神经性水肿、味觉障碍(有金属味)等。

(3)禁忌证：妊娠期妇女、高钾血症者、双侧肾动脉狭窄者、有血管神经性水肿史者禁用。

(4)药物相互作用：非甾体抗炎药可减少血管紧张素转换酶抑制剂的血管扩张效应。留钾利尿剂、钾盐或含高钾的低盐替代品可加重高钾血症，故应避免联合使用。

2. 用药照护

(1)注意首剂低血压反应：对已接受多种或大剂量利尿剂(如呋塞米 80 mg/d)，伴低钠血症、脱水、严重心力衰竭伴低血容量者，在首剂治疗时可能出现低血压反应。对周围血管病、无症状肾血管病、已知的肾血管病患者，首剂也可能引起低血压。

(2)注意监护肾毒性：应用血管紧张素转换酶抑制剂者可出现快速、大幅度的血压下降或急性肾衰竭，因此重度肾功能损害者使用时应引起高度关注。

(3)注意监护血管紧张素转换酶抑制剂所引起的干咳：血管紧张素转换酶抑制剂可引起非特异性气道超反应性、呼吸困难、支气管痉挛、持续性干咳、水肿等。其中咳嗽多发生于夜间且于夜间平卧时加重，尤其是妇女或非吸烟者。

3. 主要药品

(1)卡托普利：用于高血压、心力衰竭、高血压急症。口服。

(2)依那普利：用于原发性高血压、心力衰竭、肾性高血压。口服。

(四)血管紧张素Ⅱ受体阻滞剂

1. 药理作用与临床评价

(1)作用特点：血管紧张素Ⅱ受体阻滞剂可降压，减轻左室心肌肥厚，保护肾和脑血管。

(2)典型不良反应：常见心悸、心动过速、妊娠毒性、水肿、类流感样综合征及血肌酐、尿素氮高、蛋白尿。

(3)禁忌证：对血管紧张素Ⅱ受体阻滞剂过敏者，双侧肾动脉狭窄、孕期高血压者禁用。血管紧张素Ⅱ受体阻滞剂的相对禁忌证包括严重肾衰竭、单侧肾脏且肾动脉狭窄、胆道阻塞性疾病、主动脉或二尖瓣狭窄、梗阻性肥厚型心肌病等。

(4)药物相互作用:与利尿剂合用,降压作用增强。与钾剂或留钾利尿剂(螺内酯、氨苯蝶啶、阿米洛利等)合用,可能引起血钾增高。非甾体抗炎药可以减弱血管紧张素Ⅱ受体阻滞剂的作用。

2. 用药照护

(1)对肾功能不全者、肾功能依赖于肾素-血管紧张素-醛固酮系统活性者及双侧肾动脉狭窄或只有单侧肾脏而肾动脉狭窄者,慎用血管紧张素Ⅱ受体阻滞剂。

(2)对于正在服用利尿剂的患者,应在开始应用血管紧张素Ⅱ受体阻滞剂治疗前调整剂量,以免出现血压骤降。

(3)用药期间应监测血钾和血肌酐水平。大剂量应用可引起高钾血症。

(4)肾功能减退有可能发生一过性的加重,一般不必进行处理,很快会恢复,但应注意观察患者情况。

3. 主要药品

(1)缬沙坦:用于轻、中度原发性高血压。口服。

(2)坎地沙坦:用于原发性高血压。口服。

(五)其他抗高血压药

1. 药理作用与临床评价

(1)作用特点:利血平具有轻度降压作用,作用缓慢而持久,存在单独使用疗效不佳、停药后有反跳现象、不良反应显著等缺点。

甲基多巴的降压作用属于中等偏强,可单独使用,也可与利尿剂合用。甲基多巴特别适用于肾功能不良的高血压者,也是妊娠高血压的首选药。

(2)典型不良反应:利血平会引起镇静、嗜睡,大剂量可出现抑郁症。甲基多巴会引起口干、便秘、发热等。

(3)禁忌证:利血平禁用于妊娠期妇女、活动性胃溃疡者、溃疡性结肠炎者及抑郁症患者(尤其是有自杀倾向的)。甲基多巴禁用于亚硫酸盐过敏者和活动性肝病者。

(4)药物相互作用

1)利血平:与利尿剂或其他降压药合用,可加强降压作用,应注意调整剂量;与中枢神经抑制剂合用,可加重中枢抑制作用;与β受体阻断药合用,可增强β受体阻断药作用,导致心动过缓。

2)甲基多巴:不宜与利血平合用;与左旋多巴合用,可使中枢神经毒性作用增强。本品可增强口服抗凝血药的抗凝作用。

2. 用药照护　监护部分抗高血压药引起的直立性低血压。年龄较大(特别是有收缩性低血压者)、糖尿病、血容量不足、血管压力感受器敏感性降低、中枢神经调节功能障碍及使用扩血管药物都会增加直立性低血压发生的概率。

3. 主要药品

(1)利血平:用于高血压和高血压危象。口服,最大剂量1次0.5 mg。

(2)甲基多巴:用于高血压。口服,用药后产生耐药性、水肿、体重增加的患者可联合应用利尿剂,最大剂量一日不超过3 g。

四、调节血脂药与抗动脉粥样硬化药

血脂异常俗称高脂血症,是指血清中总胆固醇或低密度脂蛋白胆固醇、甘油三酯升高,或同时存在高密度脂蛋白胆固醇降低的疾病。血脂异常是动脉粥样硬化和心脑血管病发病的高危因素。调节血脂药的主要目的是提高高密度脂蛋白,降低胆固醇和甘油三酯,以缓减动脉粥样硬化进程或防止动脉粥样硬化形成。下面主要介绍羟甲基戊二酰辅酶A还原酶抑制剂、贝丁酸类药、烟酸类药和胆固醇吸收抑制剂。

(一)羟甲基戊二酰辅酶A还原酶抑制剂

羟甲基戊二酰辅酶A还原酶抑制剂简称他汀类药,可使血总胆固醇、低密度脂蛋白和载脂蛋白水平降低,对动脉粥样硬化和冠心病的防治有积极作用。

1. 药理作用与临床评价

(1)作用特点

1)他汀类药具有广泛的首过效应,生物利用度不高。他汀类药主要在肝脏代谢,70%以上的代谢产物经胆道排泄,经尿液排泄的很少。

2)他汀类药主要作用于肝脏,有较弱的降低甘油三酯和升高高密度脂蛋白的作用,调脂作用与剂量相关。

(2)典型不良反应:肌痛、横纹肌溶解症、肝脏谷丙转氨酶及谷草转氨酶升高、胰腺炎等。

(3)禁忌证:胆汁淤积和活动性肝病者,无法解释的肝脏谷丙转氨酶及谷草转氨酶持续升高者,妊娠期妇女禁用。

(4)药物相互作用

1)洛伐他汀、辛伐他汀和阿托伐他汀可与肝药酶CYP3A4抑制剂发生相互作用,增加发生肌毒性的风险。

2)他汀类药与烟酸(>1 g/d)、吉非贝齐或贝特类药合用,可使横纹肌溶解和急性肾衰竭的发生率增加。

3)他汀类药可使地高辛的血药浓度轻度升高。

2. 用药照护

(1)定期监测血脂和安全指标:他汀类药具有肝毒性和肌毒性,因此服用者应定期监测肝功能和肌磷酸激酶。长期服药者应3~6个月监测1次,调整药物剂量者应1~2个月监测1次。

(2)掌握适宜的服药时间:提倡晚间服用他汀类药,晚餐后服药有助于提高疗效。

3. 主要药品　辛伐他汀用于高脂血症、冠心病和脑卒中的防治。口服,一般晚间顿服。

(二)贝丁酸类药

1. 药理作用与临床评价

(1)作用特点:贝丁酸类药的调节血脂作用有所侧重,平均可使甘油三酯降低20% ~ 50%,而总胆固醇仅降低6% ~15%,并有升高高密度脂蛋白的作用(升高幅度10% ~ 20%),高甘油三酯血症或以甘油三酯升高为主的混合型高脂血症,对高甘油三酯和高密度脂蛋白胆固醇偏低者的疗效较其他患者更显著。

(2)典型不良反应:肌痛、肌病、胆石症、胆囊炎、肝脏谷丙转氨酶及谷草转氨酶升高、史蒂文斯约翰综合征、多形性红斑、大疱性表皮坏死松解症。

(3)禁忌证:严重肾功能不全者、肝功能不全、原发性胆汁性肝硬化或不明原因的肝功能持续异常者、胆石症及有胆囊疾病史者、妊娠期及哺乳期妇女禁用。

(4)药物相互作用:①贝丁酸类药与香豆素类抗凝血药合用时,应减少口服抗凝血药的剂量,以后再按检验结果调整用量。②贝丁酸类药与免疫抑制剂(环孢素)或其他具有肾毒性的药物合用,有致肾功能不全的危险,应减量或停药。③与羟甲基戊二酸单酰辅酶A还原酶抑制剂或烟酸合用,可引起肌痛、横纹肌溶解症、血肌磷酸激酶增高等,故应慎用,严重时应停药。

2. 用药照护

(1)监测用药的安全性:①使用贝丁酸类药前、后的3个月和6个月,应监测空腹血脂水平。②贝丁酸类药可使肝脏谷丙转氨酶及谷草转氨酶升高,故应定期监测这两项指标。

(2)掌握对高甘油三酯血症的药物治疗原则:①甘油三酯在70 mmol/L以下为合适范围,超过此值时照护者应指导照护对象积极改善生活方式。②需要联合应用他汀类药与贝丁酸类药进行治疗时,应首选非诺贝特。

3. 主要药品　非诺贝特用于高胆固醇血症(Ⅱa型)、内源性高甘油三酯血症。口服,用餐时服。微粒化胶囊剂不可嚼服,缓释胶囊剂不可掰开或嚼服。

(三)烟酸类药

1. 药理作用与临床评价

(1)作用特点:烟酸是水溶性维生素,属于B族维生素之一,具有降脂、抗动脉粥样硬化及预防冠心病的作用。

(2)典型不良反应:常见面部潮红、面部水肿、外围水肿等。

(3)禁忌证:对烟酸过敏者,严重的或原因未明的肝功能损害、活动性消化性溃疡、动脉出血者,儿童患者,妊娠期及哺乳期妇女禁用。

(4)药物相互作用:①与抗高血压药合用,可引起直立性低血压。②与他汀类药合用,具有潜在引起横纹肌溶解的危险,故联合应用时应谨慎。

(5)与异烟肼合用,后者可阻止烟酸与辅酶Ⅰ结合,从而导致烟酸缺乏。

2.用药照护

(1)控制烟酸所致的皮肤反应

1)烟酸开始服用或剂量增大后可致恶心、呕吐等,大剂量可引起血糖升高、尿酸增加、肝功能异常。为缓解此效应,可应用小剂量的缓释制剂,或服药前 30 min 合用阿司匹林 300 mg,或每日服用一次布洛芬 200 mg。

2)患有黄疸型肝炎、肝胆疾病、糖尿病或消化道溃疡者,服用期间应严格监控肝功能和血糖,以免出现严重不良反应。

(2)注意监测血尿酸水平:服用烟酸者,大约 1/5 会发生高尿酸血症,有时甚至可发展为痛风。如果出现血尿酸水平升高、痛风性关节炎,应立即停药。严重痛风者禁用烟酸类药。

3.主要药品　烟酸的作用如下。①用于高脂血症辅助治疗(除Ⅰ型外);②用于防治糙皮病等烟酸缺乏症,也用于血管扩张;③用于接受肠道外营养者或因营养不良引起体重骤减者,以及妊娠期、哺乳期的妇女或长期服用异烟肼者。口服。

(四)胆固醇吸收抑制剂

1.药理作用与临床评价

(1)作用特点:依折麦布抑制胆固醇吸收,不影响胆汁酸分泌(如胆汁酸整合药)、脂溶性维生素及其他固醇类物质吸收,也不抑制胆固醇在肝脏中的合成(如他汀类药),具有良好的安全性和耐受性。

(2)典型不良反应:常见呕吐、吞咽困难、腹痛、便秘、肝脏谷丙转氨酶及谷草转氨酶升高等。

(3)禁忌证:依折麦布禁用于活动性肝病或转氨酶持续升高者,不推荐中度或重度肝功能损伤者使用。

(4)药物相互作用:①与环孢素合用,可升高本品的血药浓度。②非诺贝特或吉非贝齐可分别升高本品浓度 5 倍、7 倍。③与抗酸剂合用,可降低本品的吸收速度,但不影响本品的生物利用度。

2.用药照护

(1)本品不受饮食或脂肪影响而相应降低低密度脂蛋白水平,但剂量超过 10 mg/d 对降低低密度脂蛋白水平无增效作用。

(2)本品不能与葡萄柚汁合用,以免因血药浓度升高而发生不良反应。

3. 主要药品　依折麦布用于原发性高胆固醇血症、纯合子家族性高胆固醇血症和纯合子谷甾醇血症。口服，可单独服用或与他汀类药联合应用。本品可在一日内任何时间服用，可空腹或与食物同时服用。

第三节　呼吸系统常见用药

一、镇咳药

轻度咳嗽有利于排痰，一般无须使用镇咳药；如果痰液较多，单用镇咳药会使痰液滞留在气道，有害无益。只有在无痰或少痰而咳嗽频繁、剧烈时，才使用镇咳药。本节主要对常用的中枢性和外周性镇咳药进行介绍。

（一）药理作用与临床评价

镇咳药可抑制咳嗽反射弧中的任何一个环节而发挥镇咳作用，按作用机制不同主要分为中枢性镇咳药和外周性镇咳药两大类。

1. 镇咳药

（1）作用特点

1）喷托维林：喷托维林兼有中枢性和末梢性镇咳作用，其镇咳作用的强度约为可待因的1/3，但无成瘾性，一次用药作用可持续4～6 h。

2）右美沙芬：右美沙芬为中枢性镇咳药，其镇咳作用与可待因相等或稍强，一般治疗剂量不抑制呼吸，长期服用无成瘾性和耐受性。

3）苯丙哌林：苯丙哌林为非麻醉性镇咳药，并具有罂粟碱样平滑肌解痉作用，其镇咳疗效优于磷酸可待因且有祛痰作用。

（2）典型不良反应

1）中枢性镇咳药：常见幻想，少见惊厥、震颤、耳鸣或不能自控的肌肉运动、流涕、寒战、睡眠障碍、嗜睡、多汗、疲乏、无力、情绪激动或原因不明的发热。长期应用产生依赖性，常用量所引起的依赖性倾向较其他吗啡类药弱。呼吸系统常见呼吸微弱、呼吸缓慢或不规则，少见打喷嚏、打哈欠，偶见胸闷。

2）外周性镇咳药：偶见口干、口渴、胃部烧灼感、困倦、疲乏、无力、头晕、嗜睡等。苯丙哌林口服后可出现一过性口腔或咽喉部麻木感。

（3）禁忌证：①妊娠期妇女禁用。②昏迷、呼吸困难、有精神病史者禁用。③使用镇咳药后可能出现嗜睡，故应避免从事高空作业、汽车驾驶等工作。④痰多难以咳出者应慎用本类药品。⑤镇咳药可增加呼吸抑制的风险，因此应避免用于哮喘者。

(4)药物相互作用:右美沙芬、可待因与阿片受体拮抗剂合用,可出现戒断综合征。

(二)用药照护

1. 临床用药选择　照护过程中,应依据咳嗽的性质、表现和类型遵医嘱选择用药。对刺激性干咳或阵咳症状为主的照护对象,应选用苯丙哌林或喷托维林;对频繁、剧烈、无痰干咳及刺激性咳嗽的照护对象,可考虑应用可待因,可待因尤其适用于胸膜炎伴胸痛的咳嗽者;对白日咳嗽为主的照护对象,可考虑应用苯丙哌林;对夜间咳嗽为主的照护对象,可考虑应用右美沙芬;对剧咳为主的照护对象,首选苯丙哌林;对咳嗽较弱的照护对象,可考虑应用喷托维林。

2. 联合用药指导　对伴有痰液者,可联合应用镇咳药与祛痰药。对呼吸道伴有大量痰液并阻塞呼吸道,引起气急、窒息者,可及时应用司坦类黏液调节剂如羧甲司坦或祛痰剂如氨溴索。对支气管痉挛者,可选择外周性镇咳药,如复方甘草合剂(片)、甘草流浸膏、甘草糖浆、咳嗽糖浆。

3. 注意用药安全　哺乳期妇女服用可待因时,照护者应遵医嘱选用最低剂量为其缓解疼痛或咳嗽,并告知其如何辨别母子体内吗啡含量过高的征兆。如果哺乳期妇女正在服用可待因并出现极度困倦或照护婴儿有困难,或受乳婴儿一次睡眠较常规延长,并有呼吸困难、疲倦等症状,照护者应立即与医生联系。

(三)主要药品

1. 喷托维林　用于急、慢性支气管炎,对儿童疗效优于成人。多为口服片剂。

2. 右美沙芬　用于感冒、咽喉炎及其他上呼吸道感染时的干咳。多为口服溶液。

3. 苯丙哌林　用于刺激性干咳及其他原因如急性鼻咽炎(感冒)、急慢性支气管炎、肺结核上呼吸道炎症(咽炎、鼻炎)等引起的咳嗽。多为口服片剂。

二、祛痰药

痰是呼吸道炎症的产物,可刺激呼吸道黏膜引起咳嗽,并可加重感染。祛痰药能改变痰中黏性成分,降低痰的黏滞度,使痰易于咳出。以下主要对祛痰药中常用的黏液溶解剂和黏液调节剂进行介绍。

(一)药理作用与临床评价

1. 作用特点

(1)溴己新:溴己新直接作用于支气管腺体,可降低黏液的黏稠度,还能使痰液变稀,易于咳出,具有较强的黏痰溶解作用,口服吸收迅速、完全,1 h 血药浓度达到峰值,并在肝脏中广泛代谢,作用持续 6 ~ 8 h。

(2)氨溴索:氨溴索为黏液溶解剂,能降低痰液黏度,使痰液易于咳出。

(3)乙酰半胱氨酸:乙酰半胱氨酸为黏液溶解剂,具有较强的黏痰溶解作用,不仅能溶解白色黏痰也能溶解脓性痰。对于一般祛痰药无效者,使用本品仍可有效。

(4)羧甲司坦:羧甲司坦为黏液调节剂,能使痰液的黏滞性降低,有利于痰液排出;口服起效快,服药后 4 h 可见明显疗效,广泛分布至肺组织中。

2. 典型不良反应

(1)黏液溶解剂(溴己新、氨溴索、乙酰半胱氨酸):偶见支气管痉挛、遗尿、直立性低血压、心动过速、心悸、颅内高压、心电图异常。

(2)黏液调节剂(羧甲司坦):偶见上腹部隐痛、腹泻、胃肠出血、口干、轻度或轻微头痛、头晕。

3. 禁忌证

(1)有消化道溃疡史者慎用。

(2)孕妇、哺乳期妇女慎用。

(3)对本品过敏者禁用,过敏体质者慎用。

(4)严重肝肾功能不全者慎用。

4. 药物相互作用　本类药品应避免与可待因、复方桔梗片、右美沙芬等中枢强效镇咳药合用,以防止稀释的痰液可能堵塞气管。溴己新与四环素、阿莫西林合用,可增加其疗效。氨溴索与抗生素(阿莫西林、头孢呋辛、红霉素、多西环素)同时服用,可导致抗生素在肺组织浓度升高。乙酰半胱氨酸能减弱青霉素、头孢菌素、四环素类药的抗菌活性,故不宜与这些抗菌药合用,必须使用时可间隔 4 h 或交替用药。

(二)用药照护

1. 注意与镇咳药的联合应用

(1)对痰液较多的湿咳,应以祛痰为主,不宜单纯使用镇咳药,应先用或同时使用祛痰剂。

(2)对痰液特别多的湿性咳嗽(如肺脓肿),应慎重用药。

(3)使用司坦类黏液调节剂后,暂缓使用强效镇咳剂。

(4)祛痰药如果使用 7 d 后未见好转,应及时就医。祛痰药使用 4 周治疗后若无效,应停止用药。

2. 注意与平喘药的联合应用　对于支气管哮喘的咳嗽,宜适当合并应用平喘药,缓解支气管痉挛,再辅助应用止咳药和祛痰药。

(三)主要药品

1. 溴己新　主要用于慢性支气管炎、哮喘等引起的黏痰不易咳出者。口服或气雾吸入。

2. 氨溴索　用于痰液黏稠不易咳出者。多为口服溶液。

3. 乙酰半胱氨酸　用于浓稠痰黏液过多的呼吸系统疾病,如急性支气管炎、慢性支气管炎急性发作、支气管扩张症。口服或喷雾吸入。

4. 羧甲司坦　用于慢性支气管炎、慢性阻塞性肺疾病(COPD)及支气管哮喘等疾病引起的痰液稠厚、咳痰或呼吸困难,以及痰阻气管所致的肺通气功能不全等,也用于术后的咳痰困难和肺炎并发症,还用于小儿非化脓性中耳炎,有预防耳聋效果。多为口服制剂。

三、平喘药

哮喘是一种世界范围的常见病、多发病,危害性极大,严重地威胁人类的健康。下面对肾上腺素受体激动剂、磷酸二酯酶抑制剂、M 胆碱受体激动剂、白三烯受体拮抗剂和糖皮质激素 5 类常见平喘药进行介绍。

(一)肾上腺素受体激动剂

1. 药理作用与临床评价

(1)作用特点

1)沙丁胺醇:作用时间长,对心脏的兴奋作用很小。

2)特布他林:对心脏的作用仅为异丙肾上腺素的 1/100。本品还可兴奋子宫肌层的受体,抑制子宫自发性收缩或缩宫素引起的子宫收缩。

(2)典型不良反应:①长期、单一应用 β_2 受体激动剂表现出耐药性。②常见不良反应有震颤(尤其手震颤)、神经紧张、头痛、肌肉痉挛和心悸。③使用高剂量 β_2 受体激动剂易出现严重的低钾血症。

(3)禁忌证:对其他肾上腺素受体激动剂过敏者禁用,妊娠期妇女慎用。

(4)药物相互作用:①与茶碱类药合用,可增强对支气管平滑肌的松弛作用,明显加重心悸等不良反应。②与 β 受体阻断药(普萘洛尔等)合用,易引起支气管哮喘。

2. 用药照护

(1)规范应用吸入用药:①β_2 受体激动剂首选吸入用药。②吸入途径对大多数儿童有效,即使小于 18 个月的婴幼儿也有效。③在运动前即刻吸入短效 β_2 受体激动剂,可减少运动所诱发的哮喘。④糖尿病患者使用 β 受体激动剂期间需要加强血糖监测。

(2)定量吸入器使用步骤:①摇动吸入器并打开瓶盖。②缩唇慢慢地呼气。

(3)如果应用"闭口"法,直立握住吸入器,将其口端放入嘴中,注意不要用牙齿和舌头挡住吸入器口;如果应用"开口"法,张大嘴,在离嘴唇 1 ~ 2 cm 的地方直立握住吸入器,注意对准嘴部。

(4)当开始慢慢深吸气时,按压吸入器。

(5)继续以口慢慢深吸气,吸气时间尽量超过 5 s。

(6)屏气 10 s,如果觉得屏气 10 s 不舒服,至少屏气超过 4 s。

(7)慢慢呼气。

(8)应与下一喷至少间隔 30 ~ 60 s。

3. 主要药品

(1)沙丁胺醇:用于缓解支气管哮喘或喘息性支气管炎伴有支气管痉挛的病症。照护过程中控制哮喘发作时宜选取气雾吸入剂,对吸气与吸药同步进行有困难者可借助储雾器。

(2)特布他林:用于缓解支气管哮喘、慢性支气管炎、肺气肿和其他伴有支气管痉挛的肺部疾病。照护过程中控制哮喘发作时宜喷雾吸入。

(二)磷酸二酯酶抑制剂

1. 药理作用与临床评价

(1)作用特点

1)茶碱:使平滑肌张力降低,呼吸道扩张。

2)氨茶碱:①松弛支气管、肠道、胆道等多种平滑肌,对支气管黏膜的充血水肿也有缓解作用;②增加心排出量,增加肾小球滤过率和肾血流量,抑制远端肾小管重吸收钠和氯离子;③增加离体骨骼肌的收缩力,在慢性阻塞性肺疾病情况下改善肌收缩力。

(2)典型不良反应:①口服该类药可致胃灼热、恶心、胃部不适、呕吐、心律失常、食欲缺乏、腹胀,长期服用可致头痛、烦躁、易激动。②茶碱局部刺激性大,肌内注射可引起局部疼痛、红肿,治疗量可致失眠或不安。

(3)氨茶碱中毒时表现为心律失常、心率增快、肌肉颤动或癫痫。由于胃肠道受刺激,可见血性呕吐物或柏油样便。

(4)禁忌证:①消化性溃疡及未治愈的癫痫者禁用茶碱。②急性心肌梗死伴有血压显著降低者禁用氨茶碱。

(5)药物相互作用:①与非选择性 β 受体阻断药(普萘洛尔等)合用,可导致血药浓度升高。②硫酸镁可拮抗茶碱,引起室性心律失常。③与糖皮质激素合用,适用于中、重度哮喘的长期控制,尤其适用于预防夜间哮喘发作和夜间咳嗽。

2. 用药照护

(1)掌握平喘药适宜的服用时间:茶碱类药白天吸收快,夜晚吸收慢,应采取日间用药量小夜间用药量大的用药方式,以临睡前服用为好。氨茶碱的治疗量与中毒量很接近,早晨 7 点服用效果最好,毒性最低,所以宜晨服。

(2)注意不同用药途径的差异:口服用药吸收较快,适宜在空腹时(餐后 2 h 至餐前 1 h)服用,进餐时或餐后吸收慢,但可减少对胃肠道的刺激。灌肠吸收迅速,但可引起局部刺激,多次用药可体内蓄积,尤其是儿童和老年人。茶碱缓释、控释制剂平喘作用可维持 12 ~ 24 h,适用于控制夜间哮喘。

3. 主要药品

(1)茶碱:用于缓解成人和3岁以上儿童支气管哮喘的发作,哮喘急性发作后的维持治疗,也用于缓解阻塞性肺疾病伴有的支气管痉挛的症状。常用口服固体制剂,晚间服用。

(2)氨茶碱:用于缓解支气管哮喘、喘息性支气管炎、慢性阻塞性肺疾病,也用于缓解急性心功能不全和心源性哮喘。常用口服片剂。

(三)M胆碱受体激动剂

1. 药理作用与临床评价

(1)作用特点

1)异丙托溴铵:强效抗胆碱药,松弛支气管平滑肌作用较强,对呼吸道腺体和心血管系统的作用较弱。

2)噻托溴铵:长效抗胆碱药,抑制气管收缩。

(2)典型不良反应:①易出现过敏反应,包括皮疹、荨麻疹和血管性水肿。②长期用药后会出现口腔干燥与苦味。③吸入刺激会导致支气管痉挛,还可出现视物模糊、青光眼。④禁忌证:对阿托品及其衍生物过敏者禁用。⑤药物相互作用:哮喘急性发作时,与β_2受体激动剂有协同作用。

2. 用药照护　注意监护抗胆碱药的不良反应,如口干、便秘、瞳孔散大、视物模糊、眼睑炎、眼压升高、排尿困难、心悸等。

3. 主要药品

(1)异丙托溴铵:用于慢性阻塞性肺疾病相关的支气管痉挛的维持治疗,包括慢性支气管炎、肺气肿哮喘等。溶液或气雾剂。

(2)噻托溴铵:用于慢性阻塞性肺疾病的维持治疗,包括慢性支气管炎、肺气肿、伴随性呼吸困难的维持治疗,以及急性发作的预防。宜吸入用药。

(四)白三烯受体拮抗剂

1. 药理作用与临床评价

(1)作用特点:半胱氨酰白三烯(孟鲁司特)是强效的炎症介质。在哮喘中,白三烯介导的效应包括一系列的气道反应,如支气管收缩、黏液分泌、血管通透性增加及嗜酸性粒细胞聚集。孟鲁司特能有效地抑制半胱氨酰白三烯和半胱氨酰白三烯受体结合所产生的生理效应而无任何受体激动活性。

(2)典型不良反应:常见嗜酸性粒细胞增多、血管炎性皮疹、心肺系统异常或末梢神经异常、腹痛、头痛、过敏反应(荨麻疹、血管性水肿等)、肢体水肿、肝脏转氨酶升高、高胆红素血症。

(3)禁忌证:本类药可在乳汁中分泌,哺乳期妇女不宜使用。

(4)药物相互作用:白三烯受体拮抗剂可抑制肝药酶 CYP1A2 活性,使茶碱血浆浓度升高。

2. 用药照护　本品起效缓慢,一般连续应用 4 周后才见疗效,作用较弱,急性哮喘发作不宜应用,仅适用于轻、中度哮喘和稳定期的控制。本品具有一定的蓄积性。

3. 主要药品　孟鲁司特用于 15 岁及 15 岁以上患者哮喘的预防和长期治疗;预防白天和夜间的哮喘症状;对阿司匹林敏感的哮喘有效;可预防运动诱发的支气管哮喘;可减轻季节性变应性鼻炎引起的症状;减少对糖皮质激素的依赖,并且对糖皮质激素已耐药者也有效。常用口服片剂,应在睡前服用。患变应性鼻炎者可根据自身的情况在需要时用药,同时患有哮喘和变应性鼻炎者应每晚用药一次。

(五)糖皮质激素

1. 药理作用与临床评价

(1)作用特点

1)倍氯米松:作用较强,具有抗炎、抗过敏及止痒等作用,能抑制支气管分泌渗出物,消除支气管黏膜肿胀,解除支气管痉挛。

2)布地奈德:具有高效局部抗炎作用,能抑制免疫反应和降低抗体合成,减轻平滑肌的收缩反应。

(2)典型不良反应:①常见口腔及咽喉部的念珠菌感染(鹅口疮)、声音嘶哑、咽喉部不适。②长期、大剂量用药可出现皮肤瘀斑、骨密度降低、肾上腺功能抑制。③儿童长疗程用药易出现生长发育迟缓与活动过度、易激怒的倾向。

(3)禁忌证:禁用于哮喘急性发作期,哺乳期妇女避免使用或用药期间暂停哺乳。

(4)药物相互作用:①与非甾体抗炎药合用,可使消化道出血和溃疡的发生率增高。②与排钾利尿剂合用,可致血钾过度流失。③与长效 β_2 受体激动剂、茶碱缓释或控释制剂、白三烯受体拮抗剂合用,可减少吸入性糖皮质激素的剂量,减轻糖皮质激素的不良反应。

2. 用药照护

(1)预防吸入性糖皮质激素的不良反应:①骨质疏松症可加服钙剂和维生素 D。②咳嗽时预先应用 β_2 受体激动剂可能会缓解。

(2)规范应用吸入性糖皮质激素:喷后应立即用氯化钠溶液漱口,以降低进入体内的药剂量,减少口腔真菌继发感染的机会。

(3)急性哮喘发作时不宜选用

1)吸入性糖皮质激素起效缓慢,且须连续、规律地应用 2 d 以上方能充分发挥作用,气雾剂和干粉吸入剂通常需要连续、规律地吸入 1 周后方能生效。

2)哮喘急性发作时,首先使用快速、短效的支气管扩张剂、全身性糖皮质激素和抗组胺药;急性症状控制后,改用吸入性糖皮质激素维持治疗。

3. 主要药品

（1）倍氯米松：只用于慢性支气管哮喘，急性发作时应使用较大剂量的水溶性皮质激素或使用支气管扩张剂和抗组胺类药，待症状控制后再改用本品气雾剂治疗。气雾剂也用于预防和治疗常年性及季节性的过敏性鼻炎和血管舒缩性鼻炎。气雾吸入或鼻腔喷雾。

（2）布地奈德：用于糖皮质激素依赖性或非依赖性的支气管哮喘和慢性喘息性支气管炎。气雾剂或干粉吸入。

第五章 血液、尿液、粪便常规检验知识

第一节 血液一般检查

一、血液生理

(一)血液的组成

1. 血浆　血浆是淡黄色液体,相当于结缔组织的细胞间质,是血液的重要组成部分。血浆的化学成分中,水分占90% ~92% ,其他10%以溶质血浆蛋白为主,并含有盐、营养素、酶类、激素类、胆固醇和其他重要组成部分。血浆蛋白是多种蛋白质的总称,用盐析法可将其分为白蛋白、球蛋白和纤维蛋白原3类。血浆蛋白的功能有形成血浆胶体渗透压、运输物质、缓冲 H^+ 的变化、参与血液凝固、抗凝、纤溶、防御等生理功能。

2. 血细胞　血细胞又称“血球”,约占血液容积的45% ,是存在于血液中的细胞,能随血液的流动遍及全身。以哺乳动物来说,血细胞主要含下列3个部分:红细胞、白细胞和血小板。红细胞主要的功能是运送氧。白细胞主要扮演了免疫的角色,当致病菌侵入人体时,白细胞能穿过毛细血管壁,集中到致病菌入侵部位,将致病菌包围吞噬。血小板在止血过程中起着重要作用,在正常生理情况下,血小板有一定的形态结构,并有相对稳定的数量。

(二)血液的理化特性

1. 血液的比重　正常人全血的比重为1.050 ~1.060。血液中红细胞数量越多,全血比重就越大。血浆的比重为1.025 ~1.030,其高低主要取决于血浆蛋白的含量。红细胞的比重为1.090 ~1.092,与红细胞内血红蛋白的含量呈正相关。利用红细胞和血浆比重的差异,可进行血细胞比容和红细胞沉降率的测定,以及红细胞与血浆的分离。

2. 血液的黏度　血液的黏度是形成血流阻力的重要因素之一,如果以水的黏度为1,则全血的相对黏度为4 ~5,血浆的相对黏度为1.6 ~2.4,全血的黏度和血浆的黏度分别主要取决于血细胞比容的高低和血浆蛋白含量的多少。

3. 血浆渗透压　其高低取决于单位容积溶液中溶质颗粒(分子或离子)数目的多少,

可分为晶体渗透压和胶体渗透压。晶体渗透压影响细胞内、外水的平衡和细胞的正常体积，血浆胶体渗透压调节血管内、外水的平衡和维持正常的血浆容量。

4. 血浆 pH 值　正常人血浆 pH 值为 7.35 ~ 7.45。血浆 pH 的相对恒定有赖于血液内的缓冲物质，以及肺和肾的正常功能。当血浆 pH 值低于 7.35 时，称为酸中毒，高于 7.45 时称为碱中毒。血浆 pH 值低于 6.9 或高于 7.8 时都将危及生命。

（三）血液特性

1. 红细胞的悬浮稳定性　正常人血液中红细胞呈均匀混悬状态。与红细胞膜表面的正常血浆成分、血浆黏度及血流动力学等因素有关。

2. 黏滞性　正常人全血黏度为生理盐水黏度的 4 ~ 5 倍，血浆黏度约为生理盐水黏度的 1.6 倍。血液黏度与血细胞比容和血浆黏度有关。其中，血浆黏度受血浆中纤维蛋白原、球蛋白等大分子蛋白质的影响，它们的浓度越高，血浆黏度越高。此外，血管内壁和血流动力学因素亦可影响血液黏度。

3. 凝固性　通常，血液从血管取出后，在数分钟内便自行凝固，是凝血因子激活的结果。

（四）血液生理功能

1. 运输功能　可将自肺部吸入的氧气和自消化道吸收的各种营养成分（如葡萄糖、氨基酸、矿物质等），经过血液运输到全身各个脏器和组织，同时将各个脏器和组织产生的各种代谢产物（如 CO_2、尿素等），通过血液输送到肺、肾等排泄器官排出体外。

2. 协调功能　将各种激素、酶类运输到相关组织器官，实现对全身各组织器官功能活动的调节。

3. 维护机体内环境稳定　通过循环与身体各部位广泛沟通，对体内水、电解质、酸碱平衡，以及体温恒定有重要作用，使机体保持一个适宜而稳定的理化环境。

4. 防御功能　白细胞、抗体、补体、细胞因子具有强大免疫功能。血小板、凝血因子具有止血和凝血作用。

二、血液标本的采集技术

（一）血液标本类型

1. 全血

（1）静脉全血：来自静脉的全血标本应用最广泛，常用的采血部位有肘前静脉、腕静脉，婴幼儿和新生儿可采用颈静脉和股静脉。

（2）动脉全血：主要用于血气分析，采血部位有股动脉、肱动脉和桡动脉。

（3）末梢全血：适用于仅需微量血液的检验项目，采血部位有指端、耳垂，儿童有时可选择趾或足跟。

2. 血浆　于血液中加入抗凝剂，阻止血液凝固，经离心后分离出的上层液体即为血浆，主要用于化学成分测定和凝血项目检测等。由于不必等候血液凝固即可分离出血浆，可以节约时间，有利于急诊检查时代替血清应用。

3. 血清　血清是血液离体凝固后分离出来的液体，血清与血浆相比较，主要是缺乏纤维蛋白原，某些凝血因子也发生了改变。血清主要用于化学和免疫学等检测。

（二）血液标本采集

血液检查是判断体内各种功能及异常变化的重要指标之一，是临床最常用的检验项目，它不仅可以反映血液系统本身的病变，也可作为判断患者病情进展程度以及为治疗疾病提供有效的参考依据。正确采集血液标本是获得准确、可靠检验结果的关键。在自动化检验仪器应用普遍的现代临床实验室中，基础性的血液标本的采集和处理是检测前质量保证的主要环节。采血方法分静脉采血法、皮肤采血法、真空采血法。根据采血部位不同分为毛细血管采血法、静脉采血法、动脉采血法 3 种。

1. 静脉采血法

（1）准备用品：准备碘伏、棉签、采血针、止血带、垫枕、弯盘、化验单、试管、利器盒等。静脉采血前要仔细检查针头是否安装牢固，针筒内是否有空气和水分。所用针头应锐利、光滑、通气，针筒不漏气。

（2）核对：备齐用物，按要求查对床号、姓名，检查项目及试管、标签，检查一次性物品的有效期及外包装。认真核对检验单上受检者姓名、性别、年龄等项目与受检者是否吻合，必须仔细核对检验单的检验项目是否正确，防止差错发生。在未确定患者身份之前，不要开始采集标本；检查一次性穿刺针头是否平滑，试管皮塞是否有松动、裂缝。

采血前应向患者耐心解释，以消除疑虑和恐惧心理。如个别患者进针时或采血后发生眩晕，应让其平卧休息。必要时可嗅吸芳香胺酊、针刺（或指压）人中和合谷等穴位。若因低血糖诱发眩晕，可立即静脉注射葡萄糖或让患者口服糖水。如有其他情况，应找医生处理。

（3）采血

1）选择采血部位：协助患者松解衣袖充分暴露手臂。静脉采血常用部位有上肢浅静脉和下肢浅静脉。上肢浅静脉如正中静脉、头静脉、贵要静脉，下肢浅静脉如大隐静脉和小隐静脉。静脉采血的不当部位有乳腺术后或腋窝淋巴结术后的同侧手臂、水肿部位、血肿、有瘢痕部位等。

2）消毒皮肤：在距离消毒部位上方 6 cm 处绑上止血带，末端向上，充分暴露消毒部位的静脉。用棉棒以穿刺点为中心由内向外消毒静脉穿刺部位，消毒范围直径至少为 5 cm。嘱患者握拳，等待消毒液完全挥发。

3）进针穿刺：左手拇指绷紧穿刺静脉皮肤，右手持注射器，针头斜面向上，与患者肘部平面呈 15°～30°角进针，沿血管走行进行穿刺。感觉静脉穿刺成功的突破落空感，同时观察针头与针栓连接处是否有回血。见回血后，将针头顺势探入少许，以免采血时针头滑出；但不可用力深刺，以免造成血肿，同时立即去掉压脉带。

4）抽血：针栓只能外抽，不能内推，以免静脉内注入空气形成空气栓塞，造成严重后果。

5）放血与混匀：取下注射器针头，将血液沿试管壁缓缓注入抗凝管中，防止溶血和泡沫产生。

（4）临床中静脉采血后按压的告知：①抽血后，告知受检者用三指按压法顺血管走行方向按压针眼处及上方，按压至少 3 ~ 5 min，进行止血。注意不要揉穿刺部位，以免造成皮下出血。②按压时间应充分。手臂需举至高于心脏水平位置以控制血流。如果是有出血倾向患者如紫癜，血液病等要压迫 5 ~ 10 min 直到无血液渗出，个人的凝血时间有差异，有的人需要稍长的时间方可凝血。③若局部出现淤血，24 h 内冷敷，减轻局部充血或血肿，24 h 后用温热毛巾湿敷，改善循环，促进吸收。

2. 皮肤采血法　皮肤采血法曾被称为毛细血管采血法，是采集微动脉、微静脉和毛细血管的混合血，同时含细胞间质和细胞内液。通常选择耳垂或手指部位。耳垂采血痛感较轻、操作方便，但血循环较差、受气温影响较大、检查结果不够恒定（如红细胞、白细胞、血红蛋白和血细胞比容等测定结果比手指血或静脉血高），一般情况下不宜使用。手指采血操作方便，检查结果比较恒定。

世界卫生组织（WHO）推荐采集左手无名指指端内侧血液，婴幼儿可采集大拇趾或足跟内外侧缘血液，严重烧伤患者，可选择皮肤完整处采血。目前可用激光无痛采指血仪采血，原理是仪器中激光发生器发出一串单脉冲激光束，在一次性耗材（镜头片）的配合下，细微的光束打在手指上，在很短时间内使皮肤组织溶解、挥发，出现一个小孔，而打孔后的残留物成等离子状态，吸附在镜头片表面。仪器采血有效地避免了皮肤浅层组织液、细胞外液等渗入血液，确保检测结果准确，同时也可消除交叉感染，达到无痛采血的效果。

（1）所选择采血部位的皮肤应完整，无烧伤、冻疮、发绀、水肿或炎症等。除特殊情况外，不要耳垂采血。

（2）本试验具有创伤性，必须严格按无菌技术操作，防止采血部位感染，做到一人一针一管避免交叉感染，最好用一次性器材。

（3）皮肤消毒后，应待 75% 酒精挥发后采血，否则流出的血液扩散而不成滴。

（4）采血时，先应按摩左手中指或环指指端内侧，使局部组织自然充血。针刺深度 2 ~ 3 mm。

（5）因第 1 滴血混有组织液，应擦去。如血流不畅切勿用力挤压，以免造成组织液混入，影响结果的准确性。

（6）进行多项检查时，采血的顺序依次为血小板计数、红细胞计数、血红蛋白测定、白细胞计数、血型鉴定等。

3. 真空采血法　真空采血法又称为负压采血法,真空采血装置有套筒式、头皮静脉式 2 种。封闭式采血无须容器之间的转移,减少了溶血现象,能有效保护血液有形成分,保证待验样本原始性状的完整性,使检验结果更可靠,同时,样本转运方便,能有效避免医护人员和患者间交叉感染。各种真空定量采血容器,根据需要标有不同的色码,适用于不同检验项目。

真空采血管的组成有采血针、持针器(套筒)和真空采血管。采血针专为穿刺采血设计,直针和头皮针可实现多管采血。持针器(套筒)连接采血针和真空采血管,真空采血管安全封闭采血,保证检测值的真实性。

常见负压采血管的种类和用途如下。

(1)红色采血管:用于生化/血清学试验,使用血清标本,采血后不需混匀,静置 1 h 离心,试管内壁涂有硅酮。

(2)橘红色采血管:用于快速生化试验,使用血清标本,采血后立即颠倒混匀 8 次,静置 5 min 离心,试管内有促凝剂。

(3)绿色采血管:用于快速生化试验,使用血浆标本,采血后立即颠倒混匀8 次,离心。试管内的抗凝剂为肝素钠、肝素锂。

(4)金黄色采血管:用于快速生化试验,使用血清标本,采血后立即颠倒混匀 5 次,静置 30 min 离心,试管内有惰性分离胶和促凝剂。

(5)浅绿色采血管:用于快速生化试验,使用血浆标本,采血后立即颠倒混匀 5 次,离心,试管内有惰性分离胶和肝素锂。

(6)紫色采血管:用于血常规试验,使用全血标本,采血后立即颠倒混匀 8 次,试验前混匀标本。

(7)黄色采血管:用于微生物培养,使用血清标本,不需混匀,静置 1 h 离心,试管内无菌,内有茴香脑磺酸钠。

(8)灰色采血管:用于血糖试验,使用血浆标本,采血后立即颠倒混匀 8 次,离心,试管内有氟化钠和碘乙酸锂。

(9)浅蓝色采血管:用于凝血试验,使用血浆标本,采血后立即颠倒混匀 8 次,试验前离心取血浆进行试验,试管内枸橼酸钠和血液之比为 1∶9。

(10)黑色采血管:用于检测红细胞沉降率,使用全血标本,采血后立即颠倒混匀 8 次,试验前混匀标本,试管内枸橼酸钠和血液之比为 1∶4。

(三)动脉血气分析

动脉血气分析是指对动脉血液中不同类型的气体和酸碱性物质进行分析的技术过程。可以用来动态判断患者通气和氧合状态;了解机体的酸碱平衡情况;是监测呼吸机治疗效果的重要指标之一;为制定治疗方案和护理计划提供依据。

1. 动脉血气分析的主要指标

(1)酸碱度:指体液的酸碱性强弱程度,正常 pH 参考值为 7.35 ~ 7.45。

(2)动脉血氧分压:指动脉血液中溶解的氧的张力,波动范围较大,与年龄有关,正常参考值为 80 ~ 100 mmHg。

(3)动脉血氧饱和度:指动脉血液中血红蛋白在一定氧分压下和氧结合的百分比,即氧合血红蛋白占血红蛋白的百分比,正常参考值 90% ~100% 。

(4)血细胞比容:临床上常用于了解脱水患者的血液浓缩程度,作为计算补液量的参考,正常参考值 35% ~51% 。

(5)二氧化碳分压:指血液中溶解的二氧化碳所产生的压力,是主要的呼吸性酸碱平衡失调的指标,常可反映肺泡通气情况,正常参考值 34 ~ 45 mmHg。

(6)钾离子:主要功能是维持细胞的新陈代谢,保持神经、肌肉应激性,维持酸碱平衡,正常参考值 3.4 ~ 4.5 mmol/L。

(7)钠离子:主要功能是维持细胞外液容量和渗透压、缓冲盐、神经肌肉应激性,正常参考值 135 ~ 145 mmol/L。

(8)钙离子:是维持生理作用的主要部分,其主要功能是对心肌作用、神经肌肉应激性、参与磷的代谢,正常参考值 2.25 ~ 2.75 mmol/L。

(9)氯离子:维持体内电解质、酸碱平衡和渗透压平衡,正常参考值 96 ~ 106 mmol/L。

(10)乳酸:用于临床氧缺乏及组织灌注缺乏等病症的检测,正常参考值小于 2 mmol/L。

2. 适应证和禁忌证

(1)血气分析适应证:①低氧血症和呼吸衰竭的诊断;②呼吸困难的鉴别诊断;③昏迷的鉴别诊断;④手术适应证的选择;⑤呼吸机的应用、调节、撤机;⑥呼吸治疗的观察;⑦酸碱失衡的诊断。

(2)血气分析禁忌证(均为相对禁忌):①有出血倾向者;②穿刺部位皮肤炎症、破损或癣等;③动脉炎或血栓形成者;④院外不进行股动脉穿刺;⑤肾衰造瘘时不能穿刺瘘的远端;⑥Allen 试验阴性不进行桡动脉穿刺。

Allen 试验方法步骤:术者用双手同时按压桡动脉和尺动脉,嘱患者反复用力握拳和张开手指 5 ~7 次至手掌变白,松开对尺动脉的压迫,继续保持压迫桡动脉,观察手掌颜色变化。若手掌颜色 10 s 之内迅速变红或恢复正常,表明尺动脉和桡动脉间存在良好的侧支循环,即 Allen 试验阳性。

3. 常用的动脉穿刺部位及定位方法、操作要点

(1)动脉穿刺采血的部位:理论上讲全身任何部位动脉均可以,理想的部位应是表浅易于触及、穿刺方便、体表侧支循环较远离静脉和神经的动脉。通常选用桡动脉、肱动脉、股动脉和足背动脉,幼儿可选择头皮动脉。

(2)常见穿刺定位方法及操作要点

1)桡动脉穿刺:患者根据病情取平卧位或半坐卧位,将腕部伸直略外展,掌心向上,手自然放松,手放在毛巾卷上并保持过伸位,操作者的左手中、示指,定点距腕横纹一横指(1 ~2 cm)、距外侧0.5 cm处,以搏动点明显部位为准,在示指边的动脉搏动处,为穿刺点。

斜刺:逆动脉血流方向穿刺,穿刺角度与皮肤表面呈45° ~60°。用已消毒的手指触桡动脉搏动的准确位置,使动脉恰在手指的下方,在示指下的动脉搏动处进针。

直刺:采桡动脉时,示指、中指在桡动脉最明显处的纵向两侧,相距约1 cm固定桡动脉,示指、中指都应摸到桡动脉的搏动,中间是搏动最明显处。注射器在中间垂直进针0.5 ~1 cm,见回血后固定针头,血抽至2 ~3 mL后拔针,局部用无菌棉球压迫5 ~10 min。注意针头进入桡动脉后常引起血管收缩,不能立即见到回血,需稍等片刻后方见回血,不急于进退针头,以免造成穿刺失败。

2)足背动脉穿刺:足背动脉的搏动点最明显处一般在足背内、外踝连线的中点。逆动脉血流方向穿刺,穿刺角度与皮肤表面呈45° ~60°。用已消毒的手指触足背动脉搏动的准确位置,使动脉恰在手指的下方,在示指下的动脉搏动处进针。

3)肱动脉穿刺:取肱动脉血时,患者平卧或半卧位,上肢伸直略外展,手心朝上,肘关节下可垫一软枕,使患者舒适伸直,穿刺点在肱二头肌内侧沟肱动脉搏动明显处。穿刺时绷紧皮肤固定血管,在搏动明显处压一指印,做进针点的标志,斜刺进针。

4)股动脉穿刺:患者取平卧位,穿刺侧下肢略外展外旋,必要时小腿屈曲,呈蛙式,触摸股动脉搏动,在腹股沟韧带中点下方1 ~2 cm股动脉处,以搏动点最明显部位为穿刺点,示、中指放在股动脉两侧。示、中指都应摸到股动脉的搏动,两指中间是穿刺点。右手持注射器,与皮肤呈90°,在两指间垂直进针,如无回血,可缓慢退针,见有鲜红色回血,右手固定穿刺的深度及方向,左手以最快的速度抽取血液。血抽至2 ~3 mL后拔针,将针头立即插入橡皮塞,穿刺部位用无菌纱布加压5 ~10 min,标本15 min内送检。

(四)质量控制

1.患者　患者活动情况、精神状态、用药、年龄、性别、种族、样本采集时间、吸烟、季节等都会影响检测结果。如正常人一日之间,白细胞数、嗜酸性粒细胞数、血小板数等均有一定的波动。

2.采血　采血前,患者应尽量减少运动保持平静。住院患者应在早晨卧床时取血。冬天,患者从室外进入室内,应等其暖和后再采血。止血带结扎时间超过2 min,大静脉血流受阻而使毛细血管内压增高,血管内液与组织液交流,使分子量<5 000的物质逸入组织液,或者缺氧引起血液成分的变化,使检查结果增高或减低。

3.溶血　血细胞内、外各种成分有梯度差,有的成分相差数10倍,故在采集、运输、保管、分离血细胞时应尽量避免溶血。容器不洁、接触水、强力振荡、操作失误等可引起溶血,使红细胞计数、血细胞比容、血浆或血清化学成分(如钾、镁、转氨酶、胆红素)等多项指标检验结果增高或减低,不能确切反映原始标本的实际含量。

三、常见血常规检查内容

血常规检查指对外周血中红细胞和白细胞及血小板数量和质量的化验检查,包括红细胞计数及其平均值测定、血红蛋白测定、白细胞计数及其分类计数、血小板计数及其均值测定,同时注意观察血涂片中红细胞及白细胞、血小板形态有无异常,某些情况下应注意观察有无异常细胞或寄生虫等。

(一)红细胞检查

常用的红细胞检查包括红细胞计数、血红蛋白测定、红细胞形态观察、红细胞平均指数计算、网织红细胞计数、嗜碱性点彩红细胞计数、红细胞沉降率测定等。

1. 红细胞计数　检测单位容积血液中红细胞的数量,是血液一般检验的基本项目,是血红蛋白与血细胞比容结合,常作为诊断贫血和红细胞增多的主要指标之一。

(1)计数方法:红细胞计数方法有显微镜法和血液分析仪法。显微镜法采用红细胞等渗稀释液将血液标本稀释一定倍数(200 倍),充入改良牛鲍血细胞计数板中,在显微镜下计数一定区域(体积)内红细胞数量,经换算求得每升血液中红细胞数量。血液分析仪法多采用电阻抗法、流式细胞术激光检测法等。

(2)红细胞计数参考区间:成年男性$(4.0\sim5.5)\times10^{12}/L$,女性$(3.5\sim5.0)\times10^{12}/L$,新生儿$(6.0\sim7.0)\times10^{12}/L$。

(3)临床意义

1)生理性变化:红细胞数量受许多生理因素影响,但与相同年龄、性别人群的参考区间相比,一般在±20%以内。红细胞数量生理性增多可能提示缺氧、雄激素升高、肾上腺皮质激素增多、长期重度吸烟、静脉压迫时间大于 2 min、日内差异和药物影响等。红细胞数量生理性减低主要见于生理性贫血,红细胞数量生理性减低可能提示生长发育过快、造血功能减退、血容量增加以及长期饮酒等。

2)病理性变化:相对性增多指血容量减少使红细胞相对增多,如呕吐、高热、腹泻、多尿等;绝对性增多包括继发性增多和原发性增多,继发性增多主要见于组织缺氧,如严重慢性心肺疾病、发绀型先天性心脏病、异常血红蛋白病等;病理性减少见于各种原因导致的贫血,贫血的病因诊断一般应结合临床表现和进一步检查来综合判断,按病因不同可将贫血分为红细胞生成减少、红细胞破坏过多、红细胞丢失。红细胞生成减少如再生障碍性贫血、急性造血功能停滞等;红细胞破坏过多如镰状细胞贫血、血红蛋白病、药物性免疫性溶血性贫血等;红细胞丢失如急性、慢性失血性贫血。

2. 血红蛋白测定　血红蛋白是在人体有核红细胞及网织红细胞内合成的一种含色

素辅基的结合蛋白质，是红细胞内的运输蛋白，每克血红蛋白可携带 1.34 mL 氧，其主功能是吸收肺部大量的氧，并将其输送到身体各组织。

（1）检测方法：常用的检测方法有氰化高铁血红蛋白测定法、十二烷基硫酸钠血红蛋白测定法、碱羟血红蛋白测定法等。

（2）参考区间：成年男性 120～160 g/L，女性 110～150 g/L，新生儿 170～200 g/L。

（3）临床意义：血红蛋白测定的临床意义与红细胞计数相似，但判断贫血程度优于红细胞计数。根据血红蛋白浓度可将贫血分为 4 度。轻度贫血：Hb<120 g/L（女性 Hb<110 g/L）；中度贫血：Hb<90 g/L；重度贫血：Hb<60 g/L；极重度贫血：Hb<30 g/L。当 RBC<1.5×10^{12}/L、Hb<45 g/L 时，应考虑输血。

3. 血细胞比容测定　血细胞比容是指一定体积的全血中红细胞所占体积的相对比例。血细胞比容的高低与红细胞数量、平均体积及血浆量有关，主要用于贫血、真性红细胞增多症和红细胞增多的诊断，血液稀释和血液浓缩变化的测定，红细胞平均体积和红细胞平均血红蛋白浓度的计算等。

（1）检测方法：血细胞比容直接测定采用离心法，间接测定采用血液分析法。

（2）参考区间：男性 0.40～0.50，女性 0.37～0.48，新生儿 0.47～0.67，儿童0.33～0.42。

（3）临床意义：HCT 的临床意义与红细胞计数相似。HCT 减低是诊断贫血的指标，若红细胞数量正常，血浆量增加，为假性贫血；HCT 增加可因红细胞数量绝对增加或血浆量减少所致。HCT <0.2，可导致心力衰竭和死亡；HCT>0.6，则与自发性凝血有关。HCT 的主要应用价值为：①临床补液量的参考。各种原因导致脱水时，HCT 都会增高，补液时可监测 HCT，HCT 恢复正常表示血容量得到纠正；②真性红细胞增多症诊断指标，当 HCT >0.7，RBC 为（7～10）$\times10^{12}$/L，Hb> 180g/L 时，即可诊断；③计算红细胞平均指数的基础，红细胞平均值（MCV、MCHC）可用于贫血的形态学分类。

4. 网织红细胞计数　网织红细胞（reticulocyte，RET）是介于晚幼红细胞和成熟红细胞之间的过渡细胞，略大于成熟红细胞（直径 8.0～9.5 μm），其胞质中残存的嗜碱性物质 RNA 经碱性染料如煌焦油蓝、新亚甲蓝等活体染色后，形成蓝色或紫色的点粒状或丝网状沉淀物。网织红细胞自骨髓释放到外周血液后仍具有合成血红蛋白的能力，1～2 d 后，过渡为成熟红细胞。

（1）检测方法：常用检测方法有普通显微镜法、血液分析仪法、玻片法和试管法等。

（2）参考区间：成人、儿童 0.5%～1.5%，新生儿 2.0%～6.0%，成人绝对值（24～84）$\times 10^9$/L。

（3）临床意义：网织红细胞计数是反映骨髓造血功能的重要指标。

（二）白细胞检验

人体外周血中的白细胞包括中性粒细胞、嗜酸性粒细胞、嗜碱性粒细胞、淋巴细胞和单核细胞 5 种形态和功能各不相同的细胞。

1. 白细胞计数　白细胞计数(white blood cell count,WBC)即测定单位体积外周血中各种白细胞的总数。白细胞计数结果仅反映循环池中的粒细胞数量。

(1)计数方法:白细胞计数有手工法(显微镜计数法)和仪器法 2 种。

(2)参考区间:成人(3.5～9.5)$\times10^9$/L,儿童(5～12)$\times10^9$/L,6 个月～2 岁(11～12)$\times10^9$/L,新生儿(15～20)$\times10^9$/L。

(3)临床意义

1)生理性变化:白细胞计数结果有明显生理性波动,如早晨较低傍晚较高;餐后较餐前高;剧烈运动、情绪激动时较安静状态下偏高;月经期、妊娠、分娩、哺乳期亦可增高;新生儿及婴儿明显高于成人;吸烟亦可引起 WBC 增高。

2)病理性增多:常见于急性化脓性感染,尤其是革兰氏阳性球菌感染(脓肿、脑膜炎、肺炎、阑尾炎、扁桃体炎等);某些病毒感染(传染性单核细胞增多症、流行性乙型脑炎等);组织损伤(严重外伤、大手术、大面积烧伤、急性心肌梗死等);急性大出血;白血病;骨髓纤维化;恶性肿瘤(肝癌、胃癌、肺癌等);代谢性中毒(糖尿病酮症酸中毒、尿毒症等);某些金属(铅等)中毒。

3)病理性减少:见于某些感染性疾病尤其是革兰氏阴性杆菌感染(伤寒、副伤寒等);某些原虫感染(黑热病、疟疾等);某些病毒感染(病毒性肝炎、流感等);某些血液病(再生障碍性贫血、急性粒细胞缺乏症、巨幼细胞贫血等);自身免疫性疾病(系统性红斑狼疮、艾滋病等);脾功能亢进(门脉肝硬化、班替综合征等);肿瘤化疗,电离辐射(如 X 射线)及某些药物(氯霉素、磺胺类药等)反应等。

2. 嗜酸性粒细胞计数

(1)计数方法:计数方法有显微镜直接计数法和血液分析仪法等。

(2)参考区间:(0.05～0.5)$\times10^9$/L。

(3)临床意义

1)生理变化:在劳动、寒冷、饥饿、精神刺激等情况下,交感神经系统兴奋,通过下丘脑分泌促肾上腺皮质激素(ACTH),使肾上腺皮质分泌肾上腺皮质激素。肾上腺皮质激素可阻止骨髓释放嗜酸性粒细胞,并促使血中嗜酸性粒细胞向组织浸润,从而导致外周血中嗜酸性粒细胞减少。因此,健康人嗜酸性粒细胞白天较低,夜间较高,上午波动大,下午较恒定。

2)病理变化:嗜酸性粒细胞增多见于一些超敏反应性疾病、寄生虫病、某些皮肤病、血液病和某些恶性肿瘤等。嗜酸性粒细胞减少见于伤寒、副伤寒、大手术后或者长期使用肾上腺皮质激素等情况。

(三)血小板检验

血小板(platelet, PLT)是由骨髓造血组织中的巨核细胞产生,具有维持血管内皮完整性、黏附、聚集、释放、促凝和血块收缩等功能。血小板计数是测定单位容积血液中的血小板数量，血小板计数是止血、凝血检查的常用筛选试验之一。

（1）计数方法：血小板计数的方法有显微镜计数法、血液分析仪法和流式细胞仪法。

（2）参考区间：$(125\sim350)\times10^9/L$。

（3）临床意义

1）生理变化：血小板数量随着时间和生理状态的不同而变化，午后稍高于早晨；春季低于冬季；平原居民低于高原居民；月经前减低，月经后增高；妊娠中晚期增高，分娩后减低；运动、饱餐后增高，休息后恢复；静脉血的血小板计数比毛细血管血高 10%。另外，某些药物也可以引起血小板的变化。

2）病理变化：血小板减少是引起出血的常见原因。当血小板计数为$(20\sim50)\times10^9/L$时，可有轻度出血或手术出血；低于 $20\times10^9/L$，可有较严重出血；低于 $5\times10^9/L$ 时，可导致严重出血。血小板超过 $400\times10^9/L$ 为血小板增多。

第二节　尿液一般检查

尿液是机体体液的重要组成之一，其成分和含量的变化可以反映泌尿、血液、内分泌、循环等系统的生理或病理改变，能为临床的诊断、治疗监测及预后提供重要信息。尿液检验是临床上最重要的检验项目之一，尿液标本的采集和处理是尿液检验质量控制的重要部分。

一、尿液标本采集

尿液是具有重要意义的排泄物，其检测结果的准确性直接关系到疾病的诊断与治疗。为了保证尿液检验结果的可靠性，必须坚持全面质量管理。正确、合理和规范化地采集和处理尿液标本，是尿液检测前质量控制的主要内容，建立与完善尿液标本采集各个环节的标准要求或文件，对提高尿液检验结果的质量具有重要意义。

（一）标本采集一般要求

1. 告知患者　尿液标本采集之前，首先应告知患者关于尿液标本采集的目的，以书面的形式具体指导患者采集尿液标本。采集标本要求如下。

（1）患者要求：患者处于安静状态，按常规生活、饮食。

（2）生理状态：运动、性生活、月经、过度空腹或暴饮暴食、饮酒、吸烟、采集姿势和体位等，可影响某些检查结果。

（3）避免污染：应先洗手并清洁外生殖器、尿道口及周围皮肤。女性患者特别要避免阴道分泌物或月经血污染尿液，男性患者要避免精液混入，要避免化学物质（如表面活性剂、消毒剂）、粪便等其他污染物混入。

（4）采集时机：用于细菌培养的尿液标本，必须在使用抗生素治疗前使用无菌容器采集，以便于细菌生长。

2. 明确标记　在尿液采集检验申请单上，准确标记患者姓名、门诊号或病历号、性别、年龄、检验项目、采集尿液标本的日期和时间、标本量和类型等信息，或者以条形码作为唯一标识。

（二）标本采集容器及器材

1. 容器要求

（1）材料：①透明、不渗漏、不与尿液发生反应的惰性环保材料；②儿科患者使用专用的洁净柔软的聚乙烯塑料袋。

（2）规格：①容积 50 ~ 100 mL，圆形开口且直径至少 4 ~ 5 cm；②底座宽而能直立、安全且易于启闭的密闭装置；③采集计时尿时，容器的容积应大于计时期内尿液总量的体积，且能避光。

（3）清洁度：容器洁净、干燥、无污染（菌落计数< 10^4CFU/L）。

（4）标识：容器要标有患者姓名、病历号或门诊号、检验联号（条形码）。

（5）其他：①用于细菌培养的尿液标本容器采用特制的无菌容器；②对于必须保存 2 h 以上的尿液标本，建议使用无菌容器。

2. 离心管　用于尿液沉渣检查的离心管应洁净、透明、有足够的强度，并有刻度，刻度上至少标明 10 mL、1 mL、0.2 mL；容积应>12 mL，试管底部呈锥形或缩窄形，试管口径可具有密封装置。最好使用不易破碎的一次性塑料试管。

3. 信息标记　尿液标本容器、离心管（试管）、载玻片必须便于标记和识别，且保持洁净。信息标记必须粘贴于容器外壁上（不能粘贴于容器盖上），且牢固、防潮，即使在冰箱内仍能保持信息清晰与完整。

（三）标本的类型及采集方法

尿液标本的类型和采集方法的选择取决于尿液检验的目的（通常包括化学检查、有形成分显微镜检查和细菌学检查等）、患者状况和检验要求。临床常用的尿液标本，依据时间或检验项目可以分为晨尿、随机尿、计时尿和特殊尿标本。

1. 晨尿标本

（1）晨尿：晨尿是指清晨起床后、未进早餐和做运动之前第一次排出的尿液。晨尿一般在膀胱中的存留时间达 6 ~ 8 h，其各种成分浓缩，已达到检验或培养所需浓度。可用于肾脏浓缩功能的评价、人绒毛膜促性腺激素（hCG）的测定以及血细胞、上皮细胞、管型、结晶及肿瘤细胞等有形成分检查。住院患者最适宜采集晨尿标本，在标本采集前1 d，给患者提供尿液采集容器和书面说明，如外阴、生殖器清洁方法，采集中段清洁尿的注意事项等。晨尿采集后在2 h内送检并检查完毕，否则应采取适当的防腐措施。但是，晨尿中高浓度的盐类冷却至室温后可形成结晶，干扰尿液有形成分的检查。

(2)第2次晨尿：采集晨尿后2~4 h内的尿液，要求患者从前一天晚上起到采集此次尿液标本时，只饮水200 mL，以提高细菌培养和有形成分计数的灵敏度。

2. 随机尿标本　随机尿是指患者无须任何准备、不受时间限制、随时排出的尿液标本。但随机尿易受饮食、运动、药物的影响，可能导致低浓度或病理性临界值浓度的物质和有形成分的漏检。随机尿不能准确反映患者的状况，但随机尿标本新鲜、易得，最适合于门诊、急诊患者的尿液筛检。

3. 计时尿标本　计时尿是指采集规定时段内的尿液标本，如采集治疗后、进餐后、白天或卧床休息后3 h、12 h或24 h内的全部尿液。准确的计时和规范操作(包括防腐方法、食物或药物禁忌等)是确保计时尿检验结果可靠的重要前提。计时尿常用于化学成分的定量测定、内生肌酐清除率试验和细胞学检查。

(1)餐后尿：餐后尿是指午餐后2~4 h内的尿液。餐后尿有利于病理性尿胆原(为最大分泌时间)、尿糖和尿蛋白的检出。

(2)休息后3 h尿：上午6~9时的尿液称为3 h尿，多用于检查尿液有形成分，如1 h尿排泄率检测等。

(3)休息后12 h尿：即从晚上8时开始到次晨8时终止的12 h内全部尿液。女性采集标本前要清洗外阴，需要先加40%甲醛1 mL防腐。检验当天，除正常饮食外不再饮水，以利于尿液浓缩(因低渗会使部分红细胞和管型溶解)。12 h尿用于尿液有形成分计数如Addis计数、微量白蛋白和球蛋白排泄率测定。

(4)休息后24 h尿：规范采集24 h尿液标本最为困难，最常见的问题是未能采集到全部24 h内的尿量。因此，采集24 h尿必须要求患者密切配合。①采集方法：必须明确告知患者尿液标本采集的具体步骤并提供书面说明。②主要用途：尿液中的很多成分呈现昼夜规律性变化，如尿液儿茶酚胺、17-羟皮质类固醇和电解质在清晨时浓度最低，而在下午或稍后的时间内浓度最高。因此，需要采集24 h尿标本进行检查。24 h尿主要用于内生肌酐清除率、儿茶酚胺、17-羟皮质类固醇(17-羟)、17-酮类固醇(17-酮)、总蛋白、尿素、香草扁桃酸、电解质等化学物质定量或结核菌检查等。

4. 特殊尿标本

(1)尿三杯试验：患者一次连续排尿，分别采集前段、中段、末段的尿液，分装于3个尿杯中。第1、3杯10 mL，第2杯(尿杯容量宜大)采集其余大部分尿液。尿三杯试验多用于泌尿系统出血部位的定位和尿道炎的诊断。

(2)尿液红细胞形态检查：患者保持正常饮食，不要大量饮水。清晨5~6时清洁外阴后，排去第一次尿液，采集第2次晨尿的中段尿10 mL，倒入一次性锥形刻度离心管中，

1 500 r/min 水平离心 10 min，弃上清液后留取 0.25 mL 尿沉渣备用。主要用于泌尿系统出血部位的诊断。

（3）浓缩稀释试验：患者普通饮食，不再另外饮水。晨 8 时排尿弃去，自 10 时起至 20 时止，每隔 2 h 采集尿液 1 次，此后至次晨 8 时合并采集 1 次，共 7 次尿液，测量并记录每次的尿量与比重。主要用于评价远端肾小管的浓缩稀释功能。

（4）中段尿：采集标本前先清洗外阴，女性清洗尿道旁的阴道口，男性清洗龟头；再用 0.1% 清洁液如苯扎溴铵等消毒尿道口，但不可用抗生素和肥皂等清洗尿道口，以免影响细菌的生存力。在排尿过程中，弃去前、后时段排出的尿液，以无菌容器采集中间时段的尿液，其目的是避免生殖道和尿道远端细菌的污染。中段尿一般用于细菌培养。

（5）导管尿：以无菌术采集导管尿，主要用于尿潴留或排尿困难时的尿液标本采集（2 岁以下儿童慎用）。

（6）直立性蛋白尿：对于有些无症状的尿蛋白阳性者，采取卧位 8 h 后采集尿液标本，用于检测尿蛋白，以证实是否有直立性蛋白尿。

（四）标本的保存和处理

1. 标本的保存　尿液标本应在采集后 2 h 内检查完毕，对不能及时检查的尿液标本，必须进行适当处理或保存，以降低因标本送检延时而引起的理化性状改变。

（1）冷藏：冷藏是保存尿液标本最简便的方法，一般可保存 6 h，但要避光加盖。冷藏保存在 24 h 内可抑制细菌生长，但有尿酸盐和磷酸盐沉淀可影响显微镜检查结果。因此，不推荐在 2 h 内可完成检测的尿液标本进行冷藏保存。

（2）防腐：尿液常规筛查尽量不要使用防腐剂，然而对计时尿标本和在标本采集后 2 h 内无法进行尿液检查或被检查的成分不稳定时，可加入特定的化学防腐剂，同时，尿液仍需冷藏保存。

2. 标本检测后的处理

（1）检测后尿液：检测后尿液标本一律视为感染性生物污染源，必须经过 10 g/L 过氧乙酸或漂白粉消毒处理后，才能排入下水道内。

（2）标本容器：如果所用的容器及试管不是一次性的，必须在 30～50 g/L 漂白粉或 10 g/L 次氯酸钠溶液中浸泡 2 h，也可用 5 g/L 过氧乙酸浸泡 30～60 min，再用清水冲洗干净。

（3）一次性尿杯：使用后的一次性尿杯，先消毒、毁形，再按照医疗废弃物进行无害化处理。

（五）运送和保存

1. 缩短转运时间　尽量减少运送环节和缩短储存时间，标本运送要做到专人、专业且有制度保障，以避免标本转送过程中因主观因素而对检验结果产生影响。

2. 防止气泡的产生　轨道传送或气压管道运送时，务必防止尿液产生过多泡沫，以避免因此而引起的细胞溶解。

3. 注意生物安全　运送过程中同时要注意生物安全，应该意识到尿液是有潜在生物危害的标本，并应采取全面的预防措施，如防止标本漏出或侧翻，污染环境、器材和衣物等。

4. 标本保存时间和温度对检验结果的影响　随着保存时间的延长，尿液有形成分将会有不同程度的破坏，细胞、管型逐渐减少，而结晶、细菌逐渐增多。

二、尿液一般检验

尿液是血液经过肾小球滤过、肾小管和集合管重吸收和排泌所产生的终末代谢产物。尿液的组成和性状分析可反映机体的代谢状况，并受机体各系统功能状态的影响。通过排泄尿液，可排出体内的代谢废物、异物、毒物等，同时调节水、电解质代谢及酸碱平衡，借以维持机体内环境的平衡。因此，尿液检验不仅对泌尿系统疾病的诊断、疗效观察有临床意义，而且对其他系统疾病的辅助诊断、预后判断、监护安全用药也有重要参考价值。

（一）尿量

尿量是指 24 h 内排出体外的尿液总量。通常尿量与机体摄入的水量成正比，此外尿量的多少还受机体内外环境多种因素的影响，如饮食、内分泌功能、精神因素、活动量、药物、环境的温湿度等。即使是健康人，尿量在 24 h 内的变化也较大。

1. 检测方法　使用量筒等刻度容器直接测定尿量。①直接法：将每次排出的全部尿液采集于一个容器内，然后测定尿液总量。②累计法：分别测定每次排出的尿液体积，最后记录尿液总量。③计时法：测定每小时排出的尿量或特定时间段内一次排出的尿量，换算成每小时尿量。

2. 参考区间　成人 1 000 ~ 2 000 mL/24 h，即 1 mL/(h · kg)；儿童按体重计算尿量，为成人的 3 ~ 4 倍。昼夜尿量之比为(2 ~ 4)：1。

3. 临床意义

（1）多尿：是指成人 24 h 尿量超过 2 500 mL，儿童 24 h 尿量超过 3 000 mL。①生理性多尿：当肾脏功能正常时，由于外源性或生理性因素所致的多尿，可见于饮水过多、食用含水量多的食物、静脉输液、精神紧张、癔症等，也可见于服用利尿剂、咖啡因、脱水剂等药物。②病理性多尿：常因肾小管重吸收功能和浓缩功能减退所致。

（2）少尿或无尿：少尿是指每小时尿量持续 <17 mL（儿童 <0.8 mL/kg）或尿量 <400 mL/24 h；12 h 无尿或尿量 <100 mL/24 h 为无尿。无尿发展至排不出尿液称为尿闭，生理性少尿多见于出汗多或饮水少。

（二）颜色与透明度

1. 检测方法　通过肉眼或尿液分析仪判断尿液颜色和透明度。尿液颜色和透明度受尿液分析仪设计标准或检验人员的主观因素的影响，故尿液颜色和透明度的判断很难统一。

2. 参考区间　淡黄色、清澈透明。

3. 临床意义

（1）生理变化：尿液颜色受摄入水量、食物、药物及尿色素等影响。例如，摄入水量多、寒冷时，尿量多则颜色淡；运动、出汗时，尿量少则颜色深。食用大量胡萝卜、木瓜等可使尿液呈深黄色，食用芦荟可使尿液呈红色。

（2）病理变化

1）红色：最常见的尿液颜色变化，不同原因所致尿液红色的理化特性不同。①血尿：血尿指尿液中含有一定量的红细胞，1 000 mL 尿液内含有血液达到或者超过 1 mL，且尿液外观呈淡红色，称为肉眼血尿。由于含血量不同，尿液可呈淡红色云雾状、洗肉水样或混有血凝块。血尿提示可能有泌尿生殖系统出血、结缔组织疾病、心血管疾病、内分泌代谢疾病等。②血红蛋白尿：血红蛋白尿呈暗红色、棕红色、酱油色，血红蛋白尿主要见于蚕豆病、阵发性睡眠性血红蛋白尿、免疫性溶血性贫血等；肌红蛋白尿呈粉红色或者暗红色，常见于肌肉组织广泛损伤、变性，如挤压综合征、缺血性肌坏死、大面积烧伤、创伤等。健康人剧烈运动后，也可偶见肌红蛋白尿。③卟啉尿：尿液呈红葡萄酒色，常见于先天性卟啉代谢异常等。

2）深黄色：最常见于胆红素尿，外观呈深黄色，振荡后泡沫亦呈黄色。见于阻塞性黄疸和肝细胞性黄疸。服用一些药物如呋喃唑酮、维生素 B_2 等尿液可呈黄色或棕黄色外观，但深黄色尿液振荡后泡沫呈乳白色。

3）白色：乳糜尿和脂肪尿。乳糜尿尿液呈乳白色浑浊，主要见于丝虫病，也可见于结核、肿瘤、腹部创伤或由手术等引起肾周围淋巴循环受阻。妊娠或分娩可诱发间歇性乳糜尿。糖尿病脂血症、类脂性肾病综合征、长骨骨折骨髓脂肪栓塞也可引起乳糜尿。脂肪尿是指尿中出现脂肪小滴。脂肪尿见于脂肪挤压损伤、骨折和肾病综合征等。

4）黑褐色：见于重症血尿、变性血红蛋白尿，也可见于酪氨酸病、酚中毒、黑尿酸症或黑色素瘤等。

5）蓝色：主要见于尿布蓝染综合征，由于尿液内含有过多的尿蓝母衍生物靛蓝所致，也可见于尿蓝母、靛青生成过多的某些胃肠疾病。

6）淡绿色：见于铜绿假单胞菌感染。

7）脓尿：尿液中含有大量的脓细胞，外观可呈不同程度的白色或黄白色混浊，放置后可有白色云雾状沉淀。见于泌尿生殖系统化脓性感染及前列腺炎、精囊炎等。

8）结晶尿：外观呈黄白色、灰白色或淡粉红色。由于尿液中含有较高浓度的盐类，尿液刚排出体外时透明，当外界温度下降后，盐类溶解度降低，盐类结晶很快析出使尿液浑浊。

（三）比重

尿比重是指在 4 ℃条件下尿液与同体积纯水的重量之比。尿比重受尿中可溶性物质的量及尿量影响；在病理情况下还受尿蛋白、尿糖及细胞成分等影响。测定尿比重可粗略反映肾小管的浓缩稀释功能。

1. 检测方法　尿比重测定方法很多，如干化学试带法、折射计法、尿比重计法、超声波法、称重法。

2. 参考区间　成人尿比重：随机尿 1.003 ~ 1.030；晨尿> 1.020。新生儿尿比重：1.002 ~ 1.004。

3. 临床意义　尿比重可粗略反映肾脏的浓缩与稀释功能。由于影响尿比重的因素较多，因此，用于评估肾功能时，24 h 连续多次测定尿比重较一次测定更有价值。

（1）高比重尿：尿液比重>1.025 时，称为高渗尿或高比重尿。①尿量少比重高：见于急性肾炎、心力衰竭、休克、高热、脱水或大量排汗、肝脏疾病等。②尿量多比重高：见于糖尿病、使用放射造影剂等。

（3）低比重尿：尿液比重<1.015 时，称为低渗尿或低比重尿。见于慢性肾小球肾炎、肾盂肾炎等由于肾小管浓缩功能减退而比重降低。因肾实质破坏而丧失浓缩功能时，尿液比重常固定在 1.010±0.003（与肾小球滤过液比重接近），称为等渗尿，可见于急性肾衰竭多尿期、慢性肾衰竭、肾小管间质疾病、急性肾小管坏死等。尿崩症患者因下丘脑-垂体受损，抗利尿激素分泌减少，或由于肾小管的上皮细胞对抗利尿激素的灵敏度降低，大量水分从体内排出而使比重减低，常出现严重的低比重尿（<1.003，可低至 1.001）。

（4）药物影响：右旋糖酐、造影剂、蔗糖等可引起尿比重增高；氨基糖苷类、锂、甲氧氟烷可使尿比重减低。

（四）气味

健康人新鲜尿液的气味来自尿液中挥发性酸及酯类。

1. 参考区间　微弱芳香气味。

2. 临床意义　如果尿液标本久置，因尿素分解可出现氨臭味。尿液气味也可受到食物和某些药物的影响，如过多饮酒，进食葱、蒜，服用某些药物等，可使尿液中出现相应的特殊气味。一些疾病可使新鲜尿液出现异常气味，如慢性膀胱炎和慢性尿潴留尿液会出现氨臭味、泌尿系统感染或晚期膀胱癌尿液会有腐臭味、糖尿病酮症酸中毒尿液有烂苹果味、有机磷中毒尿液有大蒜味、苯丙酮尿症尿液有鼠尿味等。

（五）尿酸碱度

尿液酸碱度简称为尿酸度，通常用氢离子浓度的负对数（pH）来表示。

1. 检测方法 检测方法有试带法、pH 试纸法、指示剂法等。

2. 参考区间 常规饮食条件下：①晨尿，多偏弱酸性，pH 5.5 ~ 6.5，平均 pH 6.0；②随机尿，pH 4.5 ~ 8.0。

3. 临床意义 尿酸度检测主要用于了解机体酸碱平衡和电解质平衡情况，是临床上诊断呼吸性或代谢性酸/碱中毒的重要指标。

(1) 生理性变化：尿 pH 受食物摄取、机体进餐后碱潮状态、生理活动和药物的影响。进餐后，因胃黏膜分泌盐酸以助消化、通过神经体液调节使肾小管的泌 H^+ 作用减低和 Cl^- 重吸收作用增高，尿 pH 呈一过性增高，即为碱潮。

(2) 病理性增高：①碱中毒，如呼吸性碱中毒；②肾小管性酸中毒；③尿路感染，如膀胱炎、肾盂肾炎等；④其他，如尿结石、严重呕吐等。

(3) 病理性减低：①酸中毒、发热、慢性肾小球肾炎等；②代谢性疾病，如糖尿病、痛风等。

(六) 尿蛋白

蛋白质检查是尿液化学成分检验中重要的项目之一。正常情况下，由于肾小球毛细血管滤过膜的孔径屏障和电荷屏障作用，以及肾小管的重吸收功能，使得终尿蛋白含量很少，仅为 30 ~ 130 mg/24 h。一次随机尿中蛋白质为 0 ~ 80 mg/L，尿蛋白定性试验阴性。当尿蛋白超过 150 mg/24 h 或超过 100 mg/L 时，蛋白定性试验呈阳性，称为蛋白尿。

1. 检测方法 有试带法、磺基水杨酸法、加热乙酸法等。

2. 参考区间 阴性。

3. 临床意义

(1) 生理性变化：生理性蛋白尿的产生源于机体内、外环境因素的变化。①功能性：见于剧烈运动后，发热、寒冷刺激、过度兴奋等。②体位性：见于青春发育期少年，如站立时间过长，“行军性”蛋白尿。③偶然性：见于尿中混入了白带、月经血、精液、前列腺液等。④摄入性：见于输注成分血浆、清蛋白及其他蛋白制剂、摄入过多蛋白食品后。⑤妊娠性：见于妊娠期妇女，与机体处于妊娠状态有关，分娩后可消失。

(2) 病理性增高

1) 肾前性蛋白尿：①浆细胞病，如骨髓瘤、巨球蛋白血症等；②血管内溶血性疾病，如阵发性睡眠性血红蛋白尿；③急性肌肉损伤，如心肌梗死、挤压综合征等；④酶类增高性疾病，如急性单核细胞性白血病、胰腺炎等。

2) 肾性蛋白尿：①肾小球性蛋白尿，如肾病综合征、原发性肾小球肾炎（急性肾炎、慢性肾炎、膜性肾炎等）、继发性肾小球疾病（糖尿病肾病、狼疮性肾炎）；②肾小管性蛋白尿，如肾小管间质病变、重金属中毒（汞、铋、砷）、药物中毒、苯等有机溶剂中毒、器官移植。

3) 肾后性蛋白尿：①泌尿生殖系统炎症反应，如膀胱炎、尿道炎、前列腺炎、精囊炎等;②泌尿系统结石、结核、肿瘤等;③泌尿系统邻近器官疾病,如急性阑尾炎、慢性盆腔炎、宫颈炎、盆腔肿瘤等,泌尿系统邻近器官炎症或肿瘤刺激。

(七)尿糖

健康人尿中可有微量葡萄糖(<2.8 mmol/24 h),用普通方法检测为阴性。当血糖浓度超过8.88 mmol/L(1.6 g/L)时,尿中开始出现葡萄糖。尿糖定性试验呈阳性的尿液称为糖尿。尿糖主要指葡萄糖,也有微量乳糖、半乳糖、果糖、蔗糖等。

1. 检测方法　检测方法有试带法、班氏法。

2. 参考区间　阴性。

3. 临床意义

(1)尿糖增高:①代谢性糖尿如糖尿病。②内分泌性糖尿如甲状腺功能亢进,餐后血糖增高,餐后尿糖阳性。腺垂体功能亢进、嗜铬细胞瘤、库欣综合征,均可致血糖增高,尿糖阳性。③血糖正常性糖尿,因肾小管重吸收葡萄糖能力减低、肾糖阈减低所致,如家族性糖尿、新生儿糖尿、妊娠或哺乳期。

(2)尿糖暂时性增高:①摄入性,如进食大量含糖食品、碳水化合物、饮料或静脉输注大量高渗葡萄糖溶液后。②应激性,如情绪激动、脑血管意外、颅脑外伤、脑出血、急性心肌梗死时,延髓血糖中枢受刺激或肾上腺素、胰高血糖素分泌过多,呈现暂时性高血糖和一过性糖尿。

(八)尿酮体

酮体是机体脂肪氧化代谢产生的中间产物,当糖代谢发生障碍、脂肪分解增多、酮体产生速度超过机体组织利用速度时,可出现酮血症,酮体血浓度一旦超越肾阈值,就可产生酮尿。

1. 检测方法　常用检测方法有亚硝基铁氰化钠法、干化学法等。

2. 参考区间　定性:阴性;定量:酮体(以丙酮计)170~420 mg/L;乙酰乙酸≤20 mg/L。

3. 临床意义　酮体阳性见于以下情况。

(1)不能有效利用碳水化合物:如糖尿病酮症酸中毒。尿酮体检查有助于糖尿病酮症酸中毒早期诊断(尿酮体阳性),并能与低血糖、心脑疾病、乳酸中毒或高血糖高渗透性糖尿病昏迷相区别(尿酮体阴性)。

(2)碳水化合物摄入不足:如饥饿、饮食疗法、剧烈运动、寒冷等。

(3)碳水化合物丢失:如频繁呕吐(怀孕、疾病)、肾脏重吸收功能障碍、消化系统疾病等。

(九)尿胆红素

胆红素有未结合胆红素、结合胆红素和δ-胆红素3种,血浆中以前两者为主。健康人血结合胆红素含量很低(小于4 μmol/L),尿中不能检出;当血结合胆红素增高,超过肾阈值时，结合胆红素即随尿液排出。

1. 检测方法　检测方法有偶氮法、氧化法等。

2. 参考区间　阴性。

3. 临床意义　尿胆红素检测主要用于黄疸的诊断和鉴别诊断。尿胆红素阳性见于胆汁淤积性黄疸、肝细胞性黄疸，而溶血性黄疸为阴性。

第三节　粪便一般检查

粪便是食物在体内被消化吸收营养成分后剩余的产物。粪便主要成分有：①未被消化的食物残渣，如淀粉颗粒、肉类纤维、植物细胞、纤维等；②已经被消化但未被吸收的食糜；③消化道分泌物，如酶、胆色素、黏液和无机盐等；④食物分解产物，如靛基质、粪臭素等；⑤肠道脱落的上皮细胞；⑥细菌等。粪便检验包括理学、化学和显微镜检查。粪便检验对下消化道炎症、出血鉴别、寄生虫感染、肿瘤筛查、胃肠道吸收与消化功能和黄疸的鉴别都有重要价值。

一、粪便标本采集与处理

粪便标本采集直接影响检验结果的准确性，采集时应根据不同的检验项目分别采取不同的采集方法。

(一)标本采集

1. 采集容器　应使用一次性无吸水性、无渗漏、有盖，无污染物干净容器，容器大小应适宜；细菌培养标本容器应无菌；容器上标志要明显。

2. 常规标本　一般常规检查包括外观和显微镜检查，应取新鲜标本，选择含有异常成分的粪便，如黏液或脓血等病理成分；外观无异常的粪便必须从表面、深处及粪端多处取材，取 3 ~ 5 g 粪便送检。

3. 寄生虫检查标本　送检时间一般不宜超过 24 h，如检查肠道原虫滋养体，应立即检查。

4. 化学法隐血试验　应于试验前 3 d 禁食肉类、动物血和某些蔬菜等食物，并禁服铁剂及维生素 C 等可干扰试验的药物。

5. 脂肪定量试验　先定量服食脂肪膳食，每天 50 ~ 150 g，连续 6 d，从第 3 天起开始收集 72 h 内的粪便，将收集的标本混合称量，从中取出 60 g 左右送检。如用简易法，可在正常膳食情况下收集 24 h 标本，混合后称量，从中取出 60 g 粪便送检。

6. 粪胆原定量试验　应连续收集 3 d 粪便，每天混匀称重，取约 20 g 送检。

7. 无粪便排出而又必须检验时,可经直肠指诊或采便管拭取标本。

(二)标本检查后处理

粪便检验后应将粪便和纸类或塑料等容器一起投入焚化炉中烧毁;搪瓷容器、载玻片等应浸泡于消毒液中(如0.5%过氧化乙酸或苯扎溴铵等)24 h 后弃消毒液,再煮沸后用流水冲洗、晾干或烘干备用。

(三)标本采集与转运质量控制

1. 标本要求　粪便检验标本采集及送检正确与否,直接影响检验结果的准确性。应根据检验目的选择最有价值的标本,如含脓血、黏液或色泽异常的标本送检。选择合适采集寄生虫和虫卵检查的标本,送检量尽量多,避免因标本量不足而漏检。寄生虫卵检查应尽量用浓集检查法。便盆或坐厕中的粪便常混有尿液、消毒剂及污水等,可破坏粪便的有形成分;灌肠或服油类泻剂的粪便常因过稀且混有油滴等,影响检验结果,不适宜做检验标本。

2. 送检时间　肠内原虫滋养体,应立即检查,冬天应保温送检;一般常规检查不应超过1 h 送检,寄生虫和虫卵检查不宜超过24 h 送检。

3. 患者准备　检测前应告知患者停用影响检验结果的药物和食物。

二、粪便物理学检验

(一)量

健康人粪便量与进食食物种类、食量及消化器官的功能状态有关。进食细粮及肉食者,粪便细腻而量少;进食粗粮或多食蔬菜者,因粪便纤维含量高而粪便量多。一般健康成人排便次数可隔天1次至每天2次,多数为每天1次,每次排便量为100～250 g(干重25～50 g)。当胃肠、胰腺有炎症或功能紊乱时,粪便量和排便次数均有不同程度增加。

(二)颜色

健康成人粪便因含粪胆素而呈黄褐色;婴儿粪便因含胆绿素未转变成胆红素而呈黄绿色或金黄色糊状。不同颜色的粪便有不同的临床意义:淡黄色粪便见于乳儿便以及服用大黄之后;绿色粪便见于食用大量蔬菜、乳儿肠炎等;白色、灰白色粪便见于阻塞性黄疸、胆道阻塞、胰腺病等;红色粪便见于直肠癌、肛裂、痔疮出血、食用番茄等;果酱色粪便见于阿米巴痢疾、肠套叠、食用大量咖啡等;黑色(柏油色)粪便见于上消化道大量出血等。

(三)性状

健康成人的粪便为条带状。病理情况下其性状发生变化,其性状、硬度常与进食的食物种类有关。细条状、扁片状粪便见于结肠紧张亢进、直肠和肛门狭窄或有肿物等;粗棒状或球状便见于便秘、巨结肠症等；白色黏液便见于肠壁受刺激、直肠炎、肠痉挛等；脓血便见于细菌性痢疾、阿米巴痢疾、急性血吸虫病、结肠癌、慢性溃疡性结肠炎、肠结核等；鲜血便见于结肠癌、直肠息肉、肛裂及痔疮等；溏便见于消化不良、慢性胃炎、胃窦潴留等；胨状便见于过敏性肠炎及慢性菌痢等；糊状稀汁样便见于假膜性肠炎、隐孢子虫感染等；米泔样便见于霍乱、副霍乱等；乳凝块见于脂肪或酪蛋白消化不全、婴儿消化不良、婴儿腹泻等。

(四)寄生虫

粪便中如存在虫体较大的肠道寄生蠕虫(如蛔虫、蛲虫、绦虫等)时，肉眼即可辨别；钩虫虫体，须粪便筛洗后能见。

三、粪便化学检验

粪便的化学检查有酸碱度反应、隐血试验、胆色素和脂肪检查等。其中隐血试验最具有重要的临床应用价值。

(一)粪便隐血试验

上消化道出血量小于5 mL，粪便中无可见的血液，且红细胞破坏，显微镜检查也未见红细胞，而需用化学法、免疫法等才能证实的出血，称为隐血，检查粪便隐血的试验称为粪便隐血试验。

1. 检测方法　粪便隐血试验的检测方法有化学法、免疫学方法、血红蛋白荧光测定等。

2. 参考区间　阴性。

3. 临床意义　粪便隐血试验主要用于消化道出血、消化道肿瘤筛检和鉴别。

(二)粪便脂肪检查

粪便脂肪检查可作为了解消化功能和胃肠道吸收功能的参考指标。

1. 检测方法　粪便脂肪检查方法有称量法、滴定法、显微镜法等。

2. 参考区间　成人粪便总脂量(以总脂肪酸计算)：2～5 g/24 h，或为干粪便的7.3%～27.6%；成人进食脂肪50～150 g/24 h，排出量<7 g，脂肪吸收率>95%。

3. 临床意义　粪便脂肪主要来自食物，少部分来自胃肠道分泌、细胞脱落和细菌代谢。粪便脂肪包括结合脂肪、游离脂肪酸和中性脂肪。病理情况下，因脂肪消化吸收能力减退时，粪总脂量大量增加，若24 h粪总脂量超过6 g，称脂肪泻。粪脂肪增加可见于以下疾病。①胰腺疾病：慢性胰腺炎、胰腺癌、胰腺纤维囊性变等。②肝胆疾病：胆汁淤积性黄疸、胆汁分泌不足、病毒性肝炎、肝硬化等。③小肠病变：乳糜泻、蛋白性肠病等。④其他：胃、十二指肠瘘，消化性溃疡等。

四、粪便显微镜检验

粪便显微镜检查主要是检查粪便中有无病理成分，如各种细胞增多、寄生虫虫卵、异常细菌、真菌、原虫等。

（一）检测方法

将粪便用生理盐水适当稀释后，在显微镜下人工识别有形物质。

（二）参考区间

无红细胞，不见或偶见白细胞，无寄生虫卵，可见少量食物残渣。

（三）临床意义

1. 细胞　粪便中常见细胞为白细胞、红细胞，检查时应挑取含黏液脓血部分的粪便检查或从成形便表面、深处及多处取材，将粪便用生理盐水混悬于载玻片上，于显微镜下依据各种细胞的形态做出报告，目前也有用粪便分析工作站染色后检查做出报告。

（1）白细胞（脓细胞）：粪便中常见中性粒细胞，形态完整者与血液中的粒细胞无差别。病理情况下，中性粒细胞呈灰白色、胞体肿胀、坏死、破碎、结构不完整、胞质内充满细小的颗粒、核不清楚的中性粒细胞，即脓细胞，常成堆出现。

正常粪便无或偶见白细胞。病理情况下，白细胞数量与炎症轻重及部位有关。肠炎时，白细胞增多不明显，一般小于 15 个/HP，分散存在；细菌性痢疾、溃疡性结肠炎时，可见大量白细胞或成堆出现的脓细胞，以及吞噬异物的小吞噬细胞；肠易激综合征、肠道寄生虫病（尤其是钩虫病及阿米巴痢疾）时，粪便经涂片、染色，可见较多的嗜酸性粒细胞，可伴有夏科-莱登结晶。

（2）红细胞：粪便中红细胞呈草绿色、略有折光性的圆盘状，有时可因粪便 pH 影响，而呈皱缩状。

正常粪便无红细胞。上消化道出血时，由于胃液的消化作用，红细胞已被破坏，粪便中也难见到，下消化道炎症或出血时可出现数量不等的红细胞，如痢疾、溃疡性结肠炎、结肠癌、直肠息肉、痔疮、急性血吸虫病等。消化道疾病时由于炎症损伤出血，白细胞、红细胞同时存在，细菌性痢疾时红细胞，多分散存在且形态正常，数量少于白细胞；阿米巴痢疾者红细胞，多粘连成堆并有残碎现象，数量多于白细胞。

（3）大吞噬细胞（巨噬细胞）：正常粪便无大吞噬细胞，粪便中出现巨噬细胞，见于急性细菌性痢疾、急性出血性肠炎，偶见于溃疡性肠炎。

（4）上皮细胞：粪便中上皮细胞为肠黏膜上皮细胞。正常粪便很少见到柱状上皮细胞（少量脱落柱状上皮细胞已破坏），柱状上皮细胞增多，见于结肠炎症、假膜性肠炎。

2. 食物残渣和结晶　在正常粪便中，食物残渣均是已充分消化后的无定型细小颗粒。常见未经充分消化的食物残渣有以下几种。

（1）食物残渣：脂肪、淀粉颗粒、肌纤维、植物细胞及植物纤维。

（2）结晶：粪便内可见多种少量结晶，如磷酸盐、草酸钙、碳酸钙结晶，一般无临床意义。但如出现夏科-莱登结晶、血红素结晶，则是消化道出血依据。主要见于胃肠道出血、阿米巴痢疾、钩虫病及过敏性肠炎，还可见嗜酸性粒细胞。

3. 病原学检查

（1）寄生虫卵和原虫：粪便检验是诊断肠道寄生虫感染最直接和最可靠的方法。粪便涂片中可见到蛔虫卵、鞭虫卵、钩虫卵、蛲虫卵、血吸虫卵、肺吸虫卵、肝吸虫卵、姜片虫卵等。检测时要注意虫卵的大小、色泽、形状、卵壳厚薄及内部结构等多方面特点，认真观察后予以鉴别。

检查寄生虫卵方法有直接涂片法、厚涂片透明法、加藤法、浓集法（自然沉淀、离心沉淀法、甲醛乙酸乙酯沉淀法）、浮聚法等，可根据不同虫卵特点选择不同方法。

（2）肠道原虫：①溶组织内阿米巴，取新鲜粪便的脓血黏液部分进行粪便镜检可见到滋养体，并可找到包囊；②兰氏贾第鞭虫，滋养体的形态如纵切的半个去核的梨，前端钝圆，后端尖细，背面隆起而腹面凹陷，两侧对称形似勺形，腹部前半部有吸盘，借此可吸附于肠黏膜上；③隐孢子虫，除粪便常规检验外，常用改良抗酸染色法、金胺-酚改良抗酸染色法等方法来提高阳性检出率；④人芽孢子虫，为无色或淡黄色，圆形或卵圆形，大小不一，胞内含一巨大透明体，其周边绕以狭窄的细胞质，质内含有少数折光小体。人芽孢子虫与白细胞及原虫包囊形态十分相似，这时可借助破坏试验来进行鉴别，即用水代替生理盐水迅速做显微镜检验，人芽孢子虫遇水被破坏而消失，白细胞与原虫则因不易破坏而仍可看见。

（3）细菌：健康人粪便中可见较多正常菌群，其菌量和菌谱处于相对稳定状态，保持着细菌与宿主间的生态平衡。但在某些病理情况下，如长期应用抗生素或免疫抑制剂，其菌量和菌谱发生改变造成菌群失调，即粪便中革兰氏阳性球菌与革兰氏阴性杆菌比例大于1∶10，正常菌群减少甚至消失，而葡萄球菌或真菌等明显增多，临床上称为肠道菌群失调症。某些情况下粪便中仍可检查出一些病原微生物，但不能仅用粪便涂片检查，通常需要通过联合细菌培养等检查方法。

（4）真菌：分为单细胞（酵母菌）和多细胞（丝状菌或霉菌）两类。正常粪便中极少见。粪便中真菌可见普通酵母菌、假丝酵母菌。假丝酵母菌以白色假丝酵母菌最为多见，在排除标本污染前提下，常见于长期使用广谱抗生素、激素、免疫抑制剂和放、化疗之后，以及各种慢性消耗性疾病的患者粪便中。

（5）病毒：引起胃肠道炎的病毒有轮状病毒、腺病毒。轮状病毒根据其蛋白抗原不同分为A、B、C三组，A组最常见，主要引起婴幼儿腹泻，B组可引起成人腹泻，而C组则引起散发性腹泻。

第六章　中医基础知识

第一节　阴阳学说

阴阳是对自然界中相互关联的某些事物或现象对立双方属性的概括，含有对立统一的辩证思维观念。阴阳最初的含义是非常朴素的，仅指日光的向背，朝向日光为阳，背向日光则为阴。后来阴阳的含义逐渐被延伸，凡是温暖、明亮、高处的，均属阳；凡是寒冷、黑暗、低处的，均属阴。如此不断延伸，阴阳演变为一个概括自然界具有对立属性的事物和现象双方的抽象概念，比如日为阳、月为阴，天为阳、地为阴等。

一、阴阳学说的基本内容

（一）阴阳的对立制约

自然界的一切事物或现象都存在着相互对立的阴阳两个方面。

举例：上与下、左与右、天与地、昼与夜、刚与柔、热与寒等。

说明：

（1）阴阳既是对立的又是统一的，统一是对立的结果。

（2）阴阳两个方面的相互对立，主要体现在它们之间的相互制约、相互消长。

（3）阴与阳相互制约和相互消长的结果，取得了统一，即取得了动态平衡，称之为“阴平阳秘”。

（4）阴阳相互制约的过程，也就是相互消长的过程，没有消长，就没有制约，“动极者镇之以静，阴亢者胜之以阳”，即对立制约关系的具体体现。

（二）阴阳的互根互用

阴阳双方既相互对立又相互依存，任何一方都不能脱离另一方而单独存在。《素问·阴阳应象大论》云：“阴在内，阳之守也；阳在外，阴之使也。”

说明：

（1）“孤阴不生，独阳不长”是由于某种原因，阴和阳之间的互根互用关系就是说，机体的物质与物质之间、功能与功能之间、物质与功能之间的互根互用关系常，机体的生生不息之机也就遭受到破坏，甚至“阴阳离决，精气乃绝”而死亡。

（2）阴阳的互根互用是阴阳转化的内在根据，阴和阳可以在一定的条件下，各自向着自己相反的方面转化。

（三）阴阳的消长平衡

阴和阳之间的对立制约、互根互用，并不是处于静止不变的状态，而是始终处于不断的运动变化之中，即在一定限度、一定时间内的“阴消阳长”“阳消阴长”中维持着相对的平衡。

举例：节气由夏至到冬至是阴长阳消的过程；由冬至到夏至是阴消阳长的过程。

说明：

（1）相对平衡，是指阴阳消长的某阶段可以存在不平衡，但就消长的全过程来说，还是处于大致的平衡状态。

（2）阴阳消长相对平衡的重要性和必要性是不可忽视的。因为只有不断地消长和不断地平衡，才能推动事物的正常发展，对人体来说也就能维持正常的生命活动。

（四）阴阳的相互转化

阴阳对立的双方在一定的条件下，可以各自向其相反的方向转化，即阴可以转化为阳，阳可以转化为阴。

举例：阴阳的相互转化一般都表现在事物变化的“物极”阶段，即“物极必反”是一个由量变到质变的过程，如昼夜的阴阳转替。

说明：

（1）阴阳的互根是转化的内在根据，阴阳双方发展到“极”或“重”的程度为转化的条件。

（2）阴阳是事物的相对属性，因而存在着无限可分性。阴阳的对立制约、互根互用、消长平衡和相互转化等，说明阴和阳之间的相互关系不是孤立、静止、不变的，而是相互联系、相互影响、相辅相成的。

二、阴阳学说在中医学中的应用

（一）人体的组织结构

中医根据阴阳对立统一的观点，认为人体是一个有机整体，体内充满着阴阳对立关系，所谓“人生有形，不离阴阳”。

脏腑形体分阴阳。以部位分：上部为阳，下部为阴；体表属阳，体内关系，所谓“人生有形，不离阴阳”属阴。以腹、背、四肢内外侧分：背为阳，腹为阴；四肢外侧为阳，四肢内侧为阴以脏腑分：五脏属里，藏精气而不泻，故为阴；六腑属表，传化物而不藏，故为阳。由于阴阳之中复有阴阳，所以分属于阴阳的脏腑形体组织还可以再分阴阳。如五脏分阴阳:心肺居于上属阳,而心属火,主温通,为阳中之阳;肺属金,主肃降,为阳中之阴;肝、脾、肾居下属阴,而肝属木,主升发,为阴中之阳;肾属水,主闭藏,为阴中之阴;脾属土,居中焦,为阴中之至阴。

(二)人体的生理功能

人体的正常生命活动,是阴阳两个方面保持对立统一协调关系的结果。例如,人体之气,因功能不同而分为阴气与阳气。阴气主凉润、宁静、抑制、沉降;阳气主温煦、推动、兴奋、升发。阴阳二气在人体内的交感相错、相互作用,推动和调控着人体的生命进程。

(三)人体的病理变化

疾病的发生及其病理过程,是因某种原因而使阴阳失去平衡协调所致。尽管疾病的病理变化复杂多端,但均可用阴阳失调,即阴阳的偏盛、偏衰来概括。

根据阴阳互根互用,机体的任何一方虚到一定程度时,必然导致另一方的不足。阴阳失调的病理现象,还可以在一定的条件下,各自向相反的方向转化。

(四)用于疾病诊断

由于疾病的发生、发展变化的内在原因在于阴阳失调,因此望、闻、问、切四诊都应以分辨阴阳为首要任务,所谓“善诊者,察色按脉,先别阴阳”。

脉诊中,数、浮、滑属阳脉,多见于阳证;迟、沉、涩属阴脉,多见于阴证。舌诊上,红、绛色表示血热,属阳;淡或青色,表示血虚或血寒,属阴。舌苔的变化主要反映肠胃的病变,燥、黄属阳,滑、白属阴。

(五)用于疾病治疗

阴阳偏胜,采用“损其有余”“实者泻之”的原则。阴阳偏衰者,采用“补其不足”“虚者补之”的原则。《黄帝内经》提出阳病治阴、阴病治阳,从阴引阳、从阳引阴的治疗原则,即表证用汗法,里证用下法,寒证用温法,热证用凉法。

第二节　五行学说

五行是指木、火、土、金、水,五行相生、相克。相生即相互滋生、助长,相克即相互制约和克服。中医引用五行学说来说明人体内部的联系,指导临床和照护工作。

一、五行学说的基本内容

五行的运动规律:相生、相克、相乘、相侮。

1. 五行的相生　相生是指五行之间存在着相互滋生、促进、助长的关系。

2. 五行的相克　相克是指五行之间存在着相互制约、排斥或克服的关系。

3. 五行的相乘　相乘是指五行中一行对其所胜的过度制约或克制。

4. 五行的相侮　相侮是指五行中一行对其所不胜的反向制约或克制，又称“反克”。

二、五行学说在中医学中的应用

（一）说明人体五脏的生理功能

1. 说明五脏的生理特点　五行特征能说明脏腑的部分功能，而不是全部功能。见表 6-1。

表 6-1　五行与五脏的生理特点

五行	抽象属性	类比	生理特点
木	条达、舒畅	肝	性喜条达而恶抑郁
火	温热作用	心	主血，温驯机体
土	生化、承载	脾	受纳、运化水谷、化生气血
金	肃杀、变革、下降、洁净	肺	性喜清肃、下行
水	寒凉、向下流、滋润	肾	藏精，主水

2. 构建天人一体的五脏系统　五行学说不仅以五行特性类比五脏的生理特点，同时又将自然界的五方、五时、五气、五味、五色等和人体的五脏六腑、五体、五官等联系起来，这样就把人和自然界统一起来，表达了天人相应的整体观。

3. 说明五脏之间的生理联系

（1）相互滋生关系（功能上的互助促进）：肝木生心火（肝藏血以济心）、心火生脾土（心之阳以温脾）、脾土生肺金（脾散精以充肺）、肺金生肾水（肺肃降以助肾）、肾水生肝木（肾藏精以养肝）。

（2）相互制约关系：肾水克心火（肾水上承以制心火亢烈）、心火克肺金（心之阳热以制肺金肃降太过）、肺金克肝木（肺气肃降以克制肝阳之上亢）、肝木克脾土（肝木条达以疏泄脾土之壅塞）、脾土克肾水（脾主运化以制约肾水之泛滥）。

（二）说明人体五脏病理变化及相互影响

1. 相生关系的传变　相生关系的传变包括“母病及子”和“子病犯母”两种情况。母病及子指母脏之病传及子脏，子病犯母指疾病从子脏传及母脏。

2. 相克关系的传变　相克关系的传变包括相乘和相侮两种情况。相乘指相克太过为病，相侮指反向克制致病。

(三)指导疾病诊断

五行学说从五脏所主之色、味、脉来诊断本脏之病和以他脏所主之色、味、脉来确定五脏相兼病变(图6-1)。

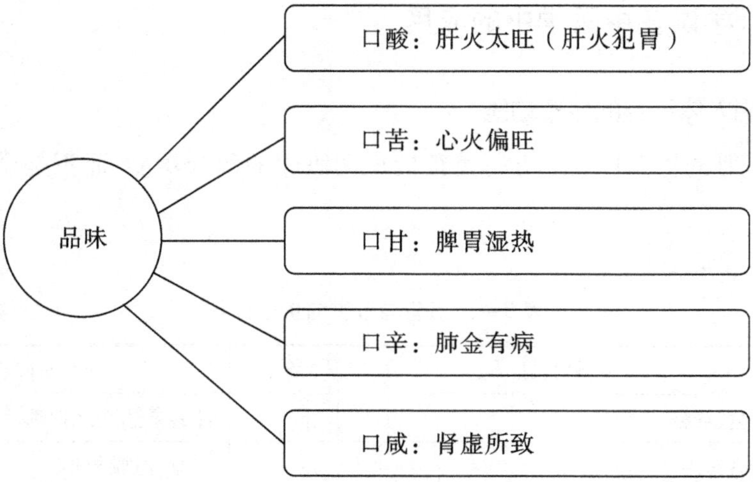

图6-1　五行学说指导疾病诊断

(四)指导疾病治疗

控制疾病的传变:疾病的传变,多见一脏受病,波及他脏而致疾病发生传变。因此,在治疗时,除对所病本脏进行处理外,还应根据五行的生克乘侮规律,来调整各脏之间的相互关系。利用五行之性调养身体如下。

肝:应保持舒畅,如果郁结,应食辛以散之。(金克木)

心:应保持节律有力,如果过于律动紧张,宜食咸以软之;如果律动缓慢无力,宜食酸以收之。(水克火)(木生火)

脾:应强健运行,如果脾气不足,宜食甘补脾;如果脾实苦湿,宜食苦以燥之。(苦属火)(甘属土)

肺:应开肺通皮毛,如果肺气闭塞不下降,就出现咳嗽,宜食含有辛散气味食物,能祛肺中寒邪,有利于肺气通畅。(辛属肺)

肾:应强壮,如果肾虚,宜食咸以补之。(咸属肾)

第三节　藏象

藏是指人体的五脏(肝、心、脾、肺、肾)和六腑(胆、小肠、胃、大肠、膀胱、三焦);象,即形象、征象,指脏腑的生理功能和病理表现于外的征象。

一、五脏

(一)心

心居于胸腔,隔膜之上,圆而尖长,有心包卫护于外。心为神之居、血之主、脉之宗。心在五行属火。其生理功能:①主血脉;②主神志。心开窍于舌,在体合脉,其华在面,在志为喜,在液为汗。心与小肠为表里。

(二)肝

肝位于腹部,横膈之下,右胁之内。肝为魂之处、血之藏、筋之宗。肝在五行属木,主升主动。其生理功能:①主疏泄;②主藏血。开窍于目,在体合筋,其华在爪,在志为怒,在液为泪,肝与胆相表里。

(三)脾

脾位于中焦,在隔之下。脾为气血生化之源、后天之本,藏意。脾在五行属土;其生理功能:①主运化;②主升清;③主统血。开窍于口,在体合肉,主四肢,其华在唇,在志为思,在液为涎;与胃相表里。

(四)肺

肺位于胸腔,左右各一。由于肺位最高,故称“华盖”。肺为魄之处、气之主肺在五行属金。其生理功能:①主气,司呼吸;②主宣发肃降;③通调水道;④朝百脉主治节。辅心调节气血运行;肺上通喉咙,在体合皮、其华在毛,开窍于鼻,在志为忧,在液为涕,肺与大肠相表里。

(五)肾

肾位于腰部,脊柱两旁,左右各一。肾为先天之本,藏志,腰为肾之腑,五行属水。其生理功能:①藏精、主生长发育与生殖;②主水;③主纳气。在体为骨,主生髓,其华在发、开窍于耳及二阴,在志为恐,在液为唾,肾与膀胱相表里。

二、六腑

六腑的生理功能如下。

胆:中正之官,决断出焉。

胃:仓廪之官,五味出焉。

小肠:受盛之官,化物出焉。

大肠:传导之官,变化出焉。

膀胱:州都之官,津液藏焉,气化则能出。

三焦:决渎之官,水道出焉。

三、脏腑之间的关系

五脏与六腑之间，每个脏都有相对应的腑。藏象学说认为脏位于体内深层，故属于阴；而腑位于体内浅层，因此属于阳，两者形成一种互补的关系。

（一）脏与脏之间的关系

脏与脏之间有相主的关系，主是主持的意思，即相互制约，以维持平衡。

（二）六腑之间的关系

六腑的共同生理特点是其都是“传化物”。六腑之间的相互关系，主要体现在食物的消化、吸收和排泄过程中的相互联系和密切配合。

（三）五脏与六腑之间的关系

每一个脏或腑都有它的主要功能，并在相互协作中发挥各自的作用。脏与腑之间有相合关系，合是配合的意思，即以脏为体，以腑为用，配合起来完成两者的综合功能。脏为阴，属里，腑为阳，属表，所以这种配合关系在中医中又被称为“表里”。

第四节　气、血、津液

说到藏象学说，就不得不提到气、血、津液。由于有气、血、津液这 3 种物质，生理功能才可以获得滋养。

一、气

（一）气的来源

就生命形成而论，人体的气禀受于父母，即先天精气（肾主之），它是人体之气的重要组成部分，先天之气的好坏是父母所给予的；后天之气由食物中的营养精微物质（脾主之）和自然界的清气（肺主之）所组成。

（二）气的类别

人体之气，由于生成来源、分布部位及功能特点的不同，有着各自不同的名称，可分为元气、宗气、营气、卫气等不同类型，其各有独特的功能特点。如元气具有促进成长，使人精力旺盛、充满活力的作用；宗气具有较强的推动作用；营气富含营养成分；卫气对外邪的入侵有较强的抵抗作用（表 6–2）。

表6-2 气的类别与功能特点

类别	特点	分布	功能
元气	人体最根本之气，为先天之精所化生	存于肾中	推动生长和发育
宗气	由自然界清气与脾胃化生的水谷之精气组成	存于胸中	推动呼吸与气血运行
营气	与血共行于脉中，附着于营血之水谷精气	循环分布于全身	化生血液，营养全身
卫气	运行于脉外，水谷精气中的慓疾滑利部分所化生	随同营气分布全身	护卫肌表，防御外邪，温煦脏腑，润泽皮毛；司汗孔开合

(三)气的作用

1. 推动作用 促进内脏的生理功能以及血液和津液的运行等。

2. 温煦作用 维持体温，温煦内脏，加强内脏生理功能。

3. 防御作用 保护身体表面，防御外邪侵入。

4. 气化作用 气可以转化为血和精，也可以使津液转化为汗液等。总之，气可以促进气、血、津液和精的相互转化。

5. 固摄作用 调节汗液、月经血量等，还可以调节体内物质的排泄。

二、血

(一)血的形成

如果把血液的生成比作一顿丰盛料理的制作，那么制作料理的主厨比较众多脾胃、心肺、肝肾全部参与其中，堪称五脏六腑的联袂演出。血的原料由脾胃运化的饮食生成的水谷精微（营养物质）组成。它可以由水谷精微直接转化而成，也可以由水谷精微中的营气和津液结合而成。生成的血液在心脏的作用下，不断地运送到五脏六腑、皮肤及全身其他部位。血和气一样，是维持生命活动的基础物质之一。

(二)血的作用

血主于心，藏于肝，统于脾，布于肺，根于肾，有规律地循行于脉管之中，在脉管内川流不息，充分发挥灌溉全身的生理功能。血的生理功能，总结下来就是濡养、滋养。

血的濡养作用可以从面色、肌肉、皮肤、毛发等方面反映出来。血的濡养作用正常，则面色红润，肌肉丰满壮实，肌肤和毛发光滑；当血的濡养作用减弱时，除引起脏腑功能低下外，还可见面色不华和萎黄、肌肤干燥、肢体或肢端麻木、运动不灵活等临床表现。

血可以滋养人的精气神，使人在精神运动、情志方面有一定的活力。心血虚、肝血虚时常有惊悸、失眠、多梦等神志不安的表现，失血甚者还可出现烦躁、恍惚、癫狂、昏迷等神志失常的表现。

（三）调养气血的方式

食物是化生血液最基本的物质精髓，故脾胃为气血生化之源。脾为五脏之轴，胃为六腑之首，脾胃合为后天之本，胃气一败，百药难施。所以平时膳食保健以健脾益胃的药食为好，比如山药就是保健上品。

肺为体内外之气交换的场所，通过肺的呼吸，吸入自然界的清气，呼出体内的浊气、实现体内外之气的交换，所以要想身体好，呼吸清新的空气必不可少。定期到空气清新的地方进行有氧运动是一种很好的保健方法。

津液可以化生为血，不断补充血液量，以使血液满盈。所以，多喝水有很大的好处，但不能一下子喝几杯就一天都不喝了，最好隔几个小时喝一杯。

三、津液

津液是机体一切正常水液的总称，包括各脏腑组织器官的内在体液及其正常的分泌物，如胃液、肠液和涕、泪等。

把津液这个词拆开来细分，那么津就相对比较精细、清稀，简单说就是浓度比较低的精微物质，流动性相对大，多布散于皮肤、肌肉和孔窍，起滋润作用。而液较浓稠，流动性较小，灌注于内部，如骨节、脏腑、脑、髓等组织，起濡养作用。津和液是相互结合而发挥作用的。

（一）津液的来源

津液来源于饮食水谷，与脾、胃及小肠、大肠等脏腑的生理活动有关，是脾、胃、小肠和大肠消化、吸收饮食中的水分和营养而生成的。津液的生成取决于两方面的因素：一是充足的水谷类食物，这是生成津液的物质基础；二是脏腑功能正常，特别是脾胃、大肠、小肠的功能正常。津液的生成需要多个脏腑的综合调节，尤以肺、脾、肾三脏器为主，因为这 3 个脏器对整个水液以及气机的调整，都有着很重要的作用。

（二）津液的功能

津液的生理功能主要有滋润和濡养两个方面。如布散于体表的津液，有滋润皮毛、肌肤的作用；输注于孔窍的津液可滋润和保护眼、鼻、口等孔窍；渗入血脉的津液，具有充养血脉的作用；渗入骨的津液，可充养骨髓、脊髓、脑髓等。此外，津液还有调节体内外环境的阴阳使其相对平衡的作用。在不同的季节中，津液可以根据人体的生理状况以及对外界环境的适应度，来调节人体阴阳。

四、气、血、津液之间的关系

气、血、津液的形状及其功能均有各自的特点，是构成人体和维持人体生命活动的最基本物质。三者的生理功能存在着相互依存、相互制约和相互为用的关系。

（一）气和血的关系

血和气是一对好兄妹，前文讲过万物当中有阴阳，血属阴而气属阳，血主静而气主动，它们的阴阳属性赋予了它们不同的生理功能。

1. 气能生血　血液的化生离不开气和气化功能。营气和津液是血的主要组成部分，人脉化血，使血量充足。因此，气的充盛则化生血液的功能增强，血液充足、气的虚亏则化生血液的功能减弱，易于导致血虚的病变。在临床治疗血虚的病证时，常常配合应用补气的药物以提高疗效，即源于气能生血的理论。

2. 气能行血　血必须借着气的推动才能运行。血液的运行有赖于心气、肺气的推动及肝气的疏泄调畅。气行则血行，气滞则血瘀。临床上在治疗血液运行失常时，常配合补气、行气、降气、升提的药物，即气能行血理论的实际应用。

3. 气能摄血　血液能正常循行于脉中离不开气的固摄作用。气能摄血主要体现在脾气统血的生理功能之中。如果气虚而固摄血液的力量减弱，就会出现各种出血的症状。

4. 血为气之母　血为气之母包含血能养气和血能载气两个方面。任何生理组织的功能虽然必须依赖气的推动，但气必须依附于血，才能发挥其生理效应。在治疗大出血时，往往多用益气固脱之法。

（1）血能养气：气的充盛及其功能发挥离不开血液的濡养。在人体各个部位中血不断地为气的生成和功能活动提供营养，故血足则气旺。血虚的患者往往兼有气虚的表现。

（2）血能载气：气存于血中，气无形，必须附着于有形之血，才能行于脉中而不散失。血液虚少的患者，相应会出现气虚病变。

（二）气和津液的关系

气和津液的关系与气和血的关系相近。因为，津液的生成、输布和排泄，必须依赖气的推动与固摄作用。而气的运行，不仅附着于血液，也附着于津液。津可以生气因为它是营养物质，而且津可以载气。因此，气和津液之间同样存在着气能生津、气能行津、气能摄津、津能载气的关系。

（三）血和津液的关系

血主要运行于脉中，而津液则可以行于脉内，也可以行于脉外。血与津液都是从水谷精气中化生而来的，二者相互转化或相互营养。津液是血液的重要组成部分，当血液不足时，脉外的津液可以渗入脉内，化生成血液，补充血容量；当脉外的津液减少时，就会出现口渴、小便减少等现象。

第五节　经络与腧穴

一、经络

经络是人体运行气血、联络脏腑和体表及全身各部的通道，是人体功能的调控系统。人体通过经络运行气血，调节阴阳平衡，使各部的功能活动得以保持协调。经络相贯，遍布全身，形成一个纵横交错的联络网，通过有规律的循行和复杂的联络交汇，组成了经络系统。

（一）经络的组成

经络系统由经脉、络脉和连属部分组成。

1. 经脉　经脉可分为正经和奇经两类。正经有十二条即手足三阴经和手足三阳经，合称“十二经脉”，是气血运行的主要通道，同体内脏腑有直接的络属关系。奇经有八条，即任、督、冲、带、阴跷、阳跷、阴维、阳维，合称“奇经八脉”，有统帅、联络和调节十二经脉的作用。

上为手，下为足。分布于上肢的经脉，在经脉名称之前冠以“手”字，分布于下肢的经脉，在经脉名称之前冠以“足”字。

2. 络脉　络脉是经脉的分支，包括别络、浮络、孙络。别络是较大且重要的络脉，浮络是循行于人体浅表部位的络脉，孙络是最细小的络脉。

3. 连属部分　经络系统的组成还包含了其连属部分。经络对内连属各个脏腑，对外连于筋肉、皮肤而称为经筋和皮部。

（二）经络的作用

经络的功能活动，称为“经气”。其生理功能主要表现在沟通表里上下、联络脏腑、运行气血、濡养脏腑组织，感应传导、调节功能平衡；抵御外邪、保卫机体（表6-3）。

表6-3　经络的作用

经络	功能
手太阴肺经	调节肺脏功能
手阳明大肠经	与肺经共同调节大肠功能

续表 6-3

经络	功能
足阳明胃经	主要调节胃的功能,促进消化吸收
足太阴脾经	与胃经共同调节消化吸收功能
手少阴心经	调节大脑和心的功能
手太阳小肠经	与心经一起调节小肠功能
足太阳膀胱经	除了调节膀胱功能以外,还与生殖和老化相关
足少阴肾经	调节肾的功能,与生殖和老化相关
手厥阴心包经	调节心功能
手少阳三焦经	为内脏活动提供热量和水分
足少阳胆经	调节胆功能
足厥阴肝经	调节肝脏和血液运行
任脉	调节生殖功能
督脉	调节大脑功能

(三)经络学说的临床应用

1. 说明病理变化

(1)说明病邪传注途径和疾病发展规律:在病理情况下,许多外感病的病邪均是由浅入深,通过经络由表及里转变,并引起相应的临床症状。

(2)说明脏腑之间在病理上的相互影响和传变途径:由于脏腑之间有经脉沟通所以其病变可通过经络途径相互传变,如肝病影响胃、胃病影响脾等。

(3)阐明体表各种病理变化的发生机制:临床中某些疾病的病理过程中,往往可在有关的经络循行路线上或某些特定穴部出现压痛敏感点或结节、条索等反应物,以及感觉异常等。

2. 指导辨证归经　由于经络有一定的循行部位,隶属于一定的脏腑,可根据体表病变发生部位与经络循行分布的关系,推断疾病所在的经脉,即“明部定经”。如心脏有病时常在心俞扪及压痛。

3. 指导针灸治疗　中医辨证论治必须以脏腑、经络理论为指导,特别是经说,对针灸治疗的指导作用更为直接且重要。针灸选穴是在明确辨证的基础上,通常以循经、取经为主,即某一经络或脏腑有病,便选用该经络或脏腑所属的经脉的远部腧穴来治疗。

二、腧穴

(一)腧穴概述

腧穴是人体脏腑经络气血输注于体表的特殊部位,针灸、推拿和拔罐治疗施术之所。“腧”与“俞”“输”义通,有转输、输注的含义;“穴”是孔隙的意思。腧穴既是疾病的反应点,又是针灸的施术部位。

1. 分类　人体的腧穴很多,主要分为十四经穴、经外奇穴和阿是穴 3 类。

(1)十四经穴:归属于十二经脉和任督二脉的腧穴,是腧穴的主要部分,简称经穴。它们有固定的名称、固定的位置和归经,有主治本经病证的共同作用。

(2)经外奇穴:是指有一定的名称和明确的位置,而未归入十四经系统中的腧穴,简称奇穴、经外穴。这些腧穴对某些病证具有特殊的治疗作用。

(3)阿是穴:又称天应穴,是以压痛点或阳性反应点为穴,无固定位置和具体穴名的一类腧穴。

2. 腧穴的治疗作用

(1)近治作用:这是一切腧穴主治作用所具有的共同特点。如所有腧穴均能治疗该穴所在部位及邻近组织、器官的病证。

(2)远治作用:这是十四经腧穴主治的基本规律。在十四经穴中,尤其是十二经脉在四肢、肘、膝关节以下的腧穴,不仅能治疗局部病证,还可治疗本经循行所及的远隔部位的组织、器官、脏腑的病证,有的甚至可影响全身的功能。

(3)特殊作用:针刺某些腧穴,对机体的不同状态,可起着双向的良性调节作用如天枢可治泄泻又可治便秘。

3. 确定穴的方法　针灸临床疗效与取穴位置是否正确有着密切的关系,因此定位方法至关重要。常用的定位方法有 4 种。

(1)体表解剖标志定位法:是以人体解剖学体表标志为依据的取穴法,又称自然标志定位法。可分为两种。

1)固定标志:指固定不移位且不随人体活动而改变的标志,如突起或凹陷、五官轮廓、发际等。

2)活动标志:指必须采用某种活动姿势才会出现的标志,如耳屏前微张口才有凹陷可取听宫。

(2)“骨度”折量定位法:由于人体高矮、胖瘦差异很大,描述腧穴定位时所涉及的长度和宽度的计量无法采用国际单位制,以绝对的标准值来描述,因此只能用等分折量的方法。“骨度”折量定位法是以体表骨节为主要标志,定出全身各部的分寸进行折量的方法。将体表各部位的骨节长度或宽度规定为一定的份数,每份为 1 寸作为取穴标准的方法。不论患者男女、老少、高矮、胖瘦，均可依据此标准在其自身测量。

(3)“指寸”定位法：即“手指同身寸取穴法”，指依据患者本人手指为标准，进行测量定穴的方法。

1)中指同身寸：以患者的中指屈曲时，中节内侧两端横纹头之间的距离为1寸。

2)拇指同身寸：以患者拇指指间关节宽度为1寸。

3)横指同身寸：患者示指、中指、无名指和小指并拢，以中指中节横纹为准的横宽为3寸。

(4)简便取穴法：是临床上一种简便易行的取穴方法。如立正姿势，垂臂中指端取风市；两耳尖直上取百会；两手虎口自然平直交叉，在示指端到达处取列缺等。

(二)常用腧穴

1. 百会

(1)定位：在头顶正中线与两耳尖连线的交点处。

(2)主治：头痛、昏厥、焦躁、高血压、痔疮、目眩、失眠、耳鸣、耳聋等。

2. 印堂

(1)定位：位于人体面额部，在两眉头的中间。

(2)主治：头痛、眩晕、鼻炎、眼病、失眠、三叉神经痛、高血压。

3. 迎香

(1)定位：在面部，鼻翼外缘中点旁开，鼻唇沟中。

(2)主治：急慢性鼻炎、鼻出血、面神经麻痹、鼻塞不通等。

4. 四白

(1)定位：在面部，腕孔直下，眶下孔凹陷处。

(2)主治：面瘫、三叉神经痛、鼻炎、眼病等。

5. 太阳

(1)定位：在颞部，眉梢与目外之间，向后约一横指的凹陷处。

(2)主治：头痛、头晕、眼睛疲劳、牙痛等。

6. 下关

(1)定位：在面部，颧骨下缘中央与下颌切迹之间的凹陷中。

(2)主治：耳聋、耳鸣、中耳炎、牙痛、三叉神经痛、面神经麻痹、下颌疼痛、牙关紧闭、张嘴困难等。

7. 颊车

(1)定位：颊车穴位于面颊部，下颌角前上方，耳下大约一横指处，咀嚼时肌肉隆起时出现的凹陷处。

(2)主治：牙痛、面瘫、牙关紧闭、面肌痉挛、痄腮、三叉神经痛。

8. 风池

(1)定位:在颈后区,枕骨之下,胸锁乳突肌上端与斜方肌上端之间的凹陷处。

(2)主治:感冒、头痛、眩晕、颈项强痛、高血压、耳鸣、耳聋、中风、癫痫、疟疾、热病。

9. 天柱

(1)定位:在颈后区,也就是脖子处有一块突起的肌肉(斜方肌,此肌肉外侧凹处,后发际正中旁开约 2 cm,即此穴)。

(2)主治:落枕、肩背痛、头痛、记忆减退。

10. 中脘

(1)定位:在上腹部,前正中线上,脐中上 4 寸。剑胸结合与脐中连线的中点处。

(2)主治:胃脘痛、腹胀、呕吐、呃逆、纳呆、消化不良、黄疸、肠鸣、便秘。

11. 神阙

(1)定位:在脐区,脐中央,即肚脐。

(2)主治:腹痛、泄泻、脱肛、水肿、虚脱。

12. 气海

(1)定位:在下腹部,前正中线上,脐中下 1.5 寸。

(2)主治:腹泻、腹胀、便秘、月经不调、痛经、遗尿、遗精、阳痿、疝气。

13. 关元

(1)定位:在下腹部,前正中线上,脐中下 3 寸。

(2)主治:腹泻、脱肛、疝气、尿频、尿潴留、遗精、阳痿、早泄、月经不调、闭经、痛经、子宫脱垂。

14. 天枢

(1)定位:在腹部,横平脐中,脐中旁开 2 寸。

(2)主治:腹胀、肠鸣、绕脐痛、便秘、泄泻、痢疾、月经不调、儿童单纯性消化不良。

15. 大椎

(1)定位:在脊柱区,第 7 颈椎棘突下凹陷中,后正中线上。

(2)主治:发热、疟疾、中暑、感冒、癫痫、咳喘、颈项强痛、支气管炎等。

16. 肺俞

(1)定位:在脊柱区,第 3 胸椎突旁开 1.5 寸。

(2)主治:咳嗽、气喘、潮热、盗汗、鼻塞等。

17. 心俞

(1)定位:在脊柱区,第 5 胸椎突旁开 1.5 寸。

(2)主治:心悸、咳嗽、失眠、健忘、盗汗、梦遗、癫痫、胸痛、晕车、头痛、神经症等。

18. 胆俞

(1)定位:在背部,第 10 胸椎棘突下,旁开 1.5 寸。

(2)主治:黄疸、口苦、肋痛、肺痨、潮热等。

19. 脾俞

(1)定位:在背部,第 11 胸椎棘突下,旁开 1.5 寸。

(2)主治:黄疸、呕吐、泄泻、消化不良、胃痛、背痛等。

20. 胃俞

(1)定位:在背部,第 12 胸椎棘突下,旁开 1.5 寸。

(2)主治:胃脘痛、呕吐、腹胀、消化不良、胃下垂等。

21. 肾俞

(1)定位:在腰部,第 2 腰椎棘突下,旁开 1.5 寸。

(2)主治:遗精、阳痿、不孕、不育、水肿等。

22. 曲池

(1)定位:在肘区,屈肘 90°,肘横纹外侧端外凹陷中;极度屈肘,肘横纹桡侧端凹陷中。

(2)主治:咽喉肿痛、齿痛、目赤痛、手臂肿痛、肘关节痛、上肢瘫痪、麻木、腹痛吐泻、高血压。

23. 外关

(1)定位:在前臂背侧,腕背横纹上 2 寸,尺骨与桡骨之间。

(2)主治:热病、头痛、耳聋、目赤肿痛、胁痛、肘臂屈伸不利、手颤、上肢麻木。

24. 内关

(1)定位在前臂掌侧,从近手腕之横纹的中央,往上约 3 指宽,掌长肌腱与桡侧腕屈肌腱之间。

(2)主治:孕吐、晕车、眩晕、头痛、手臂疼痛、呃逆、呕吐、上腹痛、心悸、心绞痛、胃痛、痛经、中风、腹泻等。

25. 列缺

(1)定位:在前臂侧缘,骨茎突上方,腕横纹上 1.5 寸,当肌与拇长肌腱之间。简便取穴法:两手虎口自然交叉,一手示指按在另一手桡骨茎突上,指尖下凹陷处。

(2)主治:伤风、头痛、项强、咳嗽、气喘、咽喉肿痛、口歪眼斜、齿痛、腕部肿痛无力。

26. 合谷

(1)定位:在手背,第 1、2 掌骨间,第 2 掌骨侧的中点处。简便取法为拇、示指并拢,于最高点取之。

(2)主治:一切头面诸疾和各种疼痛,如头痛、目赤肿痛、鼻衄、齿痛、牙关紧闭、耳聋、痄腮、咽喉肿痛、多汗、无汗、呕吐、腹泻、晕厥、面神经麻痹。

27. 风市

(1)定位:在大腿外侧部的中线上,直立垂手,掌心贴于大腿,中指尖所指凹陷处。

（2）主治：下肢瘫痪、腰腿痛、膝关节炎、股外侧皮神经炎、小儿麻痹症的后遗症。

28. 足三里

（1）定位：在小腿前外侧，犊鼻下 3 寸，距胫骨前缘一横指。

（2）主治：胃肠道病证，如胃痛、呕吐、腹胀、肠鸣、消化不良、阑尾炎、泄泻、便秘、下肢不遂、发热。此外，足三里有防病、保健和强壮身体的作用。

29. 阳陵泉

（1）定位：在膝盖斜下方，小腿外侧之腓骨小头稍前凹陷中。

（2）主治：治疗膝关节炎及周围软组织病、腰痛、膝盖疼痛、脚麻痹、下肢瘫痪、抽筋、麻痹、坐骨神经痛、腰腿疲劳、踝扭伤。

30. 阴陵泉

（1）定位：在小腿内侧，胫骨内侧髁下方凹陷处。

（2）主治：腹胀、泄泻、水肿、小便不利、下肢瘫痪、膝痛。

31. 三阴交

（1）定位：在小腿内侧，足内踝尖上 3 寸，胫骨内侧缘后方。

（2）主治：肠鸣腹胀、泄泻、月经不调、带下、滞产、遗精、阳痿、遗尿、疝气、失眠、下肢痿痹、脚气。

32. 涌泉

（1）定位：在足底部，卷足时足心凹陷处。卧位或伸腿坐位，约当第 2、3 趾指缝纹头端与足跟连线的前 1/3 与后 2/3 交点上。

（2）主治：头顶痛、头晕、眼花、昏厥、咽喉痛、失音、小便不利、儿童惊风、足心热。

33. 太冲

（1）定位：在足背侧，第 1 骨间隙的后方陷处，或者触及动脉搏动。

（2）主治：头痛、眩晕、疝气、月经不调、癃闭、癫狂、痫证、胁痛、腹胀、黄疸、呕逆、目赤肿痛、膝股内侧痛、下肢痿痹。

第六节　病因病机

一、病因

人为什么会生病？中医认为当人体正常的生理功能被某些因素破坏后，首先会出现阴阳失调，气血运行不畅，进而导致脏腑运作失常，最后产生疾病。

中医认为，人体各脏腑组织之间，以及人体与外界环境之间，既对立又统一，它们在不断地产生矛盾而又解决矛盾的过程中，维持着相对的动态平衡，从而保持着人体正常的生理活动。疾病的发生关系到正气和邪气两个方面，正气不足是发病的内在因素，邪气是导致发病的重要条件。内外环境通过影响正气和邪气的盛衰而影响人体的发病。

关于病因的归类，主要是“三因”学说，它把病因分为内因、外因和不内外因。在疾病过程中，原因和结果相互作用、相互转换，在某一病理阶段中是结果的，而在另一阶段则可成为新的致病因素（表6-4）。

表6-4　“三因”学说

病因	含义	致病因素
外因	指从外部侵入身体的病邪	一般分为风、寒、暑、湿、燥、火6种病邪，又被称为六淫或六邪
内因	指每个人所具有的身体素质，即体质	包括情绪变化等精神承受能力，是一种后天形成的综合体质。感情的变化用喜、怒、忧、思、悲、恐、惊七情表示
不内外因	指既不属于内因，也不属于外因的生活习惯方面的致病因素	如偏食、饮食不规律、疲劳、运动不足以及外伤等

（一）外在因素

外在因素指的是六淫，即风、寒、暑、湿、燥、火6种外感病邪的统称。正常情况下，称为“六气”，是自然界6种不同的气候变化，是万物生长的条件，对人体是无害的。由于机体在生命活动中，通过自身的调节机制产生了一定的适应能力，从而使人体的生理活动与六气的变化相适应，正常的六气一般不易于使人发病。

阴阳相移、寒暑更作、气候变化都有一定的规律和限度。当气候变化异常，六气发生太过或不及，或者非其时而有其气（如春天应温而反寒、秋天应凉而反热等），以及气候变化过于急骤（如暴冷、暴热等），在人体正气不足、抵抗力下降时，六气才能成为致病因素，导致疾病的发生。能导致机体发生疾病的六气称为“六淫”。由于六淫是不正之气，所以又称其为“六邪”，是属于外感病的一类致病因素。

1. 六淫致病的共同特点　见表6-5。

表6-5　六淫致病的共同特点

性质	特点	致病
外感性	多从肌表、口鼻侵入或两者同时受邪	其所致疾病称为“外感病”
季节性	致病有明显的季节性	如春季多风病，夏季多暑病，秋季多燥病，冬季多寒病

续表 6-5

性质	特点	致病
地域性	致病与生活、工作的区域环境密切相关	如久居潮湿环境多湿病、西北多燥病、东北多寒病等
相兼性	既可单独侵犯人体致病，又可两种以上同时侵犯人体而发病	如风寒感冒、湿热泄泻、风寒湿痹等

(1)风

1)风为阳邪，性开泄，易袭阳位：风邪具有升发、向上、向外的特性，故属于阳邪；其性开泄，指易使肌表腠理开张而疏泄；易袭阳位，通常从人体的上部或肌表，使皮毛腠理开泄，常出现头痛、汗出、恶风等症状。

2)风性善行而数变："善行"是指风邪致病具有病位善动不居、行无定处的特性。"数变"指风邪致病游移不定，变幻莫测，发病迅速。

3)风为百病之长：长者，始也，首也。风邪为六淫中最容易侵袭人体的邪气，凡寒、湿、燥、热诸邪多依附于风邪而侵袭人体，所以风邪常为外邪致病的先导。

(2)寒

1)寒为阴邪，易伤阳气：寒为阴气盛的表现，故属性为阴，人体感受寒邪后容易损伤阳气。阳气受损，失其正常的温煦气化作用，则可出现阳气衰退的寒证。

2)寒性凝滞："凝滞"即凝结、阻滞不通之意。人体气、血、津液之所以能运行不息，通畅无阻，全赖一身阳和之气的温煦推动。当寒邪侵袭人体后，首先损伤阳气，致使气无力行血，导致气血凝滞而不通，气血不通则痛。

3)寒性收引："收引"有收缩牵引之意。由于寒邪侵袭人体，容易导致气滞血瘀，气机血脉的运行受阻，进而导致肌表、经络和肌肉等组织收缩而挛急。

(3)暑

1)暑为阳邪，其性炎热：暑为夏季的主气，乃火热之气所化。暑邪的属性为阳，致病有明显的季节性。暑邪伤人多表现为一系列阳热症状，如高热、心烦、面赤、脉洪大等。

2)暑性升散，伤津耗液：暑为阳邪，阳性升发，故暑邪侵袭人体，火热之性会引起出汗，当汗出多时则容易耗伤津液，津液亏损，即可出现口渴喜饮、尿赤短少等症，在大量汗出的同时，往往气随津泄而致气虚。

3)暑多夹湿：暑季除了气候炎热外，经常是多雨而潮湿，热蒸湿动，使空气中湿度增加，因此人体感受暑邪时，通常也会同时被湿邪侵扰。

(4)湿

1)湿为阴邪，阻遏气机，易损伤阳气：湿性重浊，其性类水，故为阴邪。湿邪侵及人体，留滞于脏腑、经络，容易阻遏气机，致使气机运行不畅，最终导致阳气亦受损伤。

2）湿浊黏滞："重"即沉重或重着之意，指湿邪致病，出现以沉重感为特征的临床表现。"浊"为秽浊不清，指湿邪为患，易呈现分泌物和排泄物秽浊不清的现象。"黏"为黏腻，"滞"即停滞。

3）湿性趋下，易袭阴位：指湿邪通常从人体的下部侵袭而入，如水肿多以下肢较为明显。

（5）燥

1）燥性干涩，易伤津液：燥邪的特性为干涩，故外感燥邪最易耗损人体的津液，造成阴津亏虚的病变，可见口鼻干燥、咽干口渴、皮肤干涩、小便短赤、大便干结等症。

2）燥易伤肺：肺为娇脏，喜润而恶燥。燥邪容易损伤肺的津液，影响肺的宣发和肃降功能，从而出现干咳少痰，或痰液胶黏难咯，或痰中带血，甚至喘息胸痛等症。

（6）火

1）火为阳邪，其性炎上：火邪的属性为阳，火性趋上，火热之邪易侵害人体上部，尤以头面部多见，故为火热病证；阳邪侵入，致人体阳气病理性偏亢，故发为实热性病证。

2）火易耗气伤津：由于火邪容易引起人体出汗，因而容易耗伤津液与阳气。

3）火易生风动血："生风"是指火热之邪侵犯人体，燔灼肝经，耗劫津液，使筋脉失其滋养濡润，而致肝风内动；"动血"指火热之邪入于血脉，易迫血妄行，引起各种出血证。

六淫的特性见表6-6。

表6-6　六淫的特性

类别	特征	特点	症状
风邪	阳邪	从皮毛、肌肤而侵人体	发热、出汗、恶风
寒邪	阴邪	伤及肌表、脏腑	恶寒、腹部冷痛、腹泻
暑邪	阳邪	易发生于夏季	津液耗损、口干、尿短赤
湿邪	阴邪	环境潮湿侵袭肌表，侵扰关节	清阳难升、头昏沉重；经络阻塞、关节疼痛
燥邪	阳邪	易发生于秋季	阴液亏损、口干口渴
火邪	阴邪	热之极便是火	皮肤燥痒、尿短赤、汗出、烦渴高热、灼伤经络、吐血、尿血

（二）内在因素

七情是指喜、怒、忧、思、悲、恐、惊7种正常的情志活动，是人的精神意识对外界事物的反应。当突然的、强烈的或持久的情志刺激，超越了人体本身的正常生理和心理承受能力或在人体正气虚弱的情况下，可导致机体的阴阳气血失调、脏腑经络气机紊乱及功能活动失常而致病。

1. 七情与内脏气血的关系　人体的情志活动与脏腑功能活动有密切关系，而脏腑功能活动中气机紊乱及功能活动失常而致病。主要靠气的温煦、推动和血的濡养。心在志为喜，肝在志为怒，脾在志为思，肺在志为忧，肾在志为恐。这说明不同的情志变化对各脏腑功能有不同的影响，而脏腑气血的变化，也会影响情志的变化。

2. 七情致病的特点

(1)伤及内脏：七情分属五脏，七情反应太过或不及则可对各脏有不同的影响，如怒伤肝、喜伤心、思伤脾、忧伤肺、恐伤肾。七情内伤，既可单一情志伤人，又可两种以上情志交织伤人。

(2)影响脏腑气机：病理上，异常的情志活动直接会影响脏腑气机，导致脏腑气机升降失常而出现相应的临床表现。如喜则气散、怒则气上、忧则气聚、思则气结、悲则气消、恐则气下、惊则气乱。

(3)影响病情变化：情志异常波动，可使病情加重或迅速恶化。如有高血压病史的患者，若遇事恼怒，肝阳暴涨，血压可以迅速升高，发生眩晕，甚至突然晕厥或半身不遂。

七情的致病特点见表6-7。

表6-7　七情的致病特点

七情	特征	类别	症状
喜	气散	伤心	精神无法集中
怒	气上	伤肝	面红目赤、吐血
忧	气聚	伤肺	神疲乏力、意志消沉
悲	气消	伤肺	神疲乏力、意志消沉
思	气结	伤脾	腹胀、便溏、消化不良
恐	气下	伤肾	手足无措、大小便失禁
惊	气乱	伤肾	手足无措、大小便失禁

(三)其他因素

1. 饮食　正常饮食，是人体维持生命活动之气血阴阳的主要来源之一，但饮食失宜、饮食不节或饮食偏嗜，则是导致许多疾病发生的原因。食物主要依脾胃消化吸收，若饮食失宜则首先损伤脾胃，导致脾胃的腐熟、运化功能失常，引起消化功能障碍，其次还能生热、生痰、生湿，产生种种病变。

2. 劳逸　劳逸包括过度劳累和过度安逸两个方面。正常的运动和体育锻炼，有助于气血流畅，增强体质。必要的休息，可以消除疲劳，恢复体力和脑力，不会使人致病。过度的劳累和过度的安逸,会伤害气血津液的运行,导致疾病的产生。

3. 痰、饮 痰、饮都是水液代谢障碍所形成的病理产物。一般以较稠浊的称为痰,清稀的称为饮。痰、饮形成后,饮多留积于肠胃、胸胁及肌肤,而痰则随气升降流行,内而脏腑,外至筋骨皮肉,形成多种病证,因此有"百病多由痰作祟"之说。

4. 瘀血 瘀血形成的部位,不仅分布在脏腑,也可以分布在经络组织内。当瘀血形成后,又会反过来阻滞气血的运行,导致经络不通,于是产生了疼痛、肿块和出血等现象。

5. 外伤 外伤指各种外在因素所造成肌表和筋骨的创伤。

二、病机

病机,即疾病发生、发展与变化的机制。人体脏腑、经络的生理活动正常,气血阴阳协调平衡,即所谓"阴平阳秘"。当人体脏腑功能失常或邪气侵袭人体,气血阴阳平衡协调关系受到破坏,导致"阴阳失调",出现了各种临床症状,便发生了疾病。

(一)邪正相争

1. 正与邪的传变 正气指人体的正常生理功能及防御功能,简称为"正"。邪气指各种致病因素,即病因,简称"邪"。正气充盛,邪气不易入侵;正气虚弱,邪气易乘虚而入,导致发病。因此,在疾病的过程中,始终存在着邪气与正气之间的相互斗争。邪正双方不断斗争的态势和结果,关系着疾病的发生,直接影响着疾病的发展和转归,同时也决定病证的虚实变化。

2. 虚与实的传变 实表示人体内的邪气亢盛,而正气尚未虚衰,能积极与邪抗争、临床上出现一系列病理性反应比较剧烈的、有余的证候,称为实证,实证多出现于疾病的初期或中期。

虚表示人体的正气不足,致使防御能力和调节能力低下,邪正斗争的现象并不明显,临床上表现为一系列虚弱、衰退和不足的证候,称为虚证,虚证多出现于疾病的后期。

在疾病的发生、发展过程中,由于邪气与正气的亢盛或是衰弱会随着病情的好坏而发生不同的变化,因此对于病机的虚实转化,也相应会出现转化和交错。一般而论,正胜邪退,疾病趋向于好转和痊愈;邪胜正衰,则疾病趋向于恶化,甚至导致死亡。若邪正力量相持不下,则疾病趋向迁延或慢性化。

(二)阴阳失调

阴阳失调,即阴阳消长之间失去平衡协调的简称,是指机体在疾病的发生发展过程中,由于各种致病因素的影响,导致机体的阴阳双方失去相对的平衡协调而出现的阴阳偏胜、偏衰,或阴不制阳、阳不制阴的一系列病理变化。阴与阳两者之间相互制约、相互转化,既对立又统一,维持着动态的平衡,并不是固定不变的,而是随着病情的进退和邪正盛衰等情况的改变而变化。

(三)气血失常

人体的气和血流行于全身,气血的功能主要是提供能量以濡养脏腑组织,而脏腑组织又可以化生气血。气血运行失常,必然会影响脏腑组织的各种正常生理功能,最终导致疾病的发生。气和血同时又是脏腑功能活动的产物,因此当脏腑发生病变,不但可引起该脏腑的气血失常,也会影响全身的气血,从而引起气或血的病理变化。

(四)津液代谢失常

津液代谢失常,也就是津液的输布失常。津液的生成和排泄之间失去平衡,以致体内的津液不足,或者输布失常、排泄障碍,导致体内的水湿停滞,最终形成了痰饮、湿浊等病理变化。

第七章　基础照护知识

第一节　沟通技巧

一、语言沟通

语言沟通能力是一个人在人际交往中传递、收集信息的重要技能。掌握有效的沟通方法，不但能够准确表达自己的意愿和想法，而且能够使沟通对象产生信任而不致反感。健康照护师在照护过程中，要注意应用语言沟通技能。

（一）称呼得体

通常按照以下 3 种方法称呼。

1. 按年龄称呼　对比自己年龄大一点的被照护者或其家人，可称呼大哥、大姐。比自己年龄小一点的，可以称呼小妹、小弟，也可以与其商量一下最佳称呼方式。

2. 按辈分称呼　对比自己年龄大的长辈，可以称呼爷爷、奶奶、伯伯、叔叔、阿姨，也可随孩子称呼他们的长辈，如××爸爸、××妈妈、××姨、××奶奶等。

3. 按工作职位称呼　对有工作职位的被照护者可以称呼为××老师、××医生、××首长、××科长或处长等，使被照护者感受到被尊重。

（二）日常礼貌用语

1. 问候语　适用于见面时，如“早上好”“您好”“吃饭了吗”“睡得怎么样”等。这种问候的语言一定要亲切、温暖、自然，并且态度和蔼可亲。

2. 征询语　适用于询问被照护者或其家庭成员感受和意见、建议时，如“水温合适吗”“灯光是不是有点刺眼”等。这种征询的语气会让被照护者感受到关心和体贴。

3. 答谢语　一般用于感谢对方时。如协助被照护者就医时对医生说，“您辛苦了”“非常感谢您的帮助”等。如果被照护者表达感谢，要回答“不客气”“没事，没事”等。无论对谁表示答谢，均应使人感到真诚和恳切。

4. 请求语　经常用在请求别人帮助时，语言表达一般比较委婉谦恭，如“拜托您”“麻烦您”“打扰一下”等。

5. 祝贺语　当别人取得好成绩、身体康复、解决了困难时，要给予礼貌性的祝贺，通常会说“恭喜”“祝贺”等。

6. 道歉语　当认识到自己的不足或错误时，为了让对方了解自己真诚的歉意，通常会应用道歉语，如“非常非常抱歉”“实在是对不起”“这都是我的错”等。

7. 辞别语　一般用在与关系比较亲近的人分别时，如“回头见”“后会有期”等，通常比较真诚、友爱和不舍。

（三）语言沟通技巧

1. 耐心倾听　是指全神贯注地接收和感受交谈对象发出的信息，并做出全面的理解。要做到不随意插话、不随意提出新问题、控制干扰因素。随时注意观察对方的面部表情，注意保持目光接触，并能及时给予反馈，如“嗯”“哦”“是的”，表示自己正在倾听，对对方所谈的话感兴趣。

2. 移情　即换位思考。是从他人的角度感受、理解他人的情感，是分享他人的感情，而不是表达自我情感，不是怜悯或同情。如被照护者由于疾病的折磨或处于应激状态，有时会夸张或掩饰等，此时切忌否定、训斥，伤害他们的自尊心，更不能触及他们的隐私和痛处，要感同身受地理解他们。

3. 重复与澄清　由于被照护者理解程度的不同，有时很难清楚表达自己的意愿。此时可以重复对方的话语，待确认后再继续交谈。将对方模棱两可、含混不清或不完整的意思，给予澄清说明。如“您说的是这个意思吗”鼓励对方继续交谈。

4. 沉默　也是一种交谈技巧，可以表达对交谈者的同情和理解、给对方思考和回忆的机会、缓解过激的情绪和行为，也给自己时间思考和观察。

5. 提问　①开放式提问。对方回答问题没有限定范围，可以敞开心扉，健康照护师可以了解到更多的信息。如“您现在感觉都有哪些不舒服”“您不高兴是什么原因引起，可以告诉我吗”。②封闭式提问。一问一答式，可以及时得到对方的信息，但限定了对方的解释。如“您昨晚睡得好吗”“您的药吃了吗”。

6. 特殊情况沟通

（1）与焦虑、恐惧、愤怒者沟通时：尽可能减轻被照护者的心理压力。当对方遇到突发事件而难以承受时，通常会以哭闹、谩骂的方式来发泄自己的焦虑、恐惧、愤怒等不满情绪。这时，应理解被照护者的心理状态和行为表现，态度真诚平和，帮助其寻找一个可以发泄不满情绪的环境，耐心倾听其主要原因，根据情况给予适当的安抚疏导，尽可能多地提供解决问题的办法。

（2）与抑郁患者沟通时：主动避免诱发抑郁的因素及做好安全防护措施。与抑郁患者沟通时要语速缓慢、语气温和、态度和蔼可亲，鼓励其说出自己的心理感受及需求，并积极主动地回应，不向抑郁患者介绍病情的严重程度，落实好保护性安全照护措施，预防意外发生。

(3)与重症患者沟通时:帮助树立积极乐观坚定的康复信念,采用积极乐观的态度与患者沟通,不在患者面前表达同情、痛苦、无望等悲观情绪。主动传达患者治疗的点滴效果和目前的良好状态,以及良好的家庭和社会支持力量,帮助患者坚定可以康复、生存的希望和信念。努力协助临终患者完成最后的愿望和需求,尽量避免给患者及其家属留下遗憾。

(四)语言沟通注意事项

语言在人际沟通中起着重要作用,直接影响沟通对象的心理感受和情绪状态。因此,在照护过程中应充分掌握语言沟通原则和技巧,发挥语言的积极作用和正向价值。

1. 禁忌不尊重对方　尊重是有效沟通的首要因素,任何沟通必须建立在尊重的基础上,否则不会产生沟通效果,只会适得其反。

2. 禁忌表情淡漠　热情投入可以促使有效沟通,没有温度的沟通等于没有沟通。

3. 不说错话、假话　说话前必须认真思考,要清楚自己想说的是什么、怎么说才能表达清楚、该不该在这种场合说,以避免说话不恰当让别人感觉不舒服或产生误解。如果确实说错了话,也不要紧张害怕,要勇于承担错误。立即道歉会给人真诚可信的感觉。切忌说假话、找借口,越抹越黑,使人心生厌恶。

4. 禁忌不礼貌语言　在交往称呼中禁忌直呼其名、没有长幼之分。禁忌打听被照护者及其家属任什么社会职务、收入有多少、婚姻状况如何等个人隐私。

5. 避免生、冷、硬、顶、命令语言　与被照护者或家属交谈时,避免没有情感的冷漠应对、不注意方法简单粗暴地纠正他人错误、谈话时总想分个高低对错、否定他人、用命令式语言指挥并强迫别人服从配合自己的行为。

6. 禁止传递闲话隐私　尊重被照护者及其家属的隐私,绝不在外人面前透露传递被照护者的病情;对需保密的病情,不向被照护者泄露相关信息,做好保护性照护;对家庭关系复杂的被照护者,不对被照护者未授权的家属讲述病情及治疗信息,充分尊重被照护者的权益。

7. 禁忌言而无信　承诺的事情尽力做到,做不到的事情不承诺,恪守信用,绝不食言;做到言而有信,行而有果。

二、非语言沟通

(一)非语言沟通的含义

非语言沟通是指在人际交往过程中除语言沟通之外的各种人际沟通方式,如面部表情、眼神、手势、身体姿态、触摸、距离等。非语言沟通在人际沟通中占主导地位,往往更能真实反映人的思想活动和情绪状态。健康照护师通过识别被照护者的面部表情,可以准确判断被照护者的情绪状态,采取恰当的非语言沟通技巧及照护措施。

(二)常用非语言沟通方法

1. 面部表情　不同表情可以传达不同的情绪状态,如点头表示认可、鼓励、赞许,冷眼表示拒绝、否定、不高兴等。

(1)微笑:微笑可起到传情达意、优化形象、改善关系的作用。微笑应是真诚自然、适度适宜的。恰当的微笑,可以传达给被照护者亲切、安全、喜悦、尊重的感觉,消除彼此间的距离,创造轻松的照护,沟通氛围。微笑是一个人的名片,是解决问题的法宝之一。

(2)目光接触:在交往过程中,目光接触可以传递一个人的思想感情并影响他人的情绪状态。如喜欢、敌意、怀疑、犹豫、恐惧等多种情绪,可判断对方的态度、思路是否与自己表达的心意协调一致。交谈时,保持眼睛的平视,望着对方的眉弓至两侧嘴角的区域。眼睛注视的时间不少于谈话全程的30%,不多于谈话全程的60%。与年龄接近的异性被照护者交流时,双方眼睛对视时间不宜超过10 s,以免产生异议或造成误解。

2. 体态语言　体态语言体现在人际交往的一举一动中,反映一个人的自我感觉、健康状况、自我修养、行为意志和交往技能。照护师在体态语言方面要举止得体大方、态度和蔼可亲,使被照护对象感到亲切、可信,帮助其减轻或消除恐惧感。

(1)头部语言:如点头表示认可、赞许,摇头表示否定等。

(2)身体姿势:如被照护对象情绪激动、双手颤抖、发怒,很可能处于焦虑状态。与卧床的被照护者沟通时,照护师前倾或半蹲,照护对象会感到亲切、安全、可信。

(3)触摸:适度触摸的交往方式可以充分表达照护师对被照护者的关心、体贴、理解、帮助、鼓励和安慰,增进被照护者的信任感,消除被照护者的恐惧,建立和谐照护关系。对老年人和婴幼儿适当地使用触摸,可缓解其紧张的情绪,使对方变得安静、舒适。如握握老人的手、拍拍肩膀、触摸一下额头看是否体温升高、搂抱孩子等,可使亲切感增加。但对同龄的异性被照护对象,慎用触摸。

(4)语音和语速:使用恰当的语气、语调主动与被照护者沟通,了解他们的需求并给予积极主动的关心、关注,以获得被照护者的信任,建立良好的相处模式,避免纠纷的发生。如询问被照护者“您有没有不舒服?”如果语速很快且用降调,会让被照护者感到照护师非常不耐烦。如果语速适中、语气温柔且用升调,被照护者会感到照护师发自内心的关心、关切和温暖。

(5)人际距离:一般指在人际交往中,人与人之间的空间距离。在不同的交际场合,选择恰当得体的人际距离,反映了照护师的良好修养。人们常常因彼此间情感的亲疏程度而不自觉地保持不同的距离,一般最亲密的人在0.5 m以内,朋友间为0.5～1 m,陌生人之间不少于3 m。在护理操作时一般保持0.5 m以内,同被照护者交谈时保持0.5～1 m,集体健康教育讲座时宜不少于3 m。

第二节　环境与健康

环境是人类生存和生活的空间,分为内环境和外环境。内环境包括生理环境和心理环境。外环境包括自然环境和社会环境。内外环境之间相互作用、相互影响,保持着动态平衡。无论是包含在内环境的生理环境、心理环境,还是属于外环境的自然环境、社会环境,无论哪方面的环境出现问题,都会或多或少影响人的健康。

一、室内物理环境

居家环境是健康照护师为被照护者提供服务的主要场所,可分为物理环境和社会环境两大类。物理环境主要包括室内外的温度、相对湿度、光线、环境噪声等。社会环境主要包括家庭成员关系、邻里关系。创造一个适宜的、舒适的、安全的休养环境,可以达到帮助被照护者恢复健康、预防疾病、减轻病痛的基本照护目的。

(一)温度

适宜的温度可使照护对象感到舒适,既减少身体能量消耗,适于皮肤散热、降低肾脏负担,有利于被照护者日常的生活、休息、睡眠等。另外,适宜的温度也有利于相关居家照护工作的执行和落实。

1. 室温正常范围

(1)一般室温保持在 18 ~ 22 ℃较为适宜。

(2)新生儿、老年人、术后康复期、病情较重的被照护者室温保持在 22 ~ 24 ℃为宜。

(3)需要注意在日常照护工作中尽量保持室温在恒定范围内,切忌忽冷忽热影响被照护者的身体健康,甚至导致病情恶化。

2. 异常室温对人体的影响

(1)室温过高会影响体力恢复,主要原因是温度过高会抑制人的神经、消化、呼吸等系统的功能,也不利于体热的散发而使被照护者感到燥热难耐、饮食难安、休息睡眠状态失常。

(2)室温过低会造成人体活动功能降低,诱发受凉感冒、感染等。因为受到冷的刺激,人会蜷缩不愿活动,肌肉紧张收缩,血液循环功能降低,加重心血管并发症或容易受凉造成感冒、感染发生。

3. 照护措施

(1)居室内应常备温度计:将温度计固定放置在被照护者活动较多、需要随时监测温度的地方。健康照护师根据温度监测结果,采取恰当的方法随时调节室内温度,以满足安全、舒适的需要。

(2)根据不同季节气温差别大的特点采用不同的照护措施。

1)炎热夏季:有条件的使用空调调节室温,一般条件的应用电扇也可以,主要是使室内空气流通,从而增加体表散热速度,保持身体舒适。但需要注意冷气不能直吹被照护者,以防伤害身体。

2)严寒冬季:室内多用供暖设备保持温度。应用暖气时,注意控制室内相对湿度,以防呼吸道干燥并发上呼吸道感染。没有暖气或供暖不足时,可以使用电热毯、电热扇等,注意用电安全。

3)换季之际:应根据气温变化及时适当增减被照护者的被褥和衣服,注意保暖以防受凉。

(3)执行照护操作时,尽量避免不必要的暴露,既保护被照护者隐私,也防止被照护者受凉感冒。

(二)相对湿度

1. 正常范围

(1)室内相对湿度以50% ~60%为宜。

(2)不同季节,室内相对湿度会发生不同的变化。如春、秋、冬季室内干燥,相对湿度较低;夏季室内相对湿度较高。健康照护师应根据不同季节及被照护者不同需求调节室内相对湿度。

2. 异常相对湿度对人体的影响

(1)相对湿度过高时,会使人体感到潮湿、气闷,同时由于出汗抑制、蒸发减少,尿液排出量增加,加重肾脏负担。

(2)相对湿度过低时,会引起皮肤、黏膜干燥,主要表现有口干、眼干、舌燥、咽痛、烦渴等症状。另外,空气干燥时人体蒸发大量水分,对心血管、呼吸系统疾病的患者或气管切开患者尤为不利。

3. 照护措施

(1)室内应常备相对湿度计:将相对湿度计固定放置在被照护者活动较多的地方。健康照护师根据相对湿度监测结果,对室内的相对湿度进行适当的调节。

(2)当室内相对湿度过高时最好使用空调或抽湿机调节室内相对湿度。没有空调可打开窗户,使空气流通以降低相对湿度。开窗流通空气时,注意给被照护者保暖。

(3)室内相对湿度过低时通常应用加湿器调节。没有加湿器时,夏天可在被照护者不走动的地面洒水或放一盆水蒸发加湿;冬天可在暖气上搭湿布,或者火炉上放置盛水的壶、蒸锅等蒸发水汽,以达到提高室内空气相对湿度的目的。

(三)通风

通风可有效改善室内温度、相对湿度,从而刺激皮肤的血液循环、汗液蒸发等,使热量散发，提高舒适度。

1. 通风不良的影响　可对人体健康产生不良影响。呼吸道疾病的传播多由于空气不洁净所致，而且污浊的空气中氧气不足，可使人出现烦躁、倦怠、头晕、食欲减退等表现。

2. 通风照护措施

（1）开窗通风：一般开窗通风 30 min，即可达到降低室内空气污染、置换室内空气、降低空气中的微生物密度。一般开窗通风前，先把被照护者移到其他房间，实行不同房间交替通风。

（2）新风系统：有的家庭安装有新风系统，可持续保持室内空气清新。需要注意的是，开启新风系统时，注意关闭门窗以保证新风效果。

（3）电风扇：应用电风扇可加速室内空气流通，使人感到凉爽舒适。应用时，一定不能直接吹向被照护者头部，以防感冒或肌肉、关节受凉损伤。

（四）光线

居室光线一般来源于自然光线和人工光线。自然光线主要来源于日光照射。人工光线主要来源于日光灯、手电筒等。二者对维持被照护者健康意义重大，缺一不可。

1. 充足光线的意义

（1）日光：太阳光包括可见光、红外线、紫外线等，具有很强的生物学作用。适量的日光照射除了使人感觉温暖舒适，还能使照射局部皮肤的温度升高、血管扩张、血流增快，改善营养状况。另外，还具有强大的杀菌作用。

（2）灯光：除了满足被照护者在夜间、日光不足时的照明需要，还可满足照护操作时对特殊光照的需求。如室内的顶灯、壁灯、地灯等，可以满足被照护者在不同情况下活动时对灯光的需求。手电筒可以满足居家照护时巡视被照护者，确保不打扰被照护者睡眠和休息。

2. 光线不足对人体的影响

（1）日光：长时间日光照射不足时，机体感觉乏力、食欲降低，并发维生素 D 吸收障碍、低钙血症等。被褥日光照射不足或没有达到照射时间，达不到消毒目的，会影响被照护者的舒适度和健康状况。

（2）灯光：灯光设计得不合理，该有的灯没有设计、该具有的灯光亮度达不到需求，均会影响被照护者活动时的安全及照护师日常技术操作。

3. 照护措施

（1）开启门窗：居室内应经常开启窗帘、门窗，确保阳光能够直接射入。

（2）晒太阳：在阳光充足的上午、下午尽量协助被照护者到室外活动。充分沐浴阳光，对疾病康复或预防疾病颇有意义。但也要避开夏季过于强烈的阳光暴晒，以免造成皮肤损伤。无法到室外活动的被照护者，宜安排在窗前或阳台晒太阳。

(3)室内灯光设计:室内设计灯光时,要以满足被照护者疾病康复需求为主要依据,设计合适的灯光种类及灯光亮度。

(4)使用手电筒:必要时准备柔光手电筒,满足被照护者夜间活动或健康照护师巡视时使用。

(五)环境噪声

噪声是指能引起人们心理和生理不舒服的一切非正常、无节律和韵律的声音。其危害程度与音量的大小、频率、持续时间的长短及个人的耐受程度有关。噪声不但使人感到不愉快,影响人的心情,长此以往会损伤人的听力甚至造成听力丧失。

1. 正常范围　世界卫生组织规定白天环境噪声理想的强度标准是35 ~ 40 dB。这样的噪声强度比较安静。

2. 异常噪声对人体的影响

(1)强度达到50 ~ 60 dB:会干扰人的正常生活。

(2)强度达到90 dB以上的高音量:长时间处于这种环境会导致被照护者出现耳鸣、血压升高、肌肉紧张,以及出现烦躁、头痛、失眠、易怒等自主神经功能失常症状。

(3)强度达到120 dB以上:虽然为突发的频率高、音量大的噪声,也可造成高频听力损失甚至永久丧失听力。

3. 照护措施

(1)环境管理:在居家照护过程中,尽可能为被照护者创造安静的休养环境。遇到较强噪声或听到突发高频率、大音量噪声,主动协助被照护者远离噪声环境或关闭门窗切断噪声。必要时,可征得同意用棉球堵住被照护者双耳。

(2)落实"四个轻"原则:说话轻、走路轻、操作轻、关门和开门轻。说话时音量不可过大,以对方能听到且不影响周围其他人员为最佳。切忌耳语使被照护者产生怀疑和恐惧心理。走路穿软底鞋,避免发出刺耳声音。操作时,避免物品与器械相互碰撞发出不必要的噪声。开门、关门时,注意用力适度、观察周围有无物品和风的干扰,以防止产生噪声。

二、社会环境

社会环境是指人类生存、生活的社会物质、精神条件等的总和,包括风俗习惯、社会关系、法律法规、政治经济、文化教育、宗教信仰等,对人类的形成和发展起着重要的作用。社会关系是指由一定社会关系结合而成的社会群体,主要包括家庭、邻里、工作团体等,而居家社会环境主要是指家庭关系及其周围环境。

(一)家庭关系

家庭关系是指家庭人际关系,是在婚姻关系、血缘关系或收养关系基础上,产生的家庭成员之间的特定关系。无论谁患病,家庭关系的稳定性均会发生不同程度的变化,会不同程度地影响每名家庭成员。

1. 不同类型的家庭关系　核心家庭只有夫妻关系、父母子女关系和兄弟姐妹关系。直系家庭还有婆媳关系、祖孙关系。联合家庭还包括妯娌、姑(叔)嫂关系等。因此,家庭关系的多样性、复杂性与家庭规模有关。

2. 主要特点　家庭具有的价值观念一般会高度一致、全面合作、情绪高度认同,才能满足家庭成员生理、心理、社会的需要等特点,但有时也会具有冲突性且任何关系失调,都会损伤家庭成员或整个家庭的稳定。

(二)家庭周围环境

家庭周围环境是指家庭外环境,主要指家庭外部的人际关系及外部活动场所等。这是被照护者了解社会的主要窗口,同时也是被照护者活动、康复的主要场所。

1. 邻里人际关系　有家就有邻居,有邻居就有邻里关系,且邻里关系在现代社会生活中是一种十分重要的人际关系。处理好邻里关系,不仅有利于每个家庭的工作、学习和生活,使家庭生活愉快幸福,而且也有利于社会的安定、祥和。

2. 家庭周围活动场　所是家庭外环境的重要组成部分,也是被照护者在外活动、康复的重要场所。如小区活动场所、社区活动站等。

(三)照护措施

1. 建立良好的家庭雇佣关系　家庭雇佣关系是指在家庭照护工作中,健康照护师与被照护者及其家属之间产生和发展的一种工作性、专业性和帮助性的人际关系,属于社会关系的一种。在家庭雇佣人际关系中,面对不同结构的家庭、家庭成员及家庭本身不同民族、信仰、年龄、职业、收入高低等情况,要求照护师必须尊重每个家庭、家庭成员的不同特点,能处理好不同类型结构家庭成员之间的关系。

2. 提供舒适的休养环境和安全的活动场所　在不影响家庭其他成员的工作生活和学习的情况下,尽量为被照护者创造舒适的休养环境。减少家庭其他成员对被照护者的饮食、休息的影响,为被照护者调配适宜的饮食种类、进食量和时间,妥善协助其卫生清洁工作,合理安排休息睡眠时间,落实促进睡眠照护措施。合理摆放日常生活起居用品,使方便应用的同时兼顾被照护者的活动安全。如暖瓶、水杯、凳子固定位置放置,切勿放在走路活动容易碰触的地方。认识、熟悉被照护者关系密切的邻居和亲友,保持被照护者良好的社会活动关系。

被照护者外出活动时,主动帮助其避开有危险的场所,如高压电、火源、暴晒、寒冷、大风、施工地等场所,以达到安全舒适活动的目的。

第三节　营养与饮食

一、营养

(一)人体健康对营养的需要

1. 热量

(1)热量是一切人体维持生命、生长发育和从事各种活动所必需的能量。它是由食物内的化学潜能转化而来,单位是焦耳(J),通常也用热卡表示。

(2)热量的需要量:人体的热量主要来源于糖类,其次是脂肪、蛋白质,这些物质又称为"热量营养素"。1 g 糖类和 1 g 蛋白质分别提供约 16.7 kJ 热量,1 g 脂肪可以提供约 37.7 kJ 热量。单从数字上来看,脂肪含量越高的食物热量越大。人体每日所需要的热量受年龄、性别、生理特点及劳动强度等因素的影响。

2. 营养素　营养素是指来自食物和饮水的用于人类维持生命、促进生长发育、从事劳动活动并保证健康的基本物质,主要包括蛋白质、脂肪、糖类、矿物质和微量元素、维生素、水等,详见第三章第二节相关内容。

(二)营养与健康的关系

营养是维持健康的基础:能够维持人体组织的构成、维持生理功能、增强免疫力,预防疾病发生。

1. 合理营养

(1)促进人体生长发育:营养素是维持生命活动的重要物质基础,对人体的生长发育起着决定性作用。营养素的缺乏可影响被照护者的身心发育。

(2)构成机体组织:蛋白质是构成机体的重要成分;糖类参与构成神经组织;脂类参与构成细胞膜;维生素参与合成酶和辅酶;钙、磷是构成骨骼的主要成分。

(3)提供满足机体需要的能量:糖类、蛋白质、脂肪在体内氧化提供能量,满足机体各种生命活动需求。

(4)调节机体功能:内分泌系统、神经系统及各种酶类共同参与调节人体的功能。适量的蛋白质及矿物质中的各种离子可调节机体内环境的稳定。

2. 不合理营养

(1)营养不足:是一种营养素缺乏的综合征,是指因摄食不足、需要量增加、损失过多或体内利用过程障碍所造成的一种营养缺乏状况,如缺铁性贫血、佝偻病等。

(2)营养过剩:如果机体摄入能量远超过机体消耗的能量,必定会造成能量的储备,这种能量的储备现象就是营养过剩的表现。过多的能量往往是以脂肪的形式储存在人体的皮下组织、内脏器官的周围及腹部网膜上。营养过剩可造成某些营养失调性疾病，如肥胖、心血管疾病等。

(3)饮食不洁：饮食不洁作为致病因素，是指进食不洁净的食物而导致疾病的发生。多是由于缺乏良好的卫生习惯，进食陈腐变质，或被疫毒、寄生虫等污染的食物所造成。饮食不洁而致的病变以胃肠疾病为主，如进食腐败变质食物，则胃肠功能失常，出现脘腹疼痛、恶心呕吐、腹泻或痢疾等；若进食被寄生虫污染的食物，则可导致各种寄生虫病，如蛔虫病、蛲虫病等。

3. 平衡膳食

(1)平衡膳食：人体营养均衡是由各种营养素按一定比例组成的，所以供给平衡膳食，保证营养素的比例适当尤为重要。平衡膳食是指膳食中所含营养素的种类齐全、数量充足、比例适当。

(2)平衡膳食的调配原则：在日常生活中应做到食物要多样、饥饱要适当、油脂要适量、粗细要搭配、食盐要限量、甜食要少吃、饮酒要节制、三餐要合理、活动与饮食要平衡。

1)保证三大营养素合理比例：平衡膳食中三者所占的热量比例如下，蛋白质10%～15%，脂肪20%～25%，糖类60%～70%。

2)满足需求：各种营养素必须满足儿童生长发育需要，不能过多，也不能过少。

3)三餐供热比例：早餐25%～30%，中餐40%左右，晚餐30%～35%。

4)吸收：食物容易消化吸收。

(3)平衡膳食宝塔：中国营养学会推出的中国居民平衡膳食宝塔，是一个营养上比较理想的膳食模式。平衡膳食宝塔共分5层，包含每天应吃的主要食物种类。

1)结构：根据宝塔各层位置和面积不同，可在一定程度上反映出各类食物在膳食中的地位和应占的比重。①谷类食物位于底层：每人每天应吃250～400 g。②蔬菜和水果位于第二层，每人每天应吃蔬菜300～500 g，水果200～350 g。③鱼、禽、肉、蛋等动物性食物位于第三层：每人每天应吃120～200 g。④奶类和豆类食物位于第四层：每人每天应吃相当于300～500 g的奶类及奶制品，25～35 g的大豆及制品。⑤烹调油和食盐位于第五层塔顶：每人每天烹调油不超过25～30 g，食盐不超过5 g。

2)膳食建议：膳食宝塔中所标示的各类食物的建议量，应考虑到劳动强度酌情调整，要养成规律的饮食习惯。

二、饮食种类

(一)饮食搭配原则

(1)粗细粮搭配、粮豆混食。

(2)米面混食、干稀搭配。

(3)主食与动物性食物搭配。

(4)荤素搭配、生熟搭配。

(5)数量搭配、质地搭配。

(6)色泽搭配、味道搭配。

(7)形状搭配、季节配菜。

(二)基本饮食

1. 普通饮食　普通饮食简称普食,其中总热量、糖类、蛋白质、脂肪、矿物质和微量元素、维生素、水分等,应充分均匀地供给,达到平衡饮食的要求。

(1)适用范围:普食基本与健康人饮食相似,主要适用于饮食不限制、体温正常或接近正常、消化功能无障碍以及恢复期的患者或被照护者,应用范围广。

(2)饮食原则

1)供给平衡饮食:饮食中热量要充足,各种营养素种类要齐全,数量要充足,相互间比例要恰当,以保持饮食的平衡及满足机体对营养素的需要。

2)保证体积:每餐饮食需要保持适当的体积,以满足饱腹感,特别是限制热量供给的糖尿病饮食。

3)品种多样化:主副食应注意多样化及烹调方法,保持色、香、味、形,以增进食欲。

4)合理分配:将全天的食物适当地分配于各餐。

5)避免各种刺激性食物:尖辣椒,强烈调味品如芥末、胡椒、咖喱等,应尽量少吃。难以消化的如油炸食物、坚硬的食物,以及产气过多的食物应少吃。

(3)用法:每人每日总热量应为 9 209 ~ 10 883 kJ,蛋白质 70 ~ 90 g,脂肪 60 ~ 70 g,糖类 450 g 左右,水 2 500 mL 左右。每日三餐,各餐按比例分配。

(4)可选食物:根据需要所有食物均可以选用。

2. 软食　软食指婴儿或病弱者吃的软而烂的食物,如在乳汁水中煮过或泡软的面包,或半流质性的食品。

(1)适用范围:低热量、消化不良,肠道疾病如伤寒、痢疾、急性肠炎等恢复期患者,口腔有疾病或咀嚼不便的老年人等。

(2)饮食原则:营养平衡的基础上食物应容易消化、容易咀嚼;食物形态宜碎、烂、软;应少吃油炸、油腻食物;少用含粗纤维蔬菜;忌用强烈辛辣调味品;长期食用软质的番茄、菜心、新鲜水果等。

(3)用法:切碎煮软的蔬菜维生素损失较多,所以要多用维生素含量丰富的食物。每人每日总热量为 9 209 ~ 10 883 kJ,蛋白质 70 ~ 90 g,每日三四餐。

(4)可选食物:可选用面条、软饭、饺子、馄饨、包子、馒头、猪肉、苋菜、番茄、菜花、豆腐等。

3. 半流质饮食　半流质饮食是一种比较稀软烂、易消化、易咀嚼、含粗纤维少、无强烈刺激呈半流质状态的食物。

(1)适用范围：口腔疾病、发热、咀嚼吞咽困难及急性消化道炎症，手术前后及病情危重者。

(2)饮食原则：食物呈半流质状，营养丰富，容易咀嚼、吞咽和消化。需要注意含纤维少且无刺激性。胃肠功能失常者禁用含纤维素或易引起胀气的半流质食物。

(3)用法：每人每日总热量为 6 279 ~ 8 371 kJ，蛋白质 50 ~ 70 g。注意少食多餐，每日五六餐。

(4)可选食物：米粥、藕粉、面条、面片、面包，馄饨、小包子、蛋糕、蒸蛋羹、蛋花汤、卧鸡蛋、嫩豆腐、豆腐脑、果汁、菜汁、果泥、菜泥、西瓜、熟香蕉和嫩碎菜叶，各种肉汤、肉末等。

4. 流质饮食　流质饮食是一种呈液体状态或在口腔内能融化为液体状态的食物，其特点是比半流质饮食更易于吞咽和消化的无刺激性食物。

(1)适用范围：极度衰弱无力咀嚼的重症患者，如高热，口腔、面颊部手术前后以及急性胃肠炎、食管狭窄等疾病患者。

(2)饮食原则：易吞咽、消化及无刺激性的液体状态的食物，所含热量与营养素较少，不能长期或作为主要进食方式。

(3)用法：每人每日总热量为 3 499 ~ 5 002 kJ，蛋白质 40 ~ 50 g，每 2 ~ 3 h 进食 1 次，每次 200 ~ 300 mL，每日至少进食 6 ~ 7 餐。

(4)可选食物：乳类、豆浆、米汤、藕粉、杏仁茶、蛋花汤、果汁、菜汁等。

(三)治疗饮食

1. 高热量饮食　所有含油量高的和油炸过的食物都属于高热量食物。

(1)适用范围：用于热量消耗较高的甲状腺功能亢进、结核、大面积烧伤、肝炎、胆道疾患、体重不足、营养不良等患者及产妇。

(2)饮食原则及用法：每日在基本饮食的基础上加餐 2 次，可进食牛奶、豆浆、鸡蛋、藕粉、蛋糕、巧克力及甜食等。总热量约为 12 557 kJ/d。

(3)可选食物：核桃、芝麻、花生、动物内脏、奶油制品及油炸食品等。

2. 高蛋白饮食　高蛋白饮食指日常饮食中含蛋白质较多的食品。

(1)适用范围：主要适用于高代谢性疾病，如烧伤、结核、恶性肿瘤、贫血、甲状腺功能亢进、大手术后、肾病综合征、低蛋白血症患者及孕妇、乳母等。

(2)饮食原则及用法：基本饮食基础上增加富含蛋白质的食物，尤其是优质蛋白。供给量每人每千克体重 1.5 ~ 2.0 g/d，总量不超过 120 g/d。少量多餐，总热量为 10 464 ~ 12 557 kJ/d。

(3)可选食物选择富含优质蛋白的食品如瘦肉、蛋类、鱼类、乳类等动物食品和豆制品等。

3. 低蛋白饮食　低蛋白饮食是一种限制蛋白质摄入量的饮食。动物、植物蛋白总量一般限制在20～40 g。

(1)适用范围:用于限制蛋白质摄入的急性肾炎、尿毒症、肝功能衰竭等患者。

(2)饮食原则及用法:应多补充蔬菜和含糖高的食物,以维持正常热量。成人每人每千克体重蛋白质供给量约为0.5 g/d,饮食中蛋白质含量不超过40 g/d,视病情可减至20～30 g/d。肾功能不全者应摄入动物性蛋白,忌用豆制品;肝性脑病者应以植物性蛋白为主。

(3)可选食物:在限量范围内要求适当选用优质蛋白,如牛奶、鸡蛋、瘦肉、鱼虾等。

4. 低脂肪饮食　甘油三酯、胆固醇比例较少的食物被称为低脂肪饮食。

(1)适用范围:主要适用于有肝胆胰疾病、高脂血症、动脉硬化、冠心病、肥胖症及腹泻等的患者。

(2)饮食原则及用法:注重坚持多吃果蔬、清淡、少肉、减少煎炸的原则。脂肪含量少于50 g/d,肝胆胰疾病患者少于40 g/d,尤其应限制动物脂肪的摄入。

(3)可选食物:绿豆芽、豆汁、豆腐、土豆、山药、胡萝卜、冬瓜、黄瓜、番茄、茄子、青菜、芹菜、菜花、油菜、大葱、海带、蘑菇、粉丝、木耳等。

5. 低胆固醇饮食　低胆固醇饮食特指含胆固醇低的食物。

(1)适用范围:主要适用于高胆固醇、高脂血症患者,还有动脉硬化、高血压、冠心病等患者。

(2)饮食原则及用法:胆固醇摄入量少于300 mg/d,禁食或少食动物内脏、脑、鱼子、蛋黄、肥肉、动物油等含胆固醇高的食物。

(3)可选食物:可选用鱼、瘦肉,也可多选蔬菜、水果、五谷类、豆类、豆制品及粗粮等不含胆固醇的食物。

6. 低盐、无盐饮食　低盐饮食:全日供钠2 000 mg左右,食盐用量在2 g。无盐饮食:全日供钠1 000 mg左右,烹调中不得使用食盐和酱油。

(1)适用范围:低盐饮食主要适用于心脏病、急慢性肾炎、肝硬化腹水、重度高血压但水肿较轻患者;无盐饮食主要适用于水肿较重患者。

(2)饮食原则及用法:低盐饮食每日食盐量<2 g,不包括食物内自然存在的氯化钠;无盐饮食每日饮食中除食物内自然含钠量外,不放食盐烹调,控制摄入食品中的含钠量<0.7 g。

(3)可选食物:低盐饮食禁用腌制食品,如咸菜、皮蛋、火腿、香肠、咸肉、虾米等;无盐饮食和低钠饮食均禁用腌制食品、含钠食物,如油条、挂面、汽水等。

7. 高纤维素饮食　高纤维素饮食是指富含膳食纤维的食物,经常食用对人体健康有益。

(1)适用范围:主要适用于便秘、肥胖症、高脂血症、糖尿病等患者。

（2）饮食原则及用法：减少脂肪的摄入量及含甘油三酯高的食物，适当增加蔬菜、水果的比例。

（3）可选食物：饮食中应多选用韭菜、芹菜、藕、卷心菜、豆芽、粗粮、竹笋等含食物纤维高的食物。

8. 少渣饮食　少渣饮食是指含极少量膳食纤维易于消化的膳食，主要目的在于减少膳食纤维对消化道的刺激，减慢肠道蠕动，减少粪便数量。

（1）适用范围：主要适用于口腔有病变、咀嚼不便、消化道溃疡以及胃肠道和肛门手术后恢复期、慢性肠炎、痢疾患者。

（2）饮食原则及用法：在饮食中不要食用含渣子高的蔬菜，一般蔬菜也要过滤做成菜泥。这种饮食大多缺乏维生素C，所以不能长期食用。

（3）可选食物：多吃一些豆腐、粉皮、粉丝、土豆泥之类食物，少吃芹菜、韭菜、豆芽、笋、生萝卜等食物。不要吃粗粮和干果，如玉米、豆类、榛子、花生、核桃、杏仁等，另外注意含脂肪多、油炸食物及刺激性食物要控制摄入。

第四节　家庭用药

一、药物的种类、储存保管

药品按照传统分类可分为中药、西药两大类；按照用药途径的不同，可分为口服、注射、外用等；按照储存要求可分为冰冻、冷藏、常温保存3类。因此，一个有效的药品必须在合适的条件下储存、在有效期内应用，才能发挥治疗作用和价值，否则会产生严重的不良反应，造成残疾甚至死亡等。

（一）药物的种类

1. 内服药　指经口服或者口含后，通过胃肠黏膜吸收达到预防、治疗疾病的药品，通常包括片剂、丸剂、散剂、胶囊、酊剂、合剂等。

（1）片剂：指药物与辅料混合后经压制成片的药，如银黄含片、硝酸甘油片、甲硝唑片、铋酸铝片、氢氧化铝片、阿司匹林片、泡腾维生素C片等。

（2）丸剂：指药材细末或提取物加入适量适宜的黏合辅料而制成的球形或类球形制剂，如六味地黄丸、止咳丸、麻仁润肠丸等。

（3）散剂：指干燥粉末状的制剂，如小儿清肺散、蒙脱石散、聚乙二醇散剂等。

（4）胶囊：指对食管或胃黏膜有刺激性的粉末或颗粒，为了便于吞服、有效避免其刺激性而将其按照规定量装入胶囊内而制成的剂型，如肠胃宁胶囊、头孢类的胶囊等。

(5)酊剂:指具有易挥发性且不耐热成分的制剂。如西替利嗪等。

(6)合剂:指药物经过提取、纯化、浓缩制成的内服液体制剂,如复方棕铵合剂、小儿清热合剂等。

2.外用药　是指药物通过皮肤吸收来达到预防、治疗疾病的药物。外用药分为软膏、搽剂、酊剂、洗剂、滴剂、栓剂、粉剂、膜剂等。

(1)软膏:指经皮肤吸收的含脂类或油脂类物质为基础的半固体药物制剂,如红霉素软膏、扶他林软膏等。

(2)搽剂:指在皮肤表面揉搽或用软刷涂抹的外用液体药物制剂,如布洛芬搽剂、藿香祛痛搽剂等。

(3)酊剂:指原料药物用规定浓度的乙醇提取或溶解而制成的澄清液体制剂,如碘酊、云南白药酊等。

(4)洗剂:指经适宜的方法提取制成的供皮肤、腔道涂抹或者清洗的液体制剂,如金石洗剂、二硫化硒洗剂等。

(5)滴剂:指一滴一滴外用的液体制剂,如麻黄素滴鼻剂、银杏叶滴剂等。

(6)栓剂:指供人体腔内给药的可溶性固体制剂,如化痔栓、吲哚美辛栓、润滑栓等。

(7)粉剂:指混合粉碎所得到的一种干粉制剂,如云南白药粉剂、如意金黄散等。

(8)膜剂:指药物溶解或均匀分散于成膜材料中加工而成的薄膜制剂,如退热贴、止痛透皮贴、止泻膜等。

3.注射药　是指可通过皮下注射、肌内注射、静脉注射的液体状药物制剂。注射药主要包括水溶液、混悬液、油剂、结晶、粉剂等。

(二)药物的储存保管

药品说明书上都会标注药物储存的条件、注意事项、失效期和批号等信息。通常,大部分药物均需储存在常温、通风、阴凉、干燥的地方,还有部分药物会标注冷藏或冷冻等。健康照护师应严格按照药物的说明要求协助储存保管药品,防止药品变质、失效、过期等影响用药效果。

1.柜内储存　照护师应帮助被照护者整理出一个专门储药的空间,最好是一个小的储药柜,用以需要存储在常温、通风、阴凉、干燥地方的药品,以确保药品安全及药品质量。常温通常指温度在2～30 ℃、阴凉指温度在2～20 ℃、干燥指相对湿度低于60%、通风是指储药的地方空气能够自然流通。另外,每日需整理药柜、清洁表面浮土。

2.冰箱内储存

(1)药品说明书上有冷藏、冷冻标志时,需要放在冰箱内储存,不同的是冷藏需在2～8 ℃储存,冷冻需在-20 ℃维持,两者应严格区分放置。

(2)储存药品的冰箱应安装一个冰箱温度检测仪,以监测冷藏室内的温度状态。

(3)已开封的药品放入冷藏、冷冻冰箱储存时,必须放在密封的塑料盒或瓶中再放入冰箱,以防止药品受潮变质。

(4)冰箱内储存的药品与冰箱内壁之间至少留 1 ~2 cm 的空隙,以确保储存温度达标。

(5)每周整理、擦拭冰箱 1 次,保持冰箱内清洁、整齐,外无浮土覆盖。

3. 分类放置

(1)药品应根据其分类,按照内服、外用、镇静、剧毒、注射等类别放置,贴标签标识,以方便使用和管理。

(2)内服药与外用药要分开放置。

(3)成人用药与儿童用药应分开放置。

4. 标识妥善保存　药柜储存药品按照分类标识放置的同时,做到标签字迹清楚、标识醒目。标签上要标明药名、浓度、剂量、用法、有效期等以方便使用和保存。

5. 定期检查

(1)定期对储药柜、冰箱内的药品进行检查以防使用过期、变质药品。如有潮湿、混浊、沉淀等不正常现象,或者标识脱落、辨识不清,应立即停止使用并处理。

(2)吃药前必须检查,一旦发现药品与原有的性状不同,即使药品仍在有效期内也应该停止使用。

(3)冷藏室保存的药品发生冻结不能继续使用,冷藏室保存的药品发生冻结即使化冻后外观没有发生变化,该药品也不能再使用。

(4)定期检查失效期,未拆封的药品按照药瓶标注的失效期执行,拆封后则按照以下规定执行:瓶装片剂拆封后使用期限一般是半年,但服用掰服后剩下的药品应在 24 h 使用完;胶囊开封后应在3 ~6 个月内使用完;口服糖浆拆封后在阴凉处保存,建议夏天1 个月内使用完,冬天 3 个月内使用完,每次服用前检查,如出现气泡、变色、有结晶析出等情况停止服用;开封后的颗粒剂按说明书要求保存需 1 个月内用完,若出现吸潮、结块等情况时停止服用。

二、给药原则

1. 按医嘱给药　健康照护师遵医嘱给药的同时,应熟悉常用药物的作用、不良反应、用法和毒性反应,如有疑问,切不可盲目按照说明书自行给药,应到医院咨询后再行给药。

2. 严格执行查对制度　健康照护师在执行给药时,首先应认真检查药物的质量,对疑有变质或已超过有效期的药物,应立即停止使用。在给药时应做到“4 个准确”,即准确的药物、准确的剂量、准确的途径、准确的时间。要在给药前、给药中、给药后查对药名、剂量、浓度、时间、用法,并做到准确、及时记录。

3. 密切观察用药反应　照护师应指导被照护者合理用药，给药后要严密监测被照护者的病情变化，动态评价药物疗效和不良反应，并做好记录。

第五节　排尿、排便护理

一、排尿护理

（一）排尿的观察

1. 正常尿液的观察　正常情况下，排尿受意识控制，无痛苦、无障碍，可自主进行，尿液清亮、透明、微黄，无浑浊、沉淀物。

（1）排尿次数：排尿次数受多方面因素的影响，一般成人白天排尿 3～5 次，夜间排尿 0～1 次。

（2）尿量：尿量是反映肾脏功能的重要指标之一。正常成人每次尿量 200～400 mL，24 h 尿量为 1 000～2 000 mL，平均在 1 500 mL 左右。

（3）尿液的颜色：正常新鲜尿液呈淡黄色或深黄色。当尿液浓缩时，可见量少色深。尿液颜色还受食物、药物的影响，如进食大量胡萝卜或服用核黄素，尿液的颜色呈深黄色。

2. 异常尿液的观察

（1）多尿

1）定义：指 24 h 尿量超过 2 500 mL。

2）原因：正常情况下饮用大量液体，妊娠以及病理情况下由于内分泌代谢障碍或肾小管浓缩功能不全引起，见于糖尿病、尿崩症、肾功能衰竭等患者。

（2）少尿

1）定义：指 24 h 尿量少于 400 mL 或每小时尿量少于 17 mL。

2）原因：体内血液循环不足引起，如发热、液体摄入过少、休克，心、肾、肝脏功能衰竭等患者。

（3）无尿或尿闭

1）定义：指 24 h 尿量少于 100 mL 或 12 h 内无尿。

2）原因：严重血液循环不足、肾小球滤过率明显降低所致，如严重休克、急性肾衰竭、药物中毒等患者。

（4）尿的颜色异常

1）血尿：镜下检查血尿或肉眼血尿，见于急性肾小球肾炎、输尿管结石、泌尿系统感染、结核和肿瘤。

2）血红蛋白尿：酱油色或浓茶色尿，见于溶血或恶性疟疾。

3）黄褐色尿：见于阻塞性黄疸或肝细胞性黄疸。

4）乳糜尿：乳白色，见于丝虫病。

（5）膀胱刺激征

1）定义：如患者出现尿频、尿急、尿痛等症状则称其有膀胱刺激征。尿频指单位时间内排尿次数增多，主要是由于膀胱炎症或机械性刺激引起。尿急指患者突然有强烈尿意，不能控制需立即排尿，主要是由于膀胱三角或后尿道的刺激，造成排尿反射活动特别强烈。尿痛指排尿时膀胱区及尿道产生疼痛，主要为病损区域受刺激所致。有膀胱刺激征时，常伴有血尿。

2）原因：膀胱及尿道感染、机械性刺激。

（6）尿潴留

1）定义：尿潴留指尿液大量存留在膀胱内而不能自主排出。当发生尿潴留时，膀胱容积可增至 3 000 ~ 4 000 mL，膀胱高度膨胀，可至脐部。患者主诉下腹胀痛，排尿困难。

2）原因：机械性梗阻如前列腺肥大、肿瘤压迫尿道，动力性梗阻如外伤、疾病或使用麻醉剂所致脊髓初级排尿中枢活动障碍或抑制而不能形成排尿反射，其他原因如某些心理因素等。

（7）尿失禁

1）定义：尿失禁指排尿失去意识控制或不受意识控制，尿液不自主地流出。包括疾病或损伤引起的持续性尿失禁，各种原因导致的膀胱过度充盈引起的假性尿失禁，咳嗽、打喷嚏、大笑导致腹压突然增高引起的压力性尿失禁。

2）原因：昏迷、截瘫、膀胱过度充盈、肥胖等。

（二）排尿异常护理

1. 尿潴留的护理

（1）心理照护：安慰被照护者，消除焦虑、紧张情绪。

（2）提供隐蔽的排尿环境：关闭门窗，屏风遮挡，请家属回避，使被照护者安心。

（3）调整体位和姿势：酌情协助卧床者取适当体位，如略抬高上身或坐起，尽可能使被照护者以习惯姿势排尿。对需绝对卧床休息或某些手术患者，应事先有计划地训练在床上排尿，以免因不适应排尿姿势的改变而导致尿潴留。

（4）诱导排尿：利用某些条件反射诱导排尿，如听流水声或用温水冲洗会阴。

（5）热敷、按摩：热敷、按摩可放松肌肉，促进排尿。如果被照护者病情允许，可用手按压膀胱协助排尿。切记不可强力按压，以防膀胱破裂。

（6）健康教育：指导被照护者养成定时排尿的习惯。

（7）药物治疗：必要时遵医嘱使用利尿药物。

(8)经上述处理仍不能解除尿潴留时可采用导尿术。

2. 尿失禁的护理

(1)心理护理:无论什么原因引起的尿失禁,都会给被照护者造成很大的心理压力,如精神苦闷、忧郁、丧失自尊等。同时,尿失禁也给被照护者生活带来许多不便。健康照护师应尊重、理解被照护者,给予安慰、开导和鼓励,使其树立恢复健康的信心,积极配合治疗和照护。

(2)皮肤护理:尿失禁的被照护者,可使用尿垫,经常用温水清洗会阴部皮肤,勤换衣服、床单、尿垫等以保持局部皮肤清洁干燥,减少异味。根据皮肤情况,定时按摩受压部位,防止压疮的发生。

(3)外部引流:必要时,应用接尿装置引流尿液。女性被照护者可用女士尿壶紧贴外阴部接取尿液;男性被照护者可用尿壶接尿。

(4)重建正常的排尿功能

1)持续的膀胱训练:向被照护者及家属说明膀胱训练的目的,并说明训练的方法和所需的时间,以取得被照护者和家属的配合。安排排尿时间表,定时使用排便器,建立规律的排尿习惯,初始时白天每隔 1 ~ 2 h 使用便器一次,夜间每隔 4 h 使用便器一次。以后间隔时间逐渐延长,以促进排尿功能恢复。使用排便器时,用手按压膀胱,协助排尿,注意按压要适度。

2)摄入适当液体:如病情允许,指导被照护者每日白天摄入液体 2 000 ~ 3 000 mL。因多饮水可以增加对膀胱的刺激促进排尿反射的恢复,还可预防泌尿系统的感染。入睡前限制饮水,减少排尿次数。

3)肌肉力量的锻炼:指导被照护者进行骨盆底部肌肉的锻炼,以增强控制排尿的能力。具体方法是被照护者取立、坐或卧位,试做排尿动作,先慢慢收紧盆底肌肉,再缓缓放松,每次 10 s 左右,连续 10 遍,每日进行数次,以不觉疲乏为宜。病情许可时,可抬腿运动或下床走动,增强腹部肌肉力量。

(5)导尿术:对长期尿失禁的患者,可行导尿术留置导尿,避免尿液浸渍皮肤,发生皮肤破溃。定时排放尿液锻炼膀胱肌肉张力。

3. 其他影响排尿因素

(1)正常的排尿习惯:尽量遵从被照护者的排尿习惯,如排尿的姿势、充裕的时间和合适的环境等维持被照护者的正常排尿活动。

(2)液体摄入:当液体摄入量增加,尿量生成也增加,从而刺激排尿反射。正常成人每日液体需要量为 1 500 mL 左右。但异常情况下如发热、大汗等,则需增加液体的摄入量。对活动受限的被照护者应鼓励每日摄入 2 000 ~ 3 000 mL 液体,以增加尿量,稀释尿液,防止结石的形成和泌尿系统感染的发生。同时,要鼓励被照护者进食含水量多的食物。

(3)运动:运动能增强会阴部肌肉和腹部肌肉的力量,有助于预防尿失禁的发生。会阴部肌肉锻炼的方法是:收缩或收紧会阴部肌肉数秒,然后像排尿时一样放松肌肉,每天数次,以不疲劳为宜。

(4)自我放松对排尿非常重要,而提供一个隐蔽性的环境更有助于自我放松。因此,要为被照护者提供充足的时间让其放松,同时要提供隐蔽的环境,适当遮挡被照护者等帮助排尿。

(5)暗示排尿是一种条件反射,利用暗示的方法,可以有效地促使排尿,如听流水声、温水冲洗会阴部等方法。

(6)姿势病情许可的情况下,女性被照护者可采用蹲姿或坐姿排尿,男性被照护者常习惯站姿排尿。

(7)健康教育:让被照护者及家属了解维持正常排尿的重要性,以及液体摄入量与预防结石产生和感染发生的关系,正确的运动锻炼和自我放松等方法。

(三)留置尿管护理

1. 妥善固定　气囊注水 15 ~ 30 mL 可起到固定导尿管的作用,避免因意外牵拉导尿管或集尿袋造成导尿管滑脱。

2. 定时观察　根据病情定时观察尿液的量、颜色、性状并记录。发现尿液浑浊,立即进行膀胱冲洗。

3. 保持引流通畅　接尿液引流袋时引流管长度要适中,勿扭曲、受压或堵塞。对急性尿潴留、膀胱高度膨胀的患者应采用间歇性引流的方法,一般先放出 800 mL 尿液,一次放尿不超过 1 000 mL。其余部分在几小时内逐渐放出。危重患者或肾功能不良者,采取持续引流,若引流不畅,先用手指挤压引流管,必要时用生理盐水冲洗。

4. 防止逆行感染　集尿袋应低于耻骨联合,防止尿液逆流。女性每日用消毒棉球擦拭尿道口与外阴,男性擦拭尿道口、龟头及包皮。更换集尿袋,血性尿液 1 次/d、普通引流袋 1 次/3 d、防反流引流袋 1 次/月,鼓励患者多饮水,饮水量为 2 000 ~ 3 000 mL/d,以保证足够的尿量,增加尿液冲洗作用。

5. 拔管前护理　所有留置尿管患者在拔管前均需要锻炼膀胱肌肉功能,间歇性的夹闭尿管,每 34 h 开放一次,夹管至患者有尿意后放开尿管,如此反复 3 ~ 5 次后,可在夹管至患者有尿意时拔出尿管,长期留置尿管的患者需锻炼 2 ~ 3 d。

6. 拔管护理　导尿管拔除时间根据病种、病情而定,通常危重患者病情平稳后、肾损伤病情稳定后即可拔除。拔管时先抽出尿管气囊内的液体,动作轻柔,防止损伤尿道黏膜。

二、排便护理

(一)正常排便的观察

1. 排便次数　排便是人体基本生理需要,排便次数因人而异。一般成人每天排便1~3次,婴幼儿每天排便3~5次。

2. 排便量　每日排便量与膳食种类、数量,摄入液体量、大便次数及消化器官的功能有关。正常成人每天排便量100~300 g。进食少纤维、高蛋白质等精细食物者粪便量少而细腻;进食大量蔬菜、水果等粗粮者粪便量较多。当消化器官功能失常时,也会出现排便量的改变。

3. 粪便的性状　正常人的粪便为成形软便。便秘时粪便坚硬、呈栗子样;消化不良或急性肠炎可为稀便或水样便;肠道部分梗阻或直肠狭窄,粪便常呈扁条形或带状。

(二)异常粪便的观察

1. 粪便的颜色　正常成人的粪便呈黄褐色或棕黄色;婴儿的粪便呈黄色或金黄色。因摄入食物或药物种类的不同,粪便颜色会发生变化,如食用大量绿叶蔬菜,粪便可呈暗绿色;摄入动物血或铁制剂,粪便可呈无光样黑色。如果粪便颜色改变与上述情况无关,表示消化系统有病理变化存在。如柏油样便提示上消化道出血;白陶土色便提示胆道梗阻;暗红色血便提示下消化道出血;果酱样便见于肠套叠、阿米巴痢疾;粪便表面粘有鲜红色血液见于痔疮或肛裂;白色"米泔水"样便见于霍乱、副霍乱。

2. 粪便的气味　正常时粪便气味因膳食种类而异,强度由腐败菌的活性及动物蛋白质的量而定。肉食者味重,素食者味轻。严重腹泻者因未消化的蛋白质与腐败菌作用,粪便呈碱性反应气味极恶臭;下消化道溃疡、恶性肿瘤者粪便呈腐败臭;上消化道出血的柏油样粪便呈腥臭味;消化不良、乳儿糖类未充分消化或吸收脂肪酸产生气体,粪便呈酸性反应,气味为酸败臭。

3. 粪便中的混合物　粪便内容物主要为食物残渣、脱落的大量肠上皮细胞、细菌及机体代谢后的废物。粪便中混入少量黏液,肉眼不易查见,若粪便中混入或粪便表面附有血液、脓液或肉眼可见的黏液,提示消化道有感染或出血发生。肠道寄生虫感染者的粪便中可检出蛔虫、蛲虫、绦虫节片等。

(三)排便异常的护理

1. 便秘护理

(1)健康教育:帮助被照护者及家属正确认识维持正常排便习惯的意义和有关排便的知识。

(2)帮助被照护者重建正常的排便习惯:指导被照护者选择适合自身排便的时间,理想的是饭后(早餐后最佳),因此时胃结肠反射最强,每天固定在此时间排便,不随意使用缓泻剂及灌肠等方法。

(3)合理安排膳食:多摄取可促进排便的食物,如多食用蔬菜、水果、粗粮等高纤维素食物。餐前提供开水、柠檬汁等热饮料,促进肠蠕动,刺激排便反射;适当提供轻泻食物如梅子汁等促进排便;多饮水(病情许可时每日液体摄入量不少于2 000 mL),适当食用油脂类的食物。

(4)鼓励被照护者适当运动:按个人需要拟订规律的活动计划并协助被照护者进行运动,如散步、做操、打太极拳等。卧床被照护者可进行床上活动。此外还应指导被照护者进行增强腹肌和盆底部肌肉的运动,以增加肠蠕动和肌张力,促进排便。

(5)提供适当的排便环境:给被照护者提供单独隐蔽的环境及充足的排便时间,如拉窗帘或屏风遮挡,避开治疗照护和进餐时间,以消除紧张情绪,保持心情舒畅,利于排便。

(6)选取适宜的排便姿势:床上使用便盆时,除非有特别禁忌,最好采取坐位,抬高床头,利用重力作用增加腹内压促进排便。病情允许时让被照护者下床上厕所。对手术患者,在手术前应有计划地训练其在床上使用排便器。

(7)腹部环形按摩:排便时用手自右沿结肠解剖位置向左环形按摩,可促使结肠的内容物向下移动,并可增加腹内压,促进排便。指端轻压肛门后端也可促进排便。

(8)遵医嘱给予口服缓泻药物:缓泻剂可使粪便中的水分含量增加,刺激肠蠕动,加速肠内容物的运行,而引起导泻作用。缓泻药物不建议长期使用。

(9)使用简易通便剂:常用开塞露、甘油灌肠剂等。其作用机制是软化粪便,润滑肠壁,刺激肠蠕动促进排便。但不建议长期使用。

2. 腹泻护理

(1)去除病因:如为肠道感染,遵医嘱给予抗生素治疗。

(2)卧床休息:减少肠蠕动,注意腹部保暖。对不能自理的被照护者应及时给予便盆,消除焦虑不安的情绪,使之达到身心充分休息的目的。

(3)膳食调理:鼓励被照护者饮水,酌情给予清淡的流质或半流质食物,避免油腻、辛辣、高纤维食物。严重腹泻时可暂时禁食。

(4)注意补充水和电解质,防止水和电解质失常:按医嘱给予止泻剂、口服补盐液或静脉输液。

(5)维持皮肤完整性:特别是婴幼儿、老人、身体衰弱者,每次便后用软纸轻擦肛门,温水清洗,并在肛门周围涂油膏保护局部皮肤。

(6)密切观察病情:记录排便的性质、次数等,必要时留取标本送检。病情危重者,注意生命体征的变化。如疑为传染病按肠道隔离原则照护。

(7)心理支持:因粪便异味及污染的衣服、床单、被套、便盆均会给被照护者带来不适,因此要协助被照护者清洗沐浴,及时更换衣服、床单、被套,使被照护者感到舒适。便盆清洗干净后,置于易取处,方便被照护者取用。

(8)健康教育:向被照护者讲解有关腹泻的知识,指导被照护者注意饮食卫生,养成良好的卫生习惯。

3. 排便失禁护理

(1)心理护理:排便失禁的被照护者心情紧张而窘迫,常感到自卑和忧郁,期望得到理解和帮助。照护师应尊重理解被照护者,给予心理安慰与支持,帮助其树立信心。

(2)保护皮肤:床上铺尿垫,每次便后温水洗净肛门周围及臀部皮肤,保持皮肤清洁干燥。必要时,肛门周围涂抹软膏以保护皮肤,避免被感染。注意观察骶尾部皮肤变化,定时按摩受压部位,预防压疮的发生。

(3)重建控制排便的能力:了解被照护者排便时间,掌握规律,定时给予排便器,促使被照护者按时自己排便;与医生协调定时应用导泻栓剂或灌肠,以刺激定时排便;教会被照护者进行肛门括约肌及盆底部肌肉收缩锻炼。锻炼方法:指导被照护者取立、坐或卧位,先慢慢收缩肌肉,然后再慢慢放松,每次 10 s 左右,连续 10 次,每次锻炼 20 ~ 30 min,每日数次,以被照护者感觉不疲乏为宜。

(4)如无禁忌:保证被照护者每天摄入足量的液体。

(5)环境整理:保持床褥、衣裤清洁,室内空气清新,及时更换污染的衣服、被单,定时开窗通风,除去不良气味。

4. 肠胀气护理

(1)指导被照护者养成细嚼慢咽的良好饮食习惯。

(2)去除引起肠胀气的原因,如禁食产气食物和饮料,积极治疗肠道疾病等。

(3)鼓励被照护者适当活动,协助被照护者下床活动如散步。卧床者可做床上活动或变换体位,以促进肠蠕动,减轻肠胀气。

(4)轻微胀气时,可行腹部热敷或腹部顺时针环形按摩、针刺疗法;严重胀气时,遵医嘱给予药物治疗或肛管排气。

第六节　生命体征的观察护理

一、体温的观察与护理

体温是指人体内的温度,是物质代谢转化为热量的产物。保持恒定的体温是保证新陈代谢和生命活动正常进行的必要条件。

(一)正常体温及生理变化

1. 正常体温　临床上常以口腔、直肠、腋窝等处的温度代表体温。直肠温度 37.5 ℃

（比口腔温度高0.3～0.5 ℃），口腔舌下温度为37 ℃（范围36.3～37.2 ℃），腋下温度为36 ℃（范围36～37 ℃）。其中直肠温度最接近于人体深部温度，但由于腋下、口腔温度测量更为方便，所以常常采用。

2.生理变化　在内外因素的作用下，体温在正常范围内可有轻度的生理变化。例如：下午较早晨体温相对要高，但一般相差小于1 ℃；进餐后、劳动或剧烈运动后，体温也可有轻度升高；突然进入高温环境或情绪激动等因素也可使温度略有升高；妇女在排卵期和妊娠期体温稍高于正常。不同的年龄阶段也存在轻微的体温差异，如儿童因代谢率高，体温较成年人偏高；老年人由于代谢率低，其体温也比青壮年稍低。

（二）异常体温的观察与护理

1.体温过高的观察与护理　异常体温是由于致热原直接作用于体温调节中枢，使体温中枢功能失常及各种原因引起的产热过多或散热减少所致。体温大于37.5 ℃时称体温过高，也称发热。

（1）体温过高的观察

1）观察引起发热的原因：感染性发热临床上最常见，主要包括生物性病源，如细菌、病毒、立克次体、原虫、寄生虫等感染引起；非感染性发热（也称中枢性发热）是由于体温调节中枢功能失常所致（中暑、脑外伤）；吸收热（大面积烧伤、内出血）；变态反应性发热（风湿热、药物热、输液反应）；内分泌与代谢障碍（甲亢、失水）所引起的发热。

2）观察发热的程度划分（以口腔温度为例）：低热是指体温在37.5～37.9 ℃，中等热是指体温在38～38.9 ℃，高热是指体温在39～40.9 ℃，超高热是指体温在41 ℃以上。

3）观察发热的过程：发热过程分为体温上升期、高热持续期、体温下降期3个阶段。体温上升期其特点为产热大于散热，临床表现为自感畏寒、无汗、皮肤苍白，由于皮肤血管收缩，皮温下降所致；高热持续期其特点为产热和散热在较高水平趋于平衡，体温维持在较高状态，被照护者表现出颜面潮红，皮肤灼热，口唇干燥，呼吸和脉搏加快，此期可持续数小时、数天甚至数周；体温下降期其特点为散热增加而产热减少，体温恢复至正常调节水平，临床上患者表现为大量出汗和皮肤温度下降。

（2）常见热型

1）稽留热：体温持续在39～40 ℃，达数天或数周，24 h波动不超过1 ℃。常见于肺炎球菌性肺炎、伤寒。

2）弛张热：体温在39 ℃以上，24 h内温差大于1 ℃，体温最低仍高于正常水平。常见于败血症、化脓性疾病。

3）间歇热：体温突然升高至39 ℃以上，持续数小时或更长时间，然后下降至正常或正常以下，经过一个间歇，体温再次升高，反复发作。常见于疟疾。

4）不规则热：发热无规律，持续时间长短不定，常见于流行性感冒、肿瘤。

(3)体温过高的护理

1)日常生活中:注意卫生保健,注意合理饮食,多饮水;着装舒适,不能太冷太热。讲卫生,勤洗手,预防感染性疾病的发生。

2)体温过高时:要注意观察体温的变化,随时监测体温,体温持续高热应及时就医,防止心血管并发症的发生。

3)注意加强饮食:鼓励进食高热量、高维生素含量、易消化、清淡食物,多饮水。

4)注意加强休息:发热时应严格卧床休息。

5)根据发热的不同阶段给予针对性照护:体温上升期注意保暖,体温维持期注意散热,不能穿、盖太厚,体温下降期注意多饮水并补充高热量、高维生素含量饮食恢复体力。

2. 体温过低的观察及护理　体温过低是指体温持续低于35 ℃,提示病情较重。

(1)体温过低的观察

1)散热过多:长时间暴露在低温环境中,使机体散热过多、过快。

2)产热减少:重度营养不良、极度衰竭,使机体产热减少。

3)体温调节中枢受损:中枢神经系统功能不良,如颅脑外伤、脊髓受损;药物中毒,如麻醉剂、镇静剂等。

(2)体温过低的照护针对性给予安全照护。

1)针对散热过多的被照护者:要给予积极保暖,饮温开水,调高室内温度。

2)对产热减少极度衰竭者:要注意保暖,调高室内温度,可在距离被照护者肢体较远的地方应用热水袋;对重度营养不良者补充营养,按计划逐渐增加热量。

3)对颅脑损伤及其他疾病引起的低体温:要严密观察患者病情变化,给予保暖的同时及时送医救治。

二、脉搏的观察与护理

血液经由心脏的左心室收缩而挤压流入主动脉,随即传递到全身动脉。动脉为富有弹性的结缔组织与肌肉所形成的管路。当大量血液进入动脉,动脉将会压力变大、管径扩张。在体表较浅处动脉即可感受到扩张,即所谓的脉搏。

(一)正常脉搏及生理变化

1. 正常脉搏　正常的脉搏和心跳是一致的。正常成人为60~100次/min,常为70~80次/min,平均约72次/min。

2. 生理变化　脉搏的频率受年龄和性别的影响,老年人较慢为55~60次/min,胎儿110~160次/min,婴儿120~140次/min,幼儿90~100次/min,学龄儿童80~90次/min。

(二)异常脉搏的观察及护理

1. 异常脉搏的观察

(1)脉率异常

1)心动过速:超过 100 次/min,见于发热、贫血、甲状腺功能亢进、心功能不全、周围循环衰竭、心肌炎等情况。

2)心动过缓:低于 60 次/min,见于颅内压增高、黄疸、甲状腺功能减退、病态窦房结综合征等。

(2)节律异常

1)间歇脉(称歇止脉、止脉):属脉搏节律异常,是脉搏间歇、停跳的统称。常见于各种器质性心脏病。

2)短绌脉:在单位时间内脉率少于心率,心音强弱不等、心率快慢不一、心律规则不一,称为短绌脉。主要是因为心肌收缩力强弱不等而引起。常见于心房纤颤的患者。

(3)强弱异常

1)洪脉:脉搏洪大而有力。常见于高热、甲状腺功能亢进、主动脉瓣关闭不全等。

2)细脉:脉象细直而软,细如丝线。常见于心功能不全、大出血。

3)奇脉(吸停脉):平静吸气时脉搏明显减弱或消失。见于心包积液和缩窄性心包炎。

2. 异常脉搏的护理

(1)观察患者脉搏的频率、节律、强弱及动脉管壁的弹性,有无其他相关症状。

(2)遵医嘱给药,观察药物疗效及不良反应,做好药物指导。

(3)做好心理照护,消除紧张、恐惧等心理压力。

(4)有条件可给予持续低流量吸氧(24 L/min),持续观察病情的变化。

(5)告知患者注意休息,减少重体力活动,以免加重心脏负担。

(6)协助进行各项检查,如心电图等。

三、呼吸的观察与护理

呼吸指机体与外界环境之间气体交换的过程。人的呼吸过程包括外呼吸(肺通气)、肺换气(气体在血液中运输)、内呼吸(组织细胞与血液间的气体交换)3 个相互联系的环节。

(一)正常呼吸及生理变化

1. 正常呼吸　平静呼吸时,成人 16 ~ 20 次/min,儿童 30 ~ 40 次/min,儿童的呼频率随年龄的增长而减少,逐渐到成人的水平。呼吸次数与脉搏次数的比例为 1 : 4。

2. 生理性变化　呼吸可随年龄、运动、情绪等因素的影响而发生频率和深浅度的改变。年龄越小,呼吸越快;老年人稍慢;劳动和情绪激动时呼吸增快;休息时较慢。此外,呼吸的频率和深浅度还可受意识控制。

(二)异常呼吸的观察及护理

1. 异常呼吸的观察

(1)频率异常

1)呼吸过快:成人每分钟呼吸频率增快超过 24 次,称呼吸增快或气促。见于高热、缺氧等患者,因血液中二氧化碳积聚,血氧不足,可刺激呼吸中枢,使呼吸频率加快。发热时体温每升高 1 ℃,呼吸每分钟增加约 4 次。

2)呼吸过缓:成人每分钟呼吸频率减少低于 10 次,称呼吸减慢。见于颅内疾病、安眠药中毒等。

(2)深度异常

1)深度呼吸:又称库斯莫呼吸,是一种深而规则的大呼吸,见于尿毒症、糖尿病等引起的代谢性酸中毒。

2)浅快呼吸:呼吸浅而快,见于外伤。若呼吸表浅不规则,有时呈叹息样呼吸多见于濒死患者。

(3)节律异常

1)潮式呼吸:又称陈-施呼吸。是一种周期性的呼吸异常,表现为开始时呼吸浅慢,后逐渐加快加深,达高潮后又逐渐变浅变慢,而后呼吸暂停数秒(5 ~ 30 s)再次出现上述状态的呼吸。由于呼吸运动周而复始且呈潮水涨落般的状态,故称潮式呼吸。

2)间断呼吸:又称毕奥呼吸,其表现为呼吸和呼吸暂停现象交替出现。特点是有规律的呼吸几次后突然暂停,周期长短不一,随后又开始呼吸,如此反复交替出现。

(4)声音异常

1)蝉鸣样呼吸:即吸气时有一种呼吸时发出音调高的如蝉鸣的特殊声音。蝉鸣样呼吸多由于声门附近阻塞,使空气进入发生困难所致,常见于喉头水肿、喉痉挛、喉头异物等患者。

2)鼾声呼吸:由于气管或支气管有较多的分泌物蓄积,使呼气时发出粗糙的鼾声。多见于昏迷患者。

(5)呼吸困难

1)吸气性呼吸困难:吸气费力,重者常因吸气肌极度用力胸腔负压增大,胸骨上窝、锁骨上窝及各肋间明显凹陷,出现"三凹征"表现,常伴有干咳和高调吸气性喉鸣,常见于各种原因引起的喉、气管、大支气管的狭窄与梗阻。

2)呼气性呼吸困难:呼气时间明显延长而缓慢,特点是呼气费力,听诊常伴有干啰音。常见于下呼吸道阻塞性疾病。

3)混合性呼吸困难:患者吸气、呼气时都有呼吸困难的表现,主要见于重症肺炎、广泛肺实质或肺间质病变。

2. 异常呼吸的护理

(1)提供舒适的环境。保持环境整洁、安静、舒适,室内空气流通、清新,温度、湿度适宜,有利于被照护者放松和休息。

(2)吸氧。必要时给予氧气吸入。

(3)提供营养和水分。选择营养丰富、易于咀嚼和吞咽的食物,注意水分的供给,避免饮食过量及食用产气食物,防止膈肌上升影响呼吸。

(4)心理照护。维持良好的照护关系,稳定被照护者情绪,保持良好的心态。

(5)健康教育。戒烟限酒,减少对呼吸道黏膜的刺激;培养良好的生活习惯;教会被照护者呼吸训练的方法,如缩唇呼吸、腹式呼吸。

(6)严密观察。观察呼吸的频率、深度、节律、声音、形态有无异常,有无咳嗽、咳痰、咳血、发绀、呼吸困难及胸痛表现。

四、血压的观察与护理

血压是指血液在血管内流动时作用于单位面积血管壁的侧压力,是推动血液在血管内流动的动力。心室收缩力和外周阻力是形成血压的基本因素,足够的循环血量是形成血压的前提。

(一)正常血压及生理变化

1. 正常血压　正常成人在安静状态下的血压范围较稳定,一般正常范围收缩压为 90~140 mmHg,舒张压为 60~90 mmHg,脉压为 30~40 mmHg。

2. 生理变化

(1)部位和体位:右臂高于左臂 10~20 mmHg;下肢血压高于上肢 20~40 mmHg;立位血压低于坐位血压,坐位血压低于卧位血压,这与重力引起的代偿机制有关。

(2)年龄:血压随年龄的增长而增高,新生儿血压最低,儿童血压较成年人低。

(3)性别:女性在更年期之前,血压低于男性;更年期后,血压上升,二者之间差别减小。

(4)时间与睡眠:血压在傍晚时较清晨稍高,睡眠时血压逐渐下降。

(5)其他:情绪激动、紧张、恐惧、剧烈运动、吸烟等可使血压升高,饮酒、摄盐过多、某些药物对血压也有一定的影响。

(二)异常血压的观察及护理

1. 异常血压的观察

(1)高血压:未使用抗高血压药的前提下,18 岁以上成人收缩压≥140 mmHg 和(或)舒张压≥90 mmHg,称为高血压。

（2）低血压：血压低于90/60 mmHg。

（3）脉压异常：收缩压与舒张压之间的正常差值约为40 mmHg，当大于60 mmHg时称为脉压增大，小于20 mmHg称为脉压减小。脉压增大：见于主动脉关闭不全、主动脉硬化、甲状腺功能亢进。脉压减小：见于心包积液、缩窄性心包炎、末梢循环衰竭。

2. 异常血压的护理

（1）环境护理照护师应为被照护者提供温湿度适宜、通风良好、整洁舒适的良好休养环境。

（2）帮助被照护者养成正确的生活习惯。

1）生活规律：保证足够的睡眠、养成定时排便的习惯、注意保暖。

2）饮食合理：选择易消化、低胆固醇、低盐、高维生素、富含纤维素的食物，戒烟限酒。

3）控制情绪：避免精神紧张、情绪激动、烦躁焦虑、忧愁，加强自我修养，随时调整情绪，保持心情舒畅。

4）坚持运动：积极参加力所能及的体力劳动和适当的体育运动，以改善血液循环，增强心血管功能。

（3）密切观察：血压做到定时间、定部位、定体位、定血压计监测血压。

（4）合理用药：注意观察药物疗效、有无不良反应、有无并发症的发生。

五、疼痛的观察与护理

（一）疼痛的概述

1. 定义　疼痛是一种令人不快的感觉和情绪上的主观感受，伴有实质上的或潜在的组织损伤。

2. 疼痛原因及发生机制　有外部因素如刀割、棒击等机械性刺激，电流、高温和强酸、强碱等物理化学因素均可成为伤害性刺激。内部因素则主要是疾病所致，如癌症等导致组织细胞发炎或损伤时，释入细胞外液中的钾离子、乙酰胆碱、组胺等生物活性物质亦可引起疼痛或痛觉过敏。还有其他因素如受凉、受潮、过度劳累和长期不适当的工作体位后发生疼痛。

（二）疼痛分类

1. 按疼痛病程分类

（1）急性疼痛：急性疼痛指短期存在（少于3个月）。通常发生于伤害性刺激之后的疼痛，由原发疾病引起。随着原发病的治愈，疼痛也随之消失，如带状疱疹引起的疼痛，一旦疱疹消失，疼痛也随之缓解。

（2）慢性疼痛：通常是在原发疾病治愈之后，疼痛仍持续存在，并呈进行性加重趋势，可在没有任何确切病因或组织损伤的情况下持续存在。

2. 按疼痛程度分类

(1)轻度疼痛:有疼痛但可忍受,生活正常,睡眠无干扰。

(2)中度疼痛:疼痛明显,不能忍受,要求服用镇痛药物,睡眠受干扰。

(3)重度疼痛:疼痛剧烈,不能忍受,需用镇痛药物,睡眠受严重干扰可伴自主神经紊乱或被动体位。

3. 按疼痛性质分类

(1)皮肤痛:多因皮肤病引起,根据疼痛时伴有的其他症状,可以判断皮肤病的性质。

(2)躯体痛:又称壁腹膜痛,是指壁腹膜受到刺激产生的痛觉,常见于急性阑尾炎、胃十二指肠溃疡急性穿孔等疾病引起。

(3)内脏痛:是由内脏器官障碍所引起的症状,包括扩张、缺血、炎症及肠系膜的牵拉等,常见于腹膜炎、结肠扭转、肠梗阻、消化道肿瘤等。

(4)牵涉痛:是指某些内脏器官病变时,在体表一定区域产生感觉过敏或疼痛感觉的现象,常见于阑尾炎、心肌缺血或梗死、胆囊疾患、胃溃疡和胰腺炎等。

(5)神经痛:是神经科常见症状之一,指没有外界刺激的条件下而感到的疼痛,是躯体感觉系统病变或疾病所直接导致的疼痛,可分为周围性神经痛和中枢性神经痛。

(6)假性痛:有些孕妇分娩前 2 ~3 周时发生阵痛,持续的时间很短,两次阵痛的间隔时间也不规则。

(三)影响疼痛的因素

人体所感受到的引起疼痛的最小刺激称为疼痛阈限。疼痛阈限有很大的差异,同样性质、强度的刺激可引起不同个体的不同疼痛反应。主要包括主观和客观 2 种因素。

1. 主观因素

(1)疼痛的经历:是个体自身对刺激体验所获得的感受,再从行为中表现出来。

(2)注意力:个体对疼痛的注意程度会影响对疼痛的感觉程度,当注意力高度集中在别的事件时,痛觉可以减轻甚至消失;松弛疗法、手术后听音乐等可分散患者对疼痛的注意力。

(3)情绪及对疼痛的态度:积极的情绪可减轻疼痛,而消极的情绪可以使疼痛加剧。

2. 客观因素

(1)年龄:老年人对疼痛不太敏感,婴幼儿常不能很好地表达疼痛感受。

(2)文化:不同的文化背景使人对疼痛的感受和表达有所不同。

(3)环境:患者所生活的特殊环境也可使其与其他人有不同的态度、人生观、价值观,因而对疼痛的反应不一样。

(4)社会支持:疼痛患者常依靠家属的支持、帮助和保护。

(5)行为作用:个人的气质、性格可影响对疼痛的感受和表达,性格外向和稳定的人,耐受疼痛较强;内向和有神经质的人,对疼痛较敏感,易受其他疼痛者的影响。

(四)疼痛护理

1. 疼痛的观察

(1)疼痛观察内容:①观察疼痛的部位、性质、程度、起病的病程、治疗等。②全程动态观察疼痛治疗的效果、治疗的不良反应等。③观察影响疼痛治疗效果的影响因素。④观察患者及家属对疼痛及疼痛治疗的认知态度、应对措施等。

(2)疼痛程度评分方法

1)视觉模拟评分法:画一条直线,将直线分成 10 等份,在直线的两端分别注明不痛和剧痛,请患者评估自己对疼痛的实际感觉在线上标记疼痛的程度。1 ~ 3 分为轻度疼痛,4 ~ 6 分为中度疼痛,7 ~ 9 分为重度疼痛。其简单、方便、随时可以应用,但不适合于认知水平较低的老年人、婴幼儿及认知功能障碍(如阿尔茨海默病、精神障碍)的患者。

2)面部表情疼痛评定法:是用 6 种面部表情从微笑、悲伤至痛苦的哭泣的图画来表达疼痛的程度。疼痛时照护师或患者可选择一张最能表达其疼痛的脸谱来评估其目前疼痛的程度,此法简单、直观,受众面广。

2. 疼痛护理原则

(1)全面、全程、动态、持续、正确地评估患者的疼痛。

(2)尽力消除和缓解患者疼痛,使其无痛生活、无痛休息、无痛工作。

(3)协助患者完成病因治疗,正确规范用药。

(4)照护师应加强患者社会心理支持、相关“知、信、行”的健康教育指导。

3. 疼痛护理措施

(1)准确评估:有疼痛的患者,照护师应对疼痛的部位、时间、性质、程度、伴随症状等内容进行准确评估。

(2)及时采取干预措施:首先,应解决疼痛刺激源,如外伤引起的疼痛应根据情况采取止血、包扎、固定等措施;其次,应根据疼痛的程度给予有效的干预(如轻度疼痛患者给予非药物干预措施,如按摩、听音乐、读报、看书、听故事等分散注意力;中重度疼痛时,按医嘱给予患者正确的应用止痛药,同时采取分散注意力等方法)。

(3)观察:应用止痛药的作用、不良反应。首次服用吗啡类药物除了观察用药效果,还要观察患者有无恶心、呕吐、头晕、血压下降、呼吸减慢等症状。注意安全护理,如果出现头晕、血压下降,要注意防止患者发生跌倒、坠床;如果呼吸频率降至 8 次/min 时,应立刻拨打急救电话,及时送医院救治。

(4)建立疼痛护理单:照护师应将疼痛的时间、程度、部位、性质,镇痛方法、时间和效果等内容记录在疼痛照护记录单上。

(5)加强心理护理:根据患者的性别、年龄、性格、文化、宗教信仰等差异,指导患者正确认识疼痛及治疗措施,帮助患者寻找有效的、适宜的转移注意力的方法。

第八章 相关法律、法规知识

健康照护师涉及的法律主要包括《中华人民共和国劳动法》《中华人民共和国劳动合同法》《中华人民共和国老年人权益保障法》《中华人民共和国母婴保健法》《中华人民共和国未成年人保护法》《中华人民共和国食品安全法》《中华人民共和国传染病防治法》《中华人民共和国基本医疗卫生与健康促进法》。

第一节 《中华人民共和国劳动法》相关知识

现行的《中华人民共和国劳动法》是 2018 年 12 月 29 日颁布的。

一、立法目的

为了保护劳动者的合法权益，调整劳动关系，建立和维护适应社会主义市场经济的劳动制度，促进经济发展和社会进步，根据宪法，制定本法。

二、适用范围

在中华人民共和国境内的企业、个体经济组织(以下统称用人单位)和与之形成劳动关系的劳动者适用本法。国家机关、事业组织、社会团体和与之建立劳动合同关系的劳动者，依照本法执行。

三、相关内容

(一)总则

1. 劳动者享有平等就业和选择职业的权利、取得劳动报酬的权利、休息休假的权利、获得劳动安全卫生保护的权利、接受职业技能培训的权利、享受社会保险和福利的权利、提请劳动争议处理的权利以及法律规定的其他劳动权利。

2. 劳动者应当完成劳动任务，提高职业技能，执行劳动安全卫生规程，遵守劳动纪律和职业道德。

(二)促进就业

1. 劳动者就业，不因民族、种族、性别、宗教信仰不同而受歧视。

2. 妇女享有与男子平等的就业权利,在录用职工时,除国家规定的不适合妇女的工种或者岗位外,不得以性别为由拒绝录用妇女或者提高对妇女的录用标准。

3. 残疾人、少数民族人员、退出现役的军人的就业,法律、法规有特别规定的,从其规定。

4. 禁止用人单位招用未满十六周岁的未成年人。

【经典案例】

[基本案情]小张和几名老乡看到某公司招聘护工,主要负责老年人的饮食起居,他们认为自己的条件符合应聘要求,于是参加了该公司的面试。后来,老乡中的3位男士都应聘成功,而包括王某在内的5位女士均应聘失败。小张同几位女士多次与公司人员沟通,想争取得到这份工作,但公司人员表示,他们只招收男士。小张和几名女士最后只能无奈地离开。请问该公司只招收男护工的行为合法吗?

[法律点睛]《中华人民共和国劳动法》明确规定,妇女享有与男子平等的就业权利,在录用职工时,除国家规定的不适合妇女的工种或者岗位外,不得以性别为由拒绝录用妇女或者提高对妇女的录用标准。

[案件处理]该公司适用《中华人民共和国劳动法》。同时,国家没有对护工这一工作岗位做出从业性别规定。因此,此公司只招收男士是不合法的,妇女和男子应拥有平等的就业权利。

(三)劳动合同

1. 劳动合同是劳动者与用人单位确立劳动关系、明确双方权利和义务的协议。建立劳动关系应当签订劳动合同。

2. 订立和变更劳动合同,应当遵循平等自愿、协商一致的原则,不得违反法律、行政法规的规定。劳动合同依法订立即具有法律约束力,当事人必须履行劳动合同规定的义务。

3. 下列劳动合同无效:①违反法律、行政法规的劳动合同;②采取欺诈、威胁等手段订立的劳动合同。

4. 劳动合同的无效,由劳动争议仲裁委员会或者人民法院确认。无效的劳动合同,从订立的时候起,就没有法律约束力。确认劳动合同部分无效的,如果不影响其余部分的效力,其余部分仍然有效。

5. 劳动合同应当以书面形式订立,并具备以下条款:①劳动合同期限;②工作内容;③劳动保护和劳动条件;④劳动报酬;⑤劳动纪律;⑥劳动合同终止的条件;⑦违反劳动合同的责任。劳动合同除前款规定的必备条款外,当事人可以协商约定其他内容。

6. 劳动合同的期限分为有固定期限、无固定期限和以完成一定的工作为期限。劳动者在同一用人单位连续工作满十年以上,当事人双方同意续延劳动合同的,如果劳动者提出订立无固定期限的劳动合同,应当订立无固定期限的劳动合同。

7. 劳动合同当事人可以在劳动合同中约定保守用人单位商业秘密的有关事项。

8. 劳动合同期满或者当事人约定的劳动合同终止条件出现,劳动合同即行终止。

9. 经劳动合同当事人协商一致,劳动合同可以解除。

10. 劳动者有下列情形之一的,用人单位可以解除劳动合同:①在试用期间被证明不符合录用条件的;②严重违反劳动纪律或者用人单位规章制度的;③严重失职,营私舞弊,对用人单位利益造成重大损害的;④被依法追究刑事责任的。

11. 有下列情形之一的,用人单位可以解除劳动合同,但是应当提前三十日以书面形式通知劳动者本人:①劳动者患病或者非因工负伤,医疗期满后,不能从事原工作,也不能从事由用人单位另行安排的工作的;②劳动者不能胜任工作,经过培训或者调整工作岗位,仍不能胜任工作的;③劳动合同订立时所依据的客观情况发生重大变化,致使原劳动合同无法履行,经当事人协商不能就变更劳动合同达成协议的。

【经典案例】

[基本案情]李某与某公司签订劳动合同,在合同期内,李某经常迟到,公司主管多次与李某强调劳动纪律,李某都没有改正。公司主管向李某提出将其解聘。李某说:“我跟公司签订的是2年的合同期,你解聘不了我!”请问该公司是否可以解聘李某呢?

[法律点睛]《中华人民共和国劳动法》明确规定,劳动者有下列情形之一的,用人单位可以解除劳动合同:①在试用期间被证明不符合录用条件的;②严重违反劳动纪律或者用人单位规章制度的;③严重失职,营私舞弊,对用人单位利益造成重大损害的;④被依法追究刑事责任的。

[案件处理]该公司适用《中华人民共和国劳动法》。李某多次迟到且多次劝说无效,严重违反劳动纪律。因此,如果公司决定解雇李某是可以的。

12. 用人单位濒临破产进行法定整顿期间或者生产经营状况发生严重困难,确需裁减人员的,应当提前三十日向工会或者全体职工说明情况,听取工会或者职工的意见,经向劳动行政部门报告后,可以裁减人员。用人单位依据本条规定裁减人员,在六个月内录用人员的,应当优先录用被裁减的人员。

13. 劳动者有下列情形之一的,用人单位不得解除劳动合同:①患职业病或者因工负伤并被确认丧失或者部分丧失劳动能力的;②患病或者负伤,在规定的医疗期内的;③女职工在孕期、产期、哺乳期内的;④法律、行政法规规定的其他情形。

14. 劳动者解除劳动合同,应当提前三十日以书面形式通知用人单位。

15. 有下列情形之一的,劳动者可以随时通知用人单位解除劳动合同:①在试用期内的;②用人单位以暴力、威胁或者非法限制人身自由的手段强迫劳动的;③用人单位未按照劳动合同约定支付劳动报酬或者提供劳动条件的。

(四)工作时间和休息休假

1. 国家实行劳动者每日工作时间不超过八小时、平均每周工作时间不超过四十四小时的工时制度。

2. 对实行计件工作的劳动者,用人单位应当根据本法规定的工时制度合理确定其劳动定额和计件报酬标准。

3. 用人单位应当保证劳动者每周至少休息一日。

4. 企业因生产特点不能实行以上规定的,经劳动行政部门批准,可以实行其他工作和休息办法。

5. 用人单位在下列节日期间应当依法安排劳动者休假:①元旦;②春节;③国际劳动节;④国庆节;⑤法律、法规规定的其他休假节日。

6. 用人单位由于生产经营需要,经与工会和劳动者协商后可以延长工作时间,一般每日不得超过一小时;因特殊原因需要延长工作时间的,在保障劳动者身体健康的条件下,延长工作时间每日不得超过三小时,但是每月不得超过三十六小时。

7. 有下列情形之一的,延长工作时间不受本法规定的限制:①发生自然灾害、事故或者因其他原因,威胁劳动者生命健康和财产安全,需要紧急处理的;②生产设备、交通运输线路、公共设施发生故障,影响生产和公众利益,必须及时抢修的;③法律、行政法规规定的其他情形。

8. 用人单位不得违反本法规定延长劳动者的工作时间。

9. 有下列情形之一的,用人单位应当按照下列标准支付高于劳动者正常工作时间工资的工资报酬:①安排劳动者延长工作时间的,支付不低于工资的150%的工资报酬;②休息日安排劳动者工作又不能安排补休的,支付不低于工资的200%的工资报酬;③法定休假日安排劳动者工作的,支付不低于工资的300%的工资报酬。

10. 国家实行带薪年休假制度。劳动者连续工作一年以上的,享受带薪年休假。

【经典案例】

[基本案情]李某在某家政公司上班,他想着过节上班可以多挣钱,就在春节前夕主动要求加班。但等到下个月发工资时,李某发现自己没有春节加班的加班费,便去询问公司经理,经理说:"春节上班是你自己要求的,况且每天你也没有多干活,没有必要给你加班费。"请问李某能拿到春节上班的工资报酬吗?

[法律点睛]《中华人民共和国劳动法》明确规定,有下列情形之一的,用人单位应当按照下列标准支付高于劳动者正常工作时间工资的工资报酬:①安排劳动者延长工作时间的,支付不低于工资的150%的工资报酬;②休息日安排劳动者工作又不能安排补休的,支付不低于工资的200%的工资报酬;③法定休假日安排劳动者工作的,支付不低于工资的300%的工资报酬。

[案件处理]该公司适用《中华人民共和国劳动法》。春节属于国家法定休假日，李某春节期间上班的事实存在。因此，公司应该给李某支付不低于工资的300%的工资报酬。

(五)工资

1. 工资分配应当遵循按劳分配原则，实行同工同酬。

2. 用人单位根据本单位的生产经营特点和经济效益，依法自主确定本单位的工资分配方式和工资水平。

3. 用人单位支付劳动者的工资不得低于当地最低工资标准。

4. 工资应当以货币形式按月支付给劳动者本人。不得克扣或者无故拖欠劳动者的工资。

5. 劳动者在法定休假日和婚丧假期间以及依法参加社会活动期间，用人单位应当依法支付工资。

(六)劳动安全卫生

1. 用人单位必须为劳动者提供符合国家规定的劳动安全卫生条件和必要的劳动防护用品，对从事有职业危害作业的劳动者，应当定期进行健康检查。

2. 从事特种作业的劳动者，必须经过专门培训并取得特种作业资格。

3. 劳动者在劳动过程中必须严格遵守安全操作规程。劳动者对用人单位管理人员违章指挥、强令冒险作业，有权拒绝执行；对危害生命安全和身体健康的行为，有权提出批评、检举和控告。

(七)女职工和未成年工特殊保护

1. 国家对女职工和未成年工实行特殊劳动保护。未成年工是指年满十六周岁未满十八周岁的劳动者。

2. 禁止安排女职工从事国家规定的第四级体力劳动强度的劳动和其他禁忌从事的劳动。

3. 不得安排女职工在经期从事高处、低温、冷水作业和国家规定的第三级体力劳动强度的劳动。

4. 不得安排女职工在怀孕期间从事国家规定的第三级体力劳动强度的劳动和孕期禁忌从事的劳动。对怀孕七个月以上的女职工，不得安排其延长工作时间和夜班劳动。

5. 女职工生育享受不少于九十天的产假。

6. 不得安排女职工在哺乳未满一周岁的婴儿期间，从事国家规定的第三级体力劳动强度的劳动和哺乳期禁忌从事的其他劳动，不得安排其延长工作时间和夜班劳动。

7. 不得安排未成年工从事有毒有害以及国家规定的第四级体力劳动强度的劳动和其他禁忌从事的劳动。

8. 用人单位应当对未成年工定期进行健康检查。

【经典案例】

[基本案情]王某在某照护机构上班,并签订了三年劳动合同。工作两年后,王某怀孕生子,孩子满月后,机构主管通知王某机构缺人手,要求她回来上班。王某听老乡说产假可以休三个月,于是告诉主管申请休三个月产假,机构主管回应说:"你现在不来,以后也别来了。"请问机构主管的回应合法吗?

[法律点睛]《中华人民共和国劳动法》明确规定,女职工生育享受不少于九十天的产假。

[案件处理]该照护机构适用《中华人民共和国劳动法》。王某应依法享受不少于九十天的产假。因此,该照护机构主管的回应不合法。

(八)职业培训

1. 从事技术工种的劳动者,上岗前必须经过培训。

2. 国家确定职业分类,对规定的职业制定职业技能标准,实行职业资格证书制度,由经备案的考核鉴定机构负责对劳动者实施职业技能考核鉴定。

(九)社会保险和福利

劳动者在下列情形下,依法享受社会保险待遇:①退休;②患病、负伤;③因工伤残或者患职业病;④失业;⑤生育。劳动者死亡后,其遗属依法享受遗属津贴。劳动者享受社会保险待遇的条件和标准由法律、法规规定。劳动者享受的社会保险金必须按时足额支付。

(十)劳动争议

1. 用人单位与劳动者发生劳动争议,当事人可以依法申请调解、仲裁、提起诉讼,也可以协商解决。

2. 劳动争议发生后,当事人可以向本单位劳动争议调解委员会申请调解;调解不成,当事人一方要求仲裁的,可以向劳动争议仲裁委员会申请仲裁。当事人一方也可以直接向劳动争议仲裁委员会申请仲裁。对仲裁裁决不服的,可以向人民法院提起诉讼。

3. 提出仲裁要求的一方应当自劳动争议发生之日起六十日内向劳动争议仲裁委员会提出书面申请。仲裁裁决一般应在收到仲裁申请的六十日内作出。对仲裁裁决无异议的,当事人必须履行。

4. 劳动争议当事人对仲裁裁决不服的,可以自收到仲裁裁决书之日起十五日内向人民法院提起诉讼。一方当事人在法定期限内不起诉又不履行仲裁裁决的,另一方当事人可以申请人民法院强制执行。

(十一)法律责任

1. 用人单位制定的劳动规章制度违反法律、法规规定,对劳动者造成损害的,应当承担赔偿责任。

2. 用人单位违反本法规定,延长劳动者工作时间的,由劳动行政部门给予警告,责令改正,并可处以罚款。

3. 用人单位有下列侵害劳动者合法权益情形之一的,由劳动行政部门责令支付劳动者的工资报酬、经济补偿,并可以责令支付赔偿金:①克扣或者无故拖欠劳动者工资的;②拒不支付劳动者延长工作时间工资报酬的;③低于当地最低工资标准支付劳动者工资的;④解除劳动合同后,未依照本法规定给予劳动者经济补偿的。

4. 用人单位有下列行为之一,由公安机关对责任人员处以十五日以下拘留、罚款或者警告;构成犯罪的,对责任人员依法追究刑事责任:①以暴力、威胁或者非法限制人身自由的手段强迫劳动的;②侮辱、体罚、殴打、非法搜查和拘禁劳动者的。

5. 由于用人单位的原因订立的无效合同,对劳动者造成损害的,应当承担赔偿责任。

6. 用人单位违反本法规定的条件解除劳动合同或者故意拖延不订立劳动合同,对劳动者造成损害的,应当承担赔偿责任。

7. 用人单位招用尚未解除劳动合同的劳动者,对原用人单位造成经济损失的,该用人单位应当依法承担连带赔偿责任。

【经典案例】

[基本案情]某家政公司为降低工作人员辞职率做出规定,扣押工作人员三个月的工资,如果工作人员离职,则这三个月的工资不发放。请问该家政公司的规定合法吗?

[法律点睛]《中华人民共和国劳动法》明确规定,用人单位有下列侵害劳动者合法权益情形之一的,由劳动行政部门责令支付劳动者的工资报酬、经济补偿,并可以责令支付赔偿金:①克扣或者无故拖欠劳动者工资的;②拒不支付劳动者延长工作时间工资报酬的;③低于当地最低工资标准支付劳动者工资的;④解除劳动合同后,未依照本法规定给予劳动者经济补偿的。

[案件处理]该家政公司适用《中华人民共和国劳动法》。对于辞职人员,该家政公司扣押三个月工资不给的行为属于侵害工作人员的情形。因此,该家政公司的规定不合法,应支付离职人员扣押的三个月工资。

第二节　《中华人民共和国劳动合同法》相关知识

(2012 年修正,现行有效)

一、立法目的

为了完善劳动合同制度,明确劳动合同双方当事人的权利和义务,保护劳动者的合法权益,构建和发展和谐稳定的劳动关系制定本法。

二、适用范围

中华人民共和国境内的企业、个体经济组织、民办非企业单位等组织(以下称用人单位)与劳动者建立劳动关系,订立、履行、变更、解除或者终止劳动合同,适用本法。国家机关、事业单位、社会团体和与其建立劳动关系的劳动者,订立、履行、变更、解除或者终止劳动合同,依照本法执行。

三、相关内容

(一)基本原则

订立劳动合同,应当遵循合法、公平、平等自愿、协商一致、诚实信用的原则。

(二)劳动合同的订立

1. 用人单位自用工之日起即与劳动者建立劳动关系。

2. 用人单位招用劳动者时,应当如实告知劳动者工作内容、工作条件、工作地点、职业危害、安全生产状况、劳动报酬以及劳动者要求了解的其他情况;用人单位有权了解劳动者与劳动合同直接相关的基本情况,劳动者应当如实说明。

3. 用人单位招用劳动者,不得扣押劳动者的居民身份证和其他证件,不得要求劳动者提供担保或者以其他名义向劳动者收取财物。

【经典案例】

[基本案情]某月嫂公司为便于管理职工,规定职工入职后必须上交身份证,由公司代为保管。请问该公司的这项规定合法吗?

[法律点睛]《中华人民共和国劳动合同法》明确规定,用人单位招用劳动者,不得扣押劳动者的居民身份证和其他证件。

[案件处理]该月嫂公司适用《中华人民共和国劳动合同法》,其要求职工上交身份证的规定违反了劳动合同法。因此,该月嫂公司此项规定不合法。

4. 建立劳动关系,应当订立书面劳动合同。已建立劳动关系,未同时订立书面劳动合同的,应当自用工之日起一个月内订立书面劳动合同。用人单位与劳动者在用工前订立劳动合同的,劳动关系自用工之日起建立。

5. 用人单位未在用工的同时订立书面劳动合同,与劳动者约定的劳动报酬不明确的,新招用的劳动者的劳动报酬按照集体合同规定的标准执行;没有集体合同或者集体合同未规定的,实行同工同酬。

6. 劳动合同由用人单位与劳动者协商一致,并经用人单位与劳动者在劳动合同文本上签字或者盖章生效。劳动合同文本由用人单位和劳动者各执一份。

7. 劳动合同应当具备以下条款:①用人单位的名称、住所和法定代表人或者主要负责人；②劳动者的姓名、住址和居民身份证或者其他有效身份证件号码；③劳动合同期限；④工作内容和工作地点；⑤工作时间和休息休假；⑥劳动报酬；⑦社会保险；⑧劳动保护、劳动条件和职业危害防护；⑨法律、法规规定应当纳入劳动合同的其他事项。劳动合同除前款规定的必备条款外，用人单位与劳动者可以约定试用期、培训、保守秘密、补充保险和福利待遇等其他事项。

8. 劳动合同期限三个月以上不满一年的，试用期不得超过一个月；劳动合同期限一年以上不满三年的，试用期不得超过两个月；三年以上固定期限和无固定期限的劳动合同，试用期不得超过六个月。同一用人单位与同一劳动者只能约定一次试用期。以完成一定工作任务为期限的劳动合同或者劳动合同期限不满三个月的，不得约定试用期。试用期包含在劳动合同期限内。劳动合同仅约定试用期的，试用期不成立，该期限为劳动合同期限。

9. 劳动者在试用期的工资不得低于本单位相同岗位最低档工资或者劳动合同约定工资的80%，并不得低于用人单位所在地的最低工资标准。

10. 在试用期中，除劳动者有本法规定的"①用人单位可以单方解除劳动合同的；②劳动者患病或者非因工负伤，在规定的医疗期满后不能从事原工作，也不能从事由用人单位另行安排的工作的；③劳动者不能胜任工作，经过培训或者调整工作岗位，仍不能胜任工作的"三种情形外，用人单位不得解除劳动合同。用人单位在试用期解除劳动合同的，应当向劳动者说明理由。

【经典案例】

[**基本案情**]王某应聘某照护公司，试用期两个月。在试用一个月后，王某因接受不了劳动强度，提出辞职，并要求领取一个月的试用期工资。照护公司经理说："你在这里试用的一个月里，公司管吃、管住、管辅导，公司不跟你要钱就罢了，哪有给你支付工资的道理？"于是公司经理拒绝了王某领取工资的请求。请问王某能依法领取工资吗？

[**法律点睛**]《中华人民共和国劳动合同法》明确规定，劳动者在试用期的工资不得低于本单位相同岗位最低档工资或者劳动合同约定工资的80%，并不得低于用人单位所在地的最低工资标准。

[**案件处理**]该照护公司适用《中华人民共和国劳动合同法》。因此，王某可以依法领取一个月的试用期工资，而且不得低于本单位相同岗位最低档工资或者劳动合同约定工资的80%，并不得低于用人单位所在地的最低工资标准。

11. 用人单位为劳动者提供专项培训费用，对其进行专业技术培训的，可以与该劳动者订立协议，约定服务期。劳动者违反服务期约定的，应当按照约定向用人单位支付违约金。违约金的数额不得超过用人单位提供的培训费用。用人单位要求劳动者支付的违约金不得超过服务期尚未履行部分所应分摊的培训费用。用人单位与劳动者约定服务期的，不影响按照正常的工资调整机制提高劳动者在服务期期间的劳动报酬。

12. 下列劳动合同无效或者部分无效：①以欺诈、胁迫的手段或者乘人之危，使对方在违背真实意思的情况下订立或者变更劳动合同的；②用人单位免除自己的法定责任、排除劳动者权利的；③违反法律、行政法规强制性规定的。

13. 对劳动合同的无效或者部分无效有争议的，由劳动争议仲裁机构或者人民法院确认。

14. 劳动合同部分无效，不影响其他部分效力的，其他部分仍然有效。

15. 劳动合同被确认无效，劳动者已付出劳动的，用人单位应当向劳动者支付劳动报酬。劳动报酬的数额，参照本单位相同或者相近岗位劳动者的劳动报酬确定。

（三）劳动合同的履行和变更

1. 用人单位应当按照劳动合同的约定和国家规定，向劳动者及时足额支付劳动报酬。用人单位拖欠或者未足额支付劳动报酬的，劳动者可以依法向当地人民法院申请支付令，人民法院应当依法发出支付令。

2. 用人单位应当严格执行劳动定额标准，不得强迫或者变相强迫劳动者加班。用人单位安排加班的，应当按照国家有关规定向劳动者支付加班费。

3. 劳动者拒绝用人单位管理人员违章指挥、强令冒险作业的，不视为违反劳动合同。劳动者对危害生命安全和身体健康的劳动条件，有权对用人单位提出批评、检举和控告。

4. 用人单位变更名称、法定代表人、主要负责人或者投资人等事项，不影响劳动合同的履行。

5. 用人单位发生合并或者分立等情况，原劳动合同继续有效，劳动合同由承继其权利和义务的用人单位继续履行。

6. 用人单位与劳动者协商一致，可以变更劳动合同约定的内容。

【经典案例】

[基本案情]罗某与某家政公司签订了期限为两年的劳动合同。罗某工作一年后，该家政公司进行管理改革，想改进劳动合同约定的内容。经过协商，罗某同意改进自己与该家政公司签订的劳动合同的内容。于是罗某同该家政公司经理一起变更了劳动合同约定的内容。请问，这种变更受法律保护吗？

[法律点睛]《中华人民共和国劳动合同法》明确规定，用人单位与劳动者协商一致，可以变更劳动合同约定的内容。

[案件处理]该家政公司适用《中华人民共和国劳动合同法》。该家政公司同罗某协商后更改的劳动合同约定的内容是合法的。因此，此次劳动合同内容的变更是受法律保护的。

（四）劳动合同的解除和终止

1. 用人单位与劳动者协商一致，可以解除劳动合同。

2. 劳动者提前三十日以书面形式通知用人单位,可以解除劳动合同。劳动者在试用期内提前三日通知用人单位,可以解除劳动合同。

3. 用人单位有下列情形之一的,劳动者可以单方解除劳动合同:①未按照劳动合同约定提供劳动保护或者劳动条件的;②未及时足额支付劳动报酬的;③未依法为劳动者缴纳社会保险费的;④用人单位的规章制度违反法律、法规的规定,损害劳动者权益的;⑤以欺诈、胁迫的手段或者乘人之危,使对方在违背真实意思的情况下订立或者变更劳动合同,致使劳动合同无效的;⑥法律、行政法规规定劳动者可以解除劳动合同的其他情形;⑦用人单位以暴力、威胁或者非法限制人身自由的手段强迫劳动者劳动的,或者用人单位违章指挥、强令冒险作业危及劳动者人身安全的,劳动者可以立即解除劳动合同,不需事先告知用人单位。

4. 劳动者有下列情形之一的,用人单位可以单方解除劳动合同:①在试用期间被证明不符合录用条件的;②严重违反用人单位的规章制度的;③严重失职,营私舞弊,给用人单位造成重大损害的;④劳动者同时与其他用人单位建立劳动关系,对完成本单位的工作任务造成严重影响,或者经用人单位提出,拒不改正的;⑤以欺诈、胁迫的手段或者乘人之危,使对方在违背真实意思的情况下订立或者变更劳动合同,致使劳动合同无效的;⑥被依法追究刑事责任的。

5. 有下列情形之一的,用人单位提前三十日以书面形式通知劳动者本人或者额外支付劳动者一个月工资后,可以解除劳动合同:①劳动者患病或者非因工负伤,在规定的医疗期满后不能从事原工作,也不能从事由用人单位另行安排的工作的;②劳动者不能胜任工作,经过培训或者调整工作岗位,仍不能胜任工作的;③劳动合同订立时所依据的客观情况发生重大变化,致使劳动合同无法履行,经用人单位与劳动者协商,未能就变更劳动合同内容达成协议的。

劳动者有下列情形之一的,用人单位不得根据以上规定解除劳动合同:①从事接触职业病危害作业的劳动者未进行离岗前职业健康检查,或者疑似职业病病人在诊断或者医学观察期间的;②在本单位患职业病或者因工负伤并被确认丧失或者部分丧失劳动能力的;③患病或者非因工负伤,在规定的医疗期内的;④女职工在孕期、产期、哺乳期的;⑤在本单位连续工作满十五年,且距法定退休年龄不足五年的;⑥法律、行政法规规定的其他情形。

【经典案例】

[基本案情]王某与某家政公司签订了期限为两年的劳动合同。王某工作一年后怀孕。公司主管告诉王某:“等怀孕月份大了,不能上班了,按照公司规定你得辞职。”王某想着自己怀孕不好找工作,就向主管提出保留工作岗位,等生完孩子接着上班。主管说:“生完孩子再应聘吧,你是老员工,优先录用你。”请问,公司的这个规定合法吗?

[法律点睛]女职工怀孕不是《中华人民共和国劳动合同法》规定的用人单位可以解

除劳动合同的情形。即使出现用人单位可以提前一个月通知解除劳动合同的情形,《中华人民共和国劳动合同法》也明确规定,女职工在孕期、产期、哺乳期的,用人单位不得解除劳动合同。

[案件处理]该家政公司适用《中华人民共和国劳动合同法》,其规定女职工怀孕不能上班后需离职,即解除与王某的劳动合同,此项规定不合法。

6. 有下列情形之一的,劳动合同终止:①劳动合同期满的;②劳动者开始依法享受基本养老保险待遇的;③劳动者死亡,或者被人民法院宣告死亡或者宣告失踪的;④用人单位被依法宣告破产的;⑤用人单位被吊销营业执照、责令关闭、撤销或者用人单位决定提前解散的;⑥法律、行政法规规定的其他情形。

7. 用人单位应当在解除或者终止劳动合同时出具解除或者终止劳动合同的证明,并在十五日内为劳动者办理档案和社会保险关系转移手续。

(五)特别规定

1. 非全日制用工,是指以小时计酬为主,劳动者在同一用人单位一般平均每日工作时间不超过四小时,每周工作时间累计不超过二十四小时的用工形式。

2. 非全日制用工双方当事人可以订立口头协议。从事非全日制用工的劳动者可以与一个或者一个以上用人单位订立劳动合同;但是,后订立的劳动合同不得影响先订立的劳动合同的履行。

3. 非全日制用工双方当事人不得约定试用期。

4. 非全日制用工双方当事人任何一方都可以随时通知对方终止用工,用人单位不向劳动者支付经济补偿。

5. 非全日制用工小时计酬标准不得低于用人单位所在地人民政府规定的最低小时工资标准。非全日制用工劳动报酬结算支付周期最长不得超过十五日。

【经典案例】

[基本案情]王某到某公司应聘兼职小时工,公司规定兼职小时工应聘者需要有两个月的试用期。公司的这项规定合法吗?

[法律点睛]《中华人民共和国劳动合同法》明确规定,非全日制用工双方当事人不得约定试用期。

[案件处理]该公司适用《中华人民共和国劳动合同法》。兼职小时工属于非全日制工作。因此,该公司规定兼职小时工应聘者需要有两个月的试用期是不合法的。

(六)法律责任

1. 用人单位自用工之日起超过一个月不满一年未与劳动者订立书面劳动合同的,应当向劳动者每月支付两倍的工资。

2. 用人单位违反本法规定,扣押劳动者居民身份证等证件的,由劳动行政部门责令限期退还劳动者本人,并依照有关法律规定给予处罚。用人单位违反本法规定,以担保或者其他名义向劳动者收取财物的,由劳动行政部门责令限期退还劳动者本人,并以每人五百元以上二千元以下的标准处以罚款;给劳动者造成损害的,应当承担赔偿责任。劳动者依法解除或者终止劳动合同,用人单位扣押劳动者档案或者其他物品的,依照前款规定处罚。

3. 用人单位有下列情形之一的,由劳动行政部门责令限期支付劳动报酬、加班费或者经济补偿;劳动报酬低于当地最低工资标准的,应当支付其差额部分;逾期不支付的,责令用人单位按应付金额 50% 以上 100% 以下的标准向劳动者加付赔偿金。该情形包括:①未按照劳动合同的约定或者国家规定及时足额支付劳动者劳动报酬的;②低于当地最低工资标准支付劳动者工资的;③安排加班不支付加班费的;④解除或者终止劳动合同,未依照本法规定向劳动者支付经济补偿的。

4. 劳动者违反本法规定解除劳动合同,或者违反劳动合同中约定的保密义务或者竞业限制,给用人单位造成损失的,应当承担赔偿责任。

第三节　《中华人民共和国老年人权益保障法》相关知识

（2018 年修正,现行有效）

一、立法目的

为了保障老年人合法权益,发展老龄事业,弘扬中华民族敬老、养老、助老的美德,根据宪法,制定本法。

二、适用范围

本法所称老年人是指六十周岁以上的公民。

三、相关内容

1. 禁止歧视、侮辱、虐待或者遗弃老年人。

2. 每年农历九月初九为老年节。

3. 经老年人同意,赡养人之间可以就履行赡养义务签订协议。赡养协议的内容不得违反法律的规定和老年人的意愿。

4. 禁止对老年人实施家庭暴力。

5. 国家建立健全养老服务人才培养、使用、评价和激励制度，依法规范用工，促进从业人员劳动报酬合理增长，发展专职、兼职和志愿者相结合的养老服务队伍。

6. 任何单位和个人不得安排老年人从事危害其身心健康的劳动或者危险作业。

7. 侮辱、诽谤老年人，构成违反治安管理行为的，依法给予治安管理处罚；构成犯罪的，依法追究刑事责任。

8. 养老机构及其工作人员侵害老年人人身和财产权益，或者未按照约定提供服务的，依法承担民事责任；有关主管部门依法给予行政处罚；构成犯罪的，依法追究刑事责任。

【经典案例】

[基本案情]王某将其80岁的老父亲送去某养老机构生活，因为王某的父亲患有阿尔茨海默病，经常将王某给他的钱扔到地上玩。工作人员想，这个老人也不会花钱了，就把他扔在地上的钱据为己有。请问工作人员的这种行为需要承担法律责任吗？

[法律点睛]《中华人民共和国老年人权益保障法》明确规定，养老机构及其工作人员侵害老年人人身和财产权益，或者未按照约定提供服务的，依法承担民事责任。

[案件处理]王某的父亲80岁，受《中华人民共和国老年人权益保障法》保护。工作人员将老人扔在地上的钱据为己有的行为属于侵害老年人财产权益。因此，工作人员应依法承担民事责任。

第四节 《中华人民共和国母婴保健法》相关知识

（2017年修正，现行有效）

一、立法目的

为了保障母亲和婴儿健康，提高出生人口素质，根据宪法，制定本法。

二、适用范围

在中华人民共和国境内从事母婴保健服务的机构及其工作人员，以及母婴保健服务的对象和当事人等。

三、相关内容

1. 医疗保健机构应当为育龄妇女和孕产妇提供孕产期保健服务。孕产期保健服务包括下列内容：

（1）母婴保健指导：对孕育健康后代以及严重遗传性疾病和碘缺乏病等地方病的发病原因、治疗和预防方法提供医学意见。

（2）孕妇、产妇保健：为孕妇、产妇提供卫生、营养、心理等方面的咨询和指导以及产前定期检查等医疗保健服务。

（3）胎儿保健：为胎儿生长发育进行监护，提供咨询和医学指导。

（4）新生儿保健：为新生儿生长发育、哺乳和护理提供医疗保健服务。

2. 从事母婴保健工作的人员应当严格遵守职业道德，为当事人保守秘密。

3. 未取得国家颁发的有关合格证书，施行终止妊娠手术或者采取其他方法终止妊娠，致人死亡、残疾、丧失或者基本丧失劳动能力的，依照刑法有关规定追究刑事责任。

【经典案例】

[基本案情]刘某是一名从事母婴保健的工作人员，在工作中她发现王某家的宝宝是六指手，王某希望刘某为其保守秘密。但刘某却将此事作为茶余饭后的谈资跟同事们分享。请问刘某这样做合法吗？

[法律点睛]《中华人民共和国母婴保健法》明确规定，从事母婴保健工作的人员应当严格遵守职业道德，为当事人保守秘密。

[案件处理]刘某是从事母婴保健的工作人员，适用《中华人民共和国母婴保健法》。刘某将王某家宝宝是六指手这件事，作为茶余饭后的谈资跟同事们分享，属于没有为当事人保守秘密的行为。因此，刘某此行为不合法。

第五节　《中华人民共和国未成年人保护法》相关知识

（2020年修正，现行有效）

一、立法目的

为了保护未成年人的身心健康，保障未成年人的合法权益，促进未成年人在品德、智力、体质等方面全面发展，培养有理想、有道德、有文化、有纪律的社会主义建设者和接班人，根据宪法，制定本法。

二、适用范围

本法所称未成年人是指未满十八周岁的公民。

三、相关内容

(一)总则

1. 未成年人享有生存权、发展权、受保护权、参与权等权利,国家根据未成年人身心发展特点给予特殊、优先保护,保障未成年人的合法权益不受侵犯。未成年人享有受教育权,国家、社会、学校和家庭尊重和保障未成年人的受教育权。未成年人不分性别、民族、种族、家庭财产状况、宗教信仰等,依法平等地享有权利。

2. 保护未成年人的工作,应当遵循下列原则:①尊重未成年人的人格尊严;②适应未成年人身心发展的规律和特点;③教育与保护相结合。

3. 对侵犯未成年人合法权益的行为,任何组织和个人都有权予以劝阻、制止或者向有关部门提出检举或控告。

(二)家庭保护

1. 禁止对未成年人实施家庭暴力,禁止虐待、遗弃未成年人,禁止溺婴和其他残害婴儿的行为,不得歧视女性未成年人或者有残疾的未成年人。

2. 禁止任何组织、个人制作或者向未成年人出售、出租或者以其他方式传播淫秽、暴力、凶杀、恐怖、赌博等毒害未成年人的图书、报刊、音像制品、电子出版物以及网络信息等。

3. 生产、销售用于未成年人的食品、药品、玩具、用具和游乐设施等,应当符合国家标准或者行业标准,不得有害于未成年人的安全和健康;需要标明注意事项的,应当在显著位置标明。

4. 除下列情形外,任何组织或个人不得开拆、查阅未成年人的信件、日记、电子邮件或者其他网络通信内容:①无民事行为能力未成年人的父母或者其他监护人代未成年人开拆、查阅;②因国家安全或者追查刑事犯罪依法进行检查;③紧急情况下为了保护未成年人本人的人身安全。

【经典案例】

[基本案情]王某是小李家的家庭保姆,小李15岁,小李的母亲经常出差,为更多地了解女儿的生活,小李的母亲要求王某定期查看小李的日记本,然后向她汇报。王某认为是小李母亲让自己这么做的,因此觉得没有什么不妥的,于是就定期查看小李的日记本并向其母亲汇报。请问王某的这种行为合法吗?

[法律点睛]《中华人民共和国未成年人保护法》明确规定,除该法第六十三条规定的情形外,任何组织和个人不得开拆、查阅未成年人的信件、日记、电子邮件或者其他网络通信内容。

[案件处理]小李15岁,受《中华人民共和国未成年人保护法》保护。王某查看小李

日记本的行为不属于法律允许的情形。因此,王某此行为不合法。

5. 禁止拐卖、绑架、虐待未成年人,禁止对未成年人实施性侵害。禁止胁迫、诱骗、利用未成年人乞讨或者组织未成年人进行有害其身心健康的表演等活动。

6. 未成年人合法权益受到侵害的,被侵害人及其监护人或者其他组织和个人有权向有关部门投诉,有关部门应当依法及时处理。

(三)法律责任

1. 违反本法规定,侵害未成年人的合法权益,其他法律、法规已规定行政处罚的,从其规定;造成人身财产损失或者其他损害的,依法承担民事责任;构成犯罪的,依法追究刑事责任。

2. 制作或者向未成年人出售、出租或者以其他方式传播淫秽、暴力、凶杀、恐怖、赌博等图书、报刊、音像制品、电子出版物以及网络信息等的,由主管部门责令改正,依法给予行政处罚。

3. 向未成年人出售烟酒,或者没有在显著位置设置不向未成年人出售烟酒标志的,由主管部门责令改正,依法给予行政处罚。

4. 侵犯未成年人隐私,构成违反治安管理行为的,由公安机关依法给予行政处罚。

第六节　《中华人民共和国食品安全法》相关知识

(2021 年修正,现行有效)

一、立法目的

为了保证食品安全,保障公众身体健康和生命安全,制定本法。

二、适用范围

本法适用于所有公民。

三、相关内容

1. 任何组织或者个人有权举报食品安全违法行为。

2. 食品安全标准应当包括下列内容:

(1)食品、食品添加剂、食品相关产品中的致病性微生物、农药残留、兽药残留、生物毒素、重金属等污染物质以及其他危害人体健康物质的限量规定。

(2)食品添加剂的品种、使用范围、用量。

(3)专供婴幼儿和其他特定人群的主辅食品的营养成分要求。

(4)对与卫生、营养等食品安全要求有关的标签、标志、说明书的要求。

(5)食品生产经营过程的卫生要求。

(6)与食品安全有关的质量要求。

(7)与食品安全有关的食品检验方法与规程。

(8)其他需要制定为食品安全标准的内容。

3. 任何单位和个人不得对食品安全事故进行隐瞒、谎报、缓报,不得隐匿、伪造、毁灭有关证据。

4. 食品安全事故调查部门有权向有关单位和个人了解与事故有关的情况,并要求提供相关资料和样品。有关单位和个人应当予以配合,按照要求提供相关资料和样品,不得拒绝。任何单位和个人不得阻挠、干涉食品安全事故的调查处理。

5. 任何单位和个人不得编造、散布虚假食品安全信息。

6. 违反本法规定,造成人身、财产或者其他损害的,依法承担赔偿责任。

【经典案例】

[基本案情]王某是一名家庭保姆,负责雇主日常的买菜、做饭工作。一天,王某看到超市出售的桃子表面很光滑,就说:"这桃子一定喷洒了很多农药!你们看看,这表面这么光滑,证明虫子不敢靠近!"围在旁边挑选桃子的人听了这话都纷纷离去。王某的这样做法合法吗?

[法律点睛]《中华人民共和国食品安全法》明确规定,任何单位和个人不得编造、散布虚假食品安全信息。

[案件处理]王某的行为适用《中华人民共和国食品安全法》的有关规定。王某在没有事实根据的情况下散布超市桃子农药多的行为,属于编造食品安全信息的行为。因此,王某此行为不合法。

第七节　《中华人民共和国传染病防治法》相关知识

(2013 年修正,现行有效)

一、立法目的

为了预防、控制和消除传染病的发生与流行,保障人体健康和公共卫生,制定本法。

二、适用范围

本法适用于所有公民。

三、相关内容

1. 本法规定的传染病分为甲类、乙类和丙类。甲类传染病是指鼠疫、霍乱。乙类传染病是指传染性非典型肺炎、艾滋病、病毒性肝炎、脊髓灰质炎、人感染高致病性禽流感、麻疹、流行性出血热、狂犬病、流行性乙型脑炎、登革热、炭疽、细菌性和阿米巴性痢疾、肺结核、伤寒和副伤寒、流行性脑脊髓膜炎、百日咳、白喉、新生儿破伤风、猩红热、布鲁氏菌病、淋病、梅毒、钩端螺旋体病、血吸虫病、疟疾。丙类传染病是指流行性感冒、流行性腮腺炎、风疹、急性出血性结膜炎、麻风病、流行性和地方性斑疹伤寒、黑热病、棘球蚴病、丝虫病，除霍乱、细菌性和阿米巴性痢疾、伤寒和副伤寒以外的感染性腹泻病。国务院卫生行政部门根据传染病暴发、流行情况和危害程度，可以决定增加、减少或者调整乙类、丙类传染病病种并予以公布。

2. 对乙类传染病中传染性非典型肺炎、炭疽中的肺炭疽和人感染高致病性禽流感，采取本法所称甲类传染病的预防、控制措施。

3. 国家和社会应当关心、帮助传染病病人、病原携带者和疑似传染病病人使其得到及时救治。任何单位和个人不得歧视传染病病人、病原携带者和疑似传染病病人。传染病病人、病原携带者和疑似传染病病人，在治愈前或者在排除传染病嫌疑前，不得从事法律、行政法规和国务院卫生行政部门规定禁止从事的易使该传染病扩散的工作。

4. 禁止非法采集血液或者组织他人出卖血液。

5. 单位和个人违反本法规定，导致传染病传播、流行，给他人人身、财产造成损害的，应当依法承担民事责任。

【经典案例】

[基本案情]王某听说给别人献血可以赚钱，于是便去献血。老乡李某告诉他这是违法行为，可王某却说："我卖自己的血，一没偷二没抢，犯了什么法?"请问，王某的行为是违法行为吗?

[法律点睛]《中华人民共和国传染病防治法》明确规定，禁止非法采集血液或者组织他人出卖血液。

[案件处理]王某的行为适用《中华人民共和国传染病防治法》的有关规定。王某通过卖血赚钱属于非法采集血液的行为。因此，王某此行为是违法的。

第八节 《中华人民共和国基本医疗卫生与健康促进法》相关知识

（2020 年通过，现行有效）

一、立法目的

为了发展医疗卫生与健康事业，保障公民享有基本医疗卫生服务，提高公民健康水平，推进健康中国建设，根据宪法，制定本法。

二、适用范围

从事医疗卫生、健康促进及其监督管理活动，适用本法。

三、相关内容

1. 急救中心（站）不得以未付费为由拒绝或者拖延为急危重症患者提供急救服务。

2. 公民是自己健康的第一责任人，树立和践行对自己健康负责的健康管理理念，主动学习健康知识，提高健康素养，加强健康管理。公民应当尊重他人的健康权利和利益，不得损害他人健康和社会公共利益。

3. 国家保护公民个人健康信息，确保公民个人健康信息安全。任何组织或者个人不得非法收集、使用、加工、传输公民个人健康信息，不得非法买卖、提供或者公开公民个人健康信息。

4. 任何组织和个人对违反本法规定的行为，有权向县级以上人民政府卫生健康主管部门和其他有关部门投诉、举报。

5. 违反本法规定，构成犯罪的，依法追究刑事责任；造成人身、财产损害的，依法承担民事责任。

【经典案例】

[基本案情]王某曾多次因胸痛难忍去急救中心就诊，急救中心的医护人员都知道王某多次欠费，可当王某再次因病到急救中心就诊时，急救中心的医护人员还是会第一时间为他进行救治。请问，急救中心工作人员的做法合法吗？

[法律点睛]《中华人民共和国基本医疗卫生与健康促进法》明确规定，急救中心

(站)不得以未付费为由拒绝或者拖延为急危重症患者提供急救服务。

[案件处理]急救中心的做法适用《中华人民共和国基本医疗卫生与健康促进法》的有关规定。在王某因胸痛难忍进入急救中心就诊时,急救中心第一时间为他救治,没有因为王某欠费而不给予紧急救治。因此,急救中心工作人员的做法是合法的。